中国老年人
健康状态转变研究

方 帅 / 著

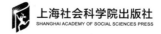

上海社会科学院出版社
SHANGHAI ACADEMY OF SOCIAL SCIENCES PRESS

目录

第一章 绪 论

第一节 研究背景

中国已迈入人口老龄化行列,且伴随老龄人口规模庞大、增长快、高龄化趋势明显的特点(王桂新 等,2017;郝晓宁 等,2010)。据全国老龄办数据统计[1],截至2017年底,我国60岁及以上老年人口有2.41亿人,占总人口17.3%,约为全球老年人口的1/4;2017年我国新增老年人口首次超过1 000万,自1999年进入老龄化社会至2017年的18年间,老年人口数净增1.1亿,这种增长将持续至2050年前后,至峰值4.87亿。联合国发布的《世界人口展望(2017年修订版)》预测,我国80岁以上高龄人口数将从2017年的2 500万持续增长至2100年的1.44亿,占65岁以上人口的比例由18.8%增加到48.9%,占总人口的比例则由1.8%增长到14.1%。作为一个发展中国家,未备先老、城乡倒置、区域差异成为我国应对老龄化时无法回避的问题和困境(李中秋 等,2017;唐钧 等,2018)。老年人群是高健康风险、高服务资源需求人群。相较发展迅速的老龄化进程,我国老年健康保障制度体系建设、服务供给严重滞后(陆杰华 等,2016),医疗资源配置不均衡和利用不充分并存(张述存,2018)。

由此,在老龄化新常态背景下,老年人口健康问题被赋予更为深刻的内涵与社会价值。就社会价值而言,它不仅涉及老年健康领域的医疗护理体系构建和卫生资源公平化问题,也关系到人口结构变动相关的国民经济转型和持续发展、全面小康进程中健康中国战略的落实,以及养老、孝老、敬老文化传统下中国社会的和谐稳定,是我国政策领域的公共议题和关注焦点;就深刻内涵而言,得益于卫生状况改善、医疗技术发展和服务资源增加,人类的预期寿命延长(Jim et al.,2002),提

---

[1] 新华网,http://www.xinhuanet.com/2018-02-26/c_1122456862.html。

高所增加寿命的质量从而达到既健康又长寿,无疑成为解决老年人健康问题的终极目标(顾大男,2005)。我国政府也以促进健康老龄化作为长期应对战略并逐步建立起完善的长期护理保障制度。在区域发展不平衡、阶层分化的宏观背景下,有学者提出应将"健康公平"和"全生命周期"作为健康老龄化战略两大核心理念,践行"关口前移、预防为主"的健康管理新思维,实现由"治病"到"健康维护"的服务主导模式转变,分类别、多层次、针对性发展老年人健康事业(陆杰华 等,2017)。

第二节　国内研究概述

一、研究重点的转变

老年健康社会学领域的学术研究重点开始由患病和死亡等健康结局及变化趋势分析,转向个体健康状态演变规律的探索。一方面,死亡模式的转变使人口寿命普遍延长,个体生命质量受到广泛关注,健康余命(health life expectancy)的概念被提出,研究成果由延长人口寿命转而为提高生命质量服务;另一方面,健康状态的界定利于理解老人各异的护理需求,也决定其护理保障的获益资格和受益水平。健康状态演变轨迹及转变概率模型是护理保障制度的精算基础。

国内关于老年人口健康状态演变的研究已起步,以"老年人口""健康状态""转变""演变""转移"等关键词在中文数据库中进行检索。相关研究数量不多,包括以下两大类型:

一类是通过纵贯数据分组别的健康状态转变概率矩阵,追踪老年人在生命周期内健康轨迹。其本质是基于动态转变观点的微观模拟分析,并使用多状态生命表以精准预测老年人口规模、健康余命、护理层次、护理时间以及护理费用。该类研究构成护理制度的精算基础。研究方法和相关模型包括马尔科夫多状态转变模型、Logit 转变概率模型、多状态生命表、失能预测多状态模型等(曾毅 等,2007;彭荣 等,2009;蒋承 等,2009;陈璐,2013;张立龙 等,2017a;沙莎 等,2017)。

另一类是通过结构方程模型验证或构建健康宏观演变过程,并通过纳入协变量实现相关影响因素分析。该种研究本质上是推断健康损害过程及各阶段间的路径强度,以及各风险因素的影响效应。如张立龙(2017b)以韦布吕热(Verbrugge)模型为理论基础,描述中国老年人失能过程,认为躯体功能限制特别是下肢活动受限,是由疾病损伤到失能的中间过渡环节;由脑血管疾病、阿尔茨海默病(AD)、糖尿病引发;年龄、社会隔离感及医疗、生活资源获取影响老年人失能进程。

上述两大类研究主要集中在失能领域。还有一小部分学者关注自评健康状态、疾病转归进程。彭荣等人(2009)采用两期"中国健康与营养调查"中老年人自评健康纵向数据,利用有序多分类 Logistic 回归模型拟合"非常好""好""一般""差"四个状态之间的转变概率,预测我国老年人群健康状态分布。王燕等人(2016)通过收集宁夏地区 126 例多囊卵巢综合征资料得出,随疾病进展,证演变依次为血瘀证、气滞证、肾虚证。

二、已有研究的不足

上述诸多研究未形成较为明确且统一的结果及成果体系,这与健康测量的复杂性、人群异质性、数据来源多样性、统计方法的局限性有关。最为突出的是,绝大多数研究建立在"阶段论"的视角上,即将个体的疾病、损伤、失能、残疾等状态视作线性的、因果发展的、阶段性过程,这就要求各状态之间的边界十分清晰。为此,在健康相关定义及边界尚未明晰的情况下,研究者往往聚焦有明确指征的疾病状态转归,以及失能状态转移[依据日常生活活动能力(ADLs)和工具性日常生活活动能力(IADLs)失能数目划分失能状态取得共识]。还有学者依据单一自评指标,直接划分出"非常好""较好""一般""差"四种健康状态。这些划分普适、清晰,研究结果便于解释和交流,但极易受到数据来源和测量体系的影响,研究结果的统一和标准难实现;更重要的,除了疾病状态划分,上述这些通过量表计分(数)的健康状态划分方法,本质上是以严重程度测量代替状态分类,以健康水平量化趋势定义健康状态转变轨迹,掩盖各健康状态的质性区别,以及各状态下人群差异特征。

失能过程模型的建立较好描述了疾病损伤及失能的演进过程,且试图对健康到死亡之间各状态作质性界定。但其将个体的疾病、损伤、失能、残疾等健康状态视作线性发展的割裂状态,导致健康状态的描述不够完整。健康状态是各健康成分(要素)之间相互作用的综合体现,某时点上,个体很可能呈现疾病、损伤、功能限制共存的复合型健康状态结果。该类研究忽略了各维度和各指标间的关联,及其对健康状态的共同建构,没有深入挖掘数据。

最后,老年群体内部有明显的异质性。两性、城乡、不同社会经济地位的老年人在生理特征、生活方式、拥有医疗条件等社会资源及社会支持各方面均不同(仲亚琴 等,2014);不同出生队列老人面临的教育机会、生活环境、健康理念等方面也有所差异。这些都会导致老年人之间健康状态演变轨迹不同且照护需求各异,初期健康状态也影响后续状态转变发展。当前,老年人群的健康状态演变的分组研究或者影响因素分析不够细化,应加强对老年人健康状态转变的性别、年龄、城乡组间差异研究以及社会经济地位等影响因素的分析。

第三节　本研究的意义

本研究尝试引入潜在类别分析方法(Latent class analysis),运用潜在转变模型(Latent transition model),通过个体对健康外显变量反应选择的特定倾向和固定模式将个体分类,并由条件概率分布析出典型健康状态内涵,以此构建老年人健康潜在状态类别。此外,估计多时点的状态分布,通过转变矩阵计算各初始状态人群在不同时间段内的转变概率,并引入分组变量进行多组潜在类别分析。

方法学意义上,本研究以个体中心化分析弥合患者研究与健康测量之间的隔阂。以往人口健康分析对象是指标或变量,称变量中心化方法(Variable-Centered)。潜在类别分析方法是一种基于个体特征模式、关注整体信息的个体取向研究(Person-Centered)(赵景欣 等,2008)。通过潜在类别分析将人群按照健康状态划分出不同类型,比单纯指标量化的分类方式更有利于把握个体抽象特质;健康状态分类结果不再是量的差异而是质性区别;也为老年人口健康测量和研究提供群体类型学的方法借鉴。

理论意义上,潜在类别分析方法本质是分组归类方法,在各健康成分之间建立有限的关系而有助于对老年人健康状态构建及演变的理论基础进行论证、探索和发展。世界卫生组织已提出并不断发展疾病、功能相关分类框架,但目前对于人群多维度健康状态构建和类型划分的理论基础尚不充足,对于不同状态之间的转归和演变未有系统研究。潜在类别分析方法析出的健康状态类别,反映的是健康各维度(各维度下指标)之间的关联和共存形式,体现对复合型健康状态的构建;而基于此的健康状态纵向转变分析,以期其在一定程度上能够刻画健康状态的演变模式。

实证意义上,细化不同背景老年人群健康状态转变规律的认识。性别、年龄、收入等人口经济学因素是健康人口学关注的焦点。本书将分析老年人健康潜在状态初始归属及转变的性别、年龄及城乡差异,以及背景因素的影响,为人口健康领域相关研究补充经验证据,以期提供有用政策建议,有效且高效地增进老年健康福祉。

人口老龄化是包括中国在内的世界许多国家面临的重大挑战之一。了解老年人口疾病、健康及发展是把握老年人口的照料需求、规划社会养老服务供给和支出、建立护理保障制度、制定健康老龄化战略的重要依据(张文娟 等,2015);又由于健康状况的复杂性、多样性、动态性特征,老年个体健康状态的定位及其转变规律的探索有利于识别老年人口健康风险和高危人群,及时干预、预防并延缓其健康恶化;对筹划医疗和社会健康服务资源的时空分配,调整和优化公共政策,以有限资源取得最大化社会效益,缓和当前老龄化和中国社会经济发展之间的矛盾具有重要意义。

第二章　相关理论回顾

第一节　健康与健康状态

一、健康的三种模式

世界卫生组织于 1948 年将健康定义为一种完好的生理、心理和社会福利状态（Callahan et al., 1973），非仅仅远离疾病和虚弱。健康状态可具体化为：没有器质性和功能性异常，没有主观不适的感觉，没有社会公认的不健康行为。随后关于健康的概念不断发展宽泛，分别对应医学、心理学、社会学问题；世界卫生组织（World Health Organization，1980）进一步完善健康概念，认为除了上述三方面，还要加上道德健康才算是健康。

在《健康社会学》一书中，沃林斯基（1999）系统回顾健康社会学中相关定义和假设，在世界卫生组织对于健康的三维定义基础上总结出健康的三种模式。

（一）医学模式：生理性机能失调

医学模式（Physical model）下的健康指有机体处于安宁状态，即机体功能正常，没有疾病。该模式由细菌理论和特异病原体学说解释。该模式假设：（1）强调疾病的特点、诊断和治疗为客观问题，排除患者社会文化特征的影响，依据体征和症状等医学标准；（2）医学专业人员是病人健康状态唯一评定者；（3）仅从生理机能失调定义疾病和健康；（4）健康是疾病的一个剩余范畴，两者分别被定义为"正常（normality）"和"异常（abnormality）"。

由于临床症状较清晰可辨且具有科学依据，在健康社会学发展早期，该定义被大多数社会学家认可，在如今仍有较高的实证研究价值。譬如社会学家依靠发病率、死亡率去确定公众健康情况，且基于该定义寻求更好的健康指征——以症状发生为标准的"基本需要测量法"。医学模式推动下的健康研究倾向于排除机能良好者的分析，更关注"不健康"。

(二)社会文化模式：履行职责的能力

该定义由结构功能主义代表人物帕森斯的先导性研究（Parsons，1951）所开创，以个人参与和社会机能为基础，健康被解释为社会化的个人完成角色和任务的能力处于最适当的状态。该定义纳入文化相关性观点（Social model），为以阶级层次为基础的健康定义提供构架。若个人能完全胜任其社会角色，即使有明显的临床症状，也被认为是"完好（well）"的，相反谓之"病态（sick）"。就健康影响而言，同一种健康问题导致的机能受限，对处于不同社会角色和相应任务结构的个体的重要程度不同；就服务利用来说，个人拥有的医疗服务资源因其社会地位而异。

在此定义下，健康状态测量法得到发展。范舍尔等假设从社会功能正常到失调的 11 种连续状态（"安宁""不满意""不舒服""不太严重的能力缺乏""严重的能力缺乏""丧失能力""活动受限制""活动受限并卧床不起""隔离""昏迷""死亡"），个体处在这 11 种机能状态中的某一个或多种状态之中。"机能状态指数"成为社会文化模式下常见且可靠的健康指征。它以身体能动性、灵活性、主要角色活动性 3 个测量维度合成，广泛应用于医疗服务的文献中，其缺陷在于没有考虑机能受限的原因以及机能受限本身。

(三)心理模式：压力模式

心理模式（Psychological Model）下，健康被定义为感到全面的情绪良好或快乐。拜斯尔在相关精神病流行病学资料的分析基础上，认为心理健康包含"消极影响""处于愉快状态""长期满意"三方面，且得出与传统大众或临床观点截然相反的两个发现：消极感觉和一般快乐并无简单的相反关系；消极影响和处于愉快状态无关联。这意味着两者可能共存。此模式依赖于个体自主评估，本质上是个体对健康的一般感觉。随着研究深入和细化，力求测定精神和压力导致的症状和情绪，不以全面健康状况指标自居。

心理健康产生于复杂心理过程及相互作用中，尤其关注压力、紧张在疾病发生中的重要性，疾病是个体对心理压力做出的反应，压力是个体对社会事件做出的心理反应。这也是心理健康模式的主要价值所在。生活事件病因论下，霍姆斯等人（Holmes et al.，1967）制定社会再调整评定标准，来衡量生活事件变化的性质和紧张程度；随后相关学者将"文化变异性"以及"感受连贯性"纳入考量，试图全面刻画生活事件造成压力和影响健康状态过程的全过程（Dohrenwend et al.，1974）。心理学健康模式体现了医学、社会、心理之间相互影响的观念。心理不健康影响生理和社会健康，反过来又促使个人紧张度上升，进一步引发健康损害和行为混乱，从而形成不良循环。

二、健康的测量与健康类型学

(一)综合健康状况评估的两类方法：程度测算和类型评判

健康的范畴向各相关领域扩展，不仅仅是生命长度或疾病，医疗保健从降低死亡率和延长寿命转变为改善健康相关的生活质量，健康概念结构化也使人们开始重视综合健康水平的评估。沃林斯基等人(Wolinsky et al.，1980b)的研究是对综合健康状况测量的较早探索，提出了两类健康测量指标：一个连续性的总结性指标与八个离散的健康状态指标。这奠定了两大类综合健康水平评估的主流范式：

前者最为常见的，是通过多维度量表提供一个聚合分数及分解分数，如生命质量指数。获得分数的方法可基于简单相加或基于明确加权程序，提供对不同健康水平的偏好估计(Patrick et al.，1973；Carter et al.，1976；Nunnally，1978)。该类方法得到各维度健康水平分布，有利于综合健康水平的直观估计和直接比较；缺点是并未真正刻画及解释健康状况，隐藏了各度量部分可变性和相关性等有价值的信息。除上述连续性健康指数(分数)，另一种单一健康指标是基于对整体的笼统评估，如纳入定性估计和主观感受的自评健康，但缺乏精度(Manning et al.，1982)，无法提供健康维度等较低级别的信息。上述两种方法均将个人或团体置于一个连续体的不同点，是对健康水平高低的测量。

后者是对健康状态的界定，本质上是对人群进行识别分类，是将个人或团体置于某一个类别。基于健康的三种模式，沃林斯基通过二分的维度交叉分类构建三维健康模型，提出八种健康状态。并通过研究证实基于三维模式构建的八种离散的健康状态对于卫生服务利用的解释力更强，远远超过个体的倾向性因素和能力因素(Wolinsky et al.，1980b)，并认为原因在于不同健康状态的人群在医疗服务利用方面具有强异质性，故而推测度量的简单可加性和平等假设是错误的，他认为，未来对综合健康状况指标的研究应侧重于健康维度的不同组合的独特性，以刻画出各健康状态下群体差异，而不是追求单一的总结度量。这种分组归类方法体系通常被称为类型，类型的成分是用假设的特别属性或属性组合来识别的，这些属性相互排斥，集合起来又涵盖所有情况。类型学方法因在各种表象之间建立关系而有助于论证和探索，这也是本研究的意义所在。现实中可能并不存在理想类型，但若将其视作典型行为释出的抽象观念体现，是有探索意义的(Wolinsky et al.，

1980b),可作为模式去比较处于不同健康类型下的个体行为,尤其是考察隶属于各健康状态人群现实属性及需求,对于制定针对性卫生干预措施极具显示意义。

健康状态类型划分的理论基础在于,健康作为一个生理系统,个性化深入人心但仍有一定规律,其分化趋势和积聚趋势并存。尤其是不同健康维度相互之间存在着直接的和间接的、滞后的相互作用(Selye,1978;Holmes et al.,1967;Dohrenwend et al.,1974),沃林斯基等人(Wolinsky et al.,1980a)认为这是一个积极的反馈回路。

(二)健康的三维类型学

表2-1显示三维健康模型的八种健康状态。

表2-1 基于健康三维模式的八种健康状态划分结果

序号	健康状态标志	生理方面	心理方面	社会方面
1	正常健康	健康	健康	健康
2	悲观	健康	不健康	健康
3	社会方面不健康	健康	健康	健康
4	患疑病症	健康	不健康	不健康
5	肉体不健康	不健康	健康	健康
6	长期受病折磨	不健康	不健康	健康
7	乐观	不健康	健康	健康
8	严重患病	不健康	不健康	不健康

上述概念化框架的构建,基于以下假设或处理方式:

① 健康三个维度的衡量结果均简化为健康和疾病两种情况。

② 生理、心理、社会三方面对于个体健康状态的确定,有着基本相同且独特的贡献,故未使用复杂加权方案。

③ 健康是一个动态过程,个体常处于由一种健康状态转变为另一种健康状态的连续过程中。

④ 由此产生的综合结果被视为理想类型,以期作为模式,去比较处于不同健康类型的个体行为。

此外,三维观念直观且简单,能帮助我们理解复杂的健康现象。沃林斯基提出尚有六大问题需进一步探索,这为本研究提供了研究灵感和方向指导:

① 评价已经确定的各健康状态。

② 评价这八种健康状态之间的关系。

③ 描述达到一种健康状态或转变的过程。

④ 检验每一方面的影响对整体健康的作用。

⑤ 阐明三个维度健康状况相互影响的过程。

⑥ 阐明八种健康状态与社会系统的关系。

第二节　疾病、功能及健康相关分类框架

一、国际疾病分类(ICD‐9/ICD‐10)

对事物分类是所有科学概念的理性发展和科学发展的先决条件。现代西方医学高度依赖于分类系统或疾病分类学,这源于对诊断过程的倚重和对病因的重视。国际疾病分类系统(ICD‐10)是目前最为普遍接受和应用的疾病分类系统。其设计基础是死亡和患病信息(病因、症状、病情发展)以及诊断治疗过程,由诊断和医疗过程两部分分类系统组成。该分类便于世界范围内疾病信息的交流,为统计学和流行病学研究提供基础,促使研究向卫生服务质量发展,如今也被用以基于诊断相关组群(DRGs)的卫生保健费用制定。

国际疾病分类系统主要针对身体疾病,心理疾病普遍不适应于临床的诊断过程。而心理疾病分类的主要依据是精神疾病诊断和统计手册(DMS),且更为简洁的以"非器质性(功能性)""器质性"为划分标准。前者指大脑组织被破坏或功能失常,仅占一小部分(5%),往往被划分至生理性疾病。功能性心理疾病通常表现为情绪、思维过程和行为紊乱,以致不能胜任社会角色和建立良好的人际关系,不具有可明确分辨的生物学基础,通常被分为焦虑症、精神分裂症和人格障碍等。

二、阶段论：ICIDH 分类框架和残疾过程模型(DP)

(一)ICIDH 分类

世界卫生组织《国际残损、残疾和残障分类》(ICIDH)(Ford,1980)是对疾病造成的健康结果的分类,认为疾病率先引起残损(impairment),再到残疾(disability),最后引发残障(handicap)。疾病对功能状态的影响按照损害过程依次分为程度不同的损伤,分别影响组织器官水平、个人水平和社会水平三个层次。该分类面对全年龄段人群。

（二）纳吉模型

同样持"失能为疾病结局"的观点，美国社会学家纳吉（Nagi）早在 20 世纪 60 年代就致力于残疾相关概念研究，并率先提出了失能的社会学模式（Nagi，1964；Nagi，1965）。失能是慢性病或身体损害等造成个体在完成社会所期待或特定角色时表现出持续一段时间的功能减弱或丧失。失能的过程将经历四个功能状态阶段：活动病理、身体损伤、功能限制、残疾（Nagi，1976）。较 ICIDH 而言，纳吉的失能模型主要针对老年人群，明确失能呈现分阶段但彼此关联的线性发展过程，各阶段的概念界定更为清晰和细化。

活动病理（active pathology）指活动性病变，指正常细胞过程的中断以及自我平衡的丧失，可能由感染、创伤、代谢失衡、退行性疾病或其他病因引起。如骨关节炎、心肌病和脑血管病变会伴随一系列细胞紊乱。

身体损伤（impairment）指身体组织、器官和系统功能水平的损失或异常。患关节炎附近部分会出现肌无力，但损伤并非全和活动病理相关。如创伤引起的先天性残损。由于测量的局限性，纳吉在社会学调查中使用"自评健康"和"疾病个数"来反映病理和损伤情况。

功能限制（functional limitation），个体功能也被称作有机体表现（performance at the individual level），具体划分为：（1）身体表现（physical performance），指感觉—运动功能，如行走、攀爬、弯腰、伸展、听力等个体活动；（2）情感表现（emotional performance），指个体应对生活压力的有效性，可通过焦虑、不安等症状体现；（3）智力表现（mental performance），指个体智力、推断能力，通常由专业测试来测量。个体功能问题可能与损伤有关或者无关，还有可能由病理直接导致。

残疾（disability）在纳吉模型中是一个社会概念，表示个体功能与社会和物理环境需求有差距，由"工作障碍因子"和"独立生活限制指数"两大部分来衡量。残疾的规模和严重程度取决于三点：个人对情况的反应、他人的期望、环境和特征，体现了失能的生理—心理—社会模式观点。

此外，纳吉还得出结论：（1）并非所有损伤和功能限制都会导致残疾；（2）类似损伤或功能限制可能会导致不同的残疾情况；（3）同样的残疾情况也可以由完全不同的损伤和功能限制引起；④ 工作残疾和生活残疾可能相关也可能独立。

（三）韦布吕热（Verbrugge）模型

韦布吕热等人（Verbrugge et al.，1994）在纳吉模型的基础上，更强调环境对个体活动的影响，认为"真实世界里的失能过程并非产生于真空之中"，韦布吕热将加快或减缓失能过程的因素,即外在个体因素(医疗护理和康复、救助以及外在支持和社会环境等)、内在个体因素(生活方式和行为转变、社会心理属性和处理问题能力等)、风险因素纳入模型,并提出各状态间也存在相互作用和可逆,整个过程还包含恶性反馈循环,即引发新的功能限制和病理过程,尤其是体弱或长期残疾者。据此得出完整的失能进展模型(Disability Progress Model)。

该模型一方面细致刻画从病理、损伤、功能受限到残疾的主要途径,构建疾病和失能的因果关系;另一方面强调健康条件和生存环境间的动态双向关系,突出失能过程复杂性,体现健康内部变化在方向、类型、程度上的多样性。这标志失能研究从遵循生物医学模式向社会模式再向生理—心理—社会模式的转变(Bickenbach et al.,1999)。自此,残疾过程中各因素的相互关系相关研究更加活跃(Jette,2006)。

三、交互论:ICF 分类体系

世界卫生组织修正 ICIDH 并提出《国际功能、残疾和健康分类》(ICF)。ICF 补充了 ICD 的不足,不仅包含症状和体征等疾病信息,还对功能性状态进行描述,以适应失能概念的社会化和广泛性。该分类系统的对象是身体(biological)、个体(personal)和社会(social)水平的健康状态下的功能变化及异常,为健康状态的结果分类提供可参考的理论框架(邱卓英,2003)。

与前述 ICIDH 和失能模式相比:(1) 分类依据上,ICF 由“疾病的结局”分类转变为“健康的成分”分类。前者侧重疾病的进程及影响,而健康成分表征健康的构成。为此,ICF 不是对疾病、障碍或损伤分类,而是试图把握与卫生状态有关的事物。与个体健康相关的一切状况均可对照地被分组到不同成分领域,可对个体功能、残疾和健康状况进行结构化描述。该分类框架包括“功能和残疾”和“背景性因素”两大部分(见表 2 - 2),前者包含“身体功能和结构”与“活动和参与”两个成分;后者包含“环境因素”与“个人因素”两个成分。各成分由不同领域组成,领域下划分不同类目,各类目可用正面(积极)和负面(消极)的术语表述,其完好和不完好程度由统一编码、周期性加上限定值方式描述,背景性因素的有利和障碍程度描述也如此标识。值得注意的是,除失能评估一般维度(BADL/IADL/BPA)外,症状和体征等疾病信息和心理功能,被视为身体功能领域的类目被纳入 ICF 框架。因而 ICF 可被看作描述超越个体功能和残疾的一切健康及相关状况的统一和标准的语言与框架,呈现个体在各健康领域中的完整轮廓。

表 2 - 2　ICF 分类框架

分类	第一部分：功能和残疾		第二部分：背景性因素	
成分	身体功能和结构	活动与参与	环境因素	个人因素
领域	身体功能、身体结构	生活领域(任务、行动)	外在	内在
结构	生理功能变化 解剖结构变化	能力(标准环境) 活动表现(现实环境)	自然、社会、态度的影响	个人特质的影响
积极方面	具备功能、结构完整	活动参与良好	有利因素	不适用
消极方面	损伤	活动参与受限	障碍/不利因素	不适用

　　基本假定上,ICF 作为一种分类体系并没有建立功能与残疾的过程模式,将健康状况(health conditions)、各层次功能(function)、背景因素(contextual factors)等作为一个交互和共同演进的过程(如图 2 - 1 所示)。健康状况(health conditions)包括疾病、失调和损伤;身体功能(body function)指身体各系统的生理(physical)或心理(psychological)功能,如本体感受、触觉、与刺激相关的感受(疼痛)、情感、睡眠、心脏、呼吸、消化、关节活动、关节稳定等功能;身体结构(body structure)指身体的解剖部位,如器官、肢体及其组成部分;活动(activity)指个体执行一项任务行动,包括躺下、坐下、站立,抓、握、步行等;参与(participation)指个体参与他人相关的社会活动,如洗澡、穿衣、吃喝、做家务等;环境因素指个体所处的、人为构建的、创造功能体验的社会环境;个人因素指性别、年龄、经济背景、教育等影响个体行为模式的因素。

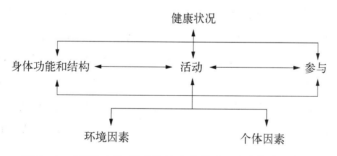

图 2 - 1　《国际功能、残疾和健康分类》(ICF)中的失能框架

　　综上,ICF 将健康状况、功能、残疾以及背景因素表述为双向互动的统一体系。疾病功能领域健康状况可用 ICD 命名,而健康状况结果即健康状态可由 ICF 分类,ICD 和 ICF 相互补充,可同时使用,为健康状态及其转变研究提供新视角。

（1）ICF 基于功能视角，关注结果表现。个体健康状态划分或刻画在于各个层面的功能表现，如身体功能与结构（身体层面）、活动（个人层面）、参与（社会层面），而不仅仅是疾病、功能损伤、残疾等。

（2）健康状态是健康内部各成分间、病损与环境间复杂交互作用的综合呈现。不能简单地以线性因果关系去推测由一种损伤或多种损伤导致能力受限和活动局限。干预任何一种健康要素可能会导致另一个或多个健康要素甚至整体健康状态结果的变化。

（3）由 ICF 概念框架衍生出以下四种复合型健康状态：有疾病或损伤，但没有功能受限和残疾，如毁容；有明显的功能和活动受限表现，但没有显著病理变化和损伤，如污名化与歧视；有功能受限问题，但日常生活功能不受影响，如有社会或器具支持；多功能限制情况并存（功能限制组合状态），如视听障碍。

第三节　残疾的层次域理论

在生命周期内，个体可能由各种机制致残。在青中年时期，残疾通常是一个孤立事件的结果，诸如单一疾病或意外创伤，由此产生的残疾状态具有很强的疾病特异性；当人步入老年时期，残疾往往是多种原因共同演化的结果（Guralnik et al.，1993；Fried et al.，1991），常常归因于衰老过程的一系列生理变化。众多研究发现，这种与年龄相关的多因素功能下降遵循着一种普遍现象：如将失能本身视为一个过程，其首先出现在某些特定活动领域中，这时个体尚处于失能早期，继而残疾进入其他活动领域，个体处于失能更高级、更严重的阶段。这种固定模式被认为源于部分独立的潜在病理原因（Katz et al.，1963；Rosow et al.，1966；Lammi et al.，1989；Verbrugge et al.，1989；Kempen et al.，1995），并由此衍生出关于 ADLs 和 IADLs 分类及更复杂的残疾状态的多维层次结构的探讨（Katz et al.，1976；Spector，1987；Kempen et al.，1990；Wolinsky et al.，1991）。

研究者普遍达成共识：残疾往往遵循一个典型的序列模式，这一过程反映出，残疾背后相对应的躯体功能的恶化也呈现典型累进模式（Nagi，1964；Fried et al.，1994；Guralnik et al.，1994）。费鲁齐等人（Ferrucci et al.，1998）以相似损伤类型和严重程度为分组标准（如不熟练的手工操作可能会导致饮食、脸部清洁困难),他们根据临床经验和客观测量,定义了失能的四个领域及其顺序(见表2-3)。第一个领域中包含的活动被认为是最难执行的,领域2和领域3即是传统的IADLs和ADLs。

表2-3 以相似损伤类型和严重程度划分的失能4个活动执行领域

领域序列	失能活动执行领域	失能评估条目
领域1	当处于不稳定的姿势时,能够灵巧执行复杂的手部操作活动	1. 剪脚趾甲 2. 做繁重的家务
领域2	在光滑或陡峭的表面上保持良好平衡,具备长距离行走和克服障碍的能力	3. 行走至少400米 4. 室外移动 5. 日常购物 6. 做饭 7. 做家务 8. 洗澡 9. 上下楼梯
领域3	保持静态平衡的能力,可室内移动,能良好地控制上肢	10. 室内移动 11. 使用厕所 12. 穿脱衣物 13. 上下床
领域4	能够使用上肢,即使在坐姿下	14. 吃饭 15. 清洗手臂和面部

注:为尽可能降低个体差异的敏感性,在个体报告至少一半的活动需要帮助时才被认为是失能。

不同领域失能背后对应着特定类型损伤和功能衰退程度,已有损伤和功能衰退的理论模式,费鲁齐等参照格特曼(Guttman)量表排列方法,将4个失能领域安放进去,定义了从无残疾到残疾的5级失能等级内容(见表2-4):

(1)失能等级1:无失能情况。

(2)失能等级2:领域1有困难(修剪指甲以及做繁重劳务)。

(3)失能等级3:领域1、2有困难(除去领域1,还包括户外活动、步行至少400米、购物、做饭、做家务、洗澡、上下楼)。

(4)失能等级4:领域1、2、3均有困难(除去领域1、2,还包括室内活动、使用厕所、穿脱衣、上下床)。

(5)失能等级5:15个条目均有困难。

费鲁齐等人(Ferrucci et al.,1998)还对该层次领域模型进行5个不同欧洲国家的7个人群样本统计学检验,证明了该分类的有效性和跨地区适用性。

表 2-4　基于功能退化理论模型的 5 级失能等级划分

	失 能 等 级				
	等级 1	等级 2	等级 3	等级 4	等级 5
平衡	正常	姿势不稳定时活动困难	行走问题		保持站姿稳定困难
下肢力量	正常	正常	中度损伤		重度损伤
步态	正常	正常	长距离、陡滑、不规则地板时困难	重度损伤	不可能
手的灵活性	正常	正常	轻度损伤		中/重度损伤
上肢力量	正常	正常	轻度损伤	中度损伤	重度损伤

　　基于上述,依据一系列典型损伤模式,老年人残疾遵循一般进展模式。残疾水平呈现持续等级结构分布,而非简单的排列组合。各个残疾水平体现个体失能领域分布状态,各个状态都由严重程度和潜在物理损伤的特定类型来解释,从而识别老年人残疾进展的关键步骤,即这些潜在的身体损伤类型和严重程度,也指示损伤及功能领域的累进发展。而在测量实践中,则可以最低限度地询问来确定个体活动的执行能力。

第四节　生命历程理论

一、两大基本概念:轨迹概念和年龄概念

　　包蕾萍对于生命历程理论时间观进行了系统探讨。生命历程理论的轨迹概念包含三个子概念:轨迹(trajectory)、转变(transition)、延续(duration)。

　　轨迹指生命周期内相联系的各心理或社会状态,构成可转变也可持续的跨时间的行为模式倾向。个体轨迹表现为从出生到死亡的生命跨度内工作、婚姻、生子等的发展轨迹,伴随社会角色(子女、父母、下属、领导)的先后建立,展示个人较长时间内的生命模式。转变和延续都是轨迹的元素。转变指状态变化,是一种短期观,延续则衡量转变之间的时间跨度。转变可由特殊社会事件导致或指示,如升学、就业、结婚,继而带来轨迹变化。延续的时间越长,相应行为轨迹的稳定性就会上升。

生命历程理论以崭新的方式从社会和心理的角度解构生物学意义上的年龄概念，跨越个体层面，从生命时间、社会时间和历史时间三个维度，进行崭新的思考和多元化分析。生命时间体现个体所处生命周期阶段，即实际年龄；社会时间指反映个体发展受社会文化的实时影响而承担社会角色的恰当时间；历史时间表示个体所处历史阶段，用出生年份表示。

这体现了对角色和状态等生命历程轨迹的建构，应建立在从微观到宏观、再到纵向空间的视野上。一则在分析个体轨迹时，要着重关注个体生命历程中的转变和延续痕迹；二则在解释个体发展差异时，应综合个人所处生命时间、社会文化、历史环境。

二、生命历程研究的两大分析传统

李强等人（1999）介绍了社会变迁与个人发展研究下生命历程研究的范式与方法。

微观上从社会文化视角（Sociocultural Perspective）来看待生命历程，认为年龄、地位由社会文化内涵规定，社会时间表（Social Timetable）标识生命历程的标准化模式（入学、就业、结婚、生育等）。为避免产生严重社会后果和受到社会的"惩罚和制裁"，个体不应偏离这一模式（Neugarten，1976）。

宏观上基于同龄群体及历史视角（Cohort-historical Perspective）来分析生命历程，生命模式还受到社会历史变化影响。具有相同经历、背景，在相同时间、地区经历相同的事件组成的群体被称为同龄群体。社会变化对某一代同龄群体产生特定影响属于生命轨迹的历史效应——队列效应（cohort effect）；当某一时期社会发展使各代年龄群体所受影响大致相同时，社会对生命轨迹的历史影响以时期效应（period effect）表现出来。

为此，年龄是个体经历社会事件和历史经验的分层基础，将同龄群体和社会结构联系在一起，埃尔德（Elder，1996）主张构建个人—社会—历史生命历程轨迹的年龄级生命模式（Age-Graded Life Patterns），将个人归入某一同龄群体后再评价历史进程对各同龄群体的影响。

三、几个基本观点

一定时空中的生活（lives in time and place），即人的出生年代（或称出生时间、出生组别）等使个体具有了明显的时代印记。个人能动性（Human Agency），指个体受到环境、个体经历、内在性格的综合影响,人在自身所处社会建制下,会有目标、有选择、有计划地推进自身生命历程。相联系的生活(linked lives),指人总是生活在由家人、朋友、同事等组成的社会关系中,在该社会关系中个体之间相互影响。生活的时间性(the timing of lives),指个体在一定生活中总会经历各种生命事件,生命事件发生的顺序有时比时间本身意义更重大(潘美含 等,2017)。

四、生命历程视角下的健康相关理论

社会老年学(Social Gerontology)研究引入生命历程视角,极大丰富了健康变化趋势理论解释框架。生命历程资本(life course capital)和生命历程风险(life course risk)(O'Rand,1996)等概念被引入健康历程研究中。前者指相互依赖的各生活领域"资源股"(stocks of resources),随生命历程的演进而积聚或者消耗,是具体累积物;生命历程风险指暴露于有利(机会)或不利环境下(这些环境可积聚、保护、消耗生命历程资本)的有差别的可能性,是累积之所以发挥作用的介质。累积是资本遭遇风险的结果,累积因素的先后次序对个体分化具有重要意义。

(一)基于"累积因素"的"健康历程影响因素分析框架"

累积的优势和劣势(cumulative advantage and disadvantage)在 20 世纪 80 年代就被应用于老年化现象研究(Dannefer,1987)。健康的衰退(老化)过程是一个随时间推移不断累积与分化的过程,也是社会结构与个人能动性相互作用的动态过程,社会政策变迁对累积过程具有决定性影响。为此有学者基于初始不平等(initial inequalities)与时间(time)这两个标准,构建包含"初始累积因素"(性别、种族、阶级等)和"时间累积因素"(婚姻事件、教育事件、工作时间等)的健康历程影响因素分析框架,以解释早期生活对于个体晚年生活的累积效用和具体作用机制(胡薇,2009)。

(二)"健康不平等"的两个竞争性理论

健康不平等理论(Health Disparity/Inequality)由来已久,并在全球范围内得到验证。健康分层和社会经济地位一致,呈现出一种金字塔型的梯度分布,社会阶层地位越高的人往往具有更好的健康状况(Marmot,2004)。

将生命历程视角引入社会分层及健康不平等研究中,形成了两个竞争性理论:"健康不平等的累积优势/劣势"和"健康不平等的年龄中和效应理论"。有研究通过多层次分析(multi-level analysis),发现教育、城乡导致的健康不平等具有累积效应(胡安宁,2014;李婷 等,2014),也有研究持相反结论(Christenson et al.,

1995),还有研究认为不平等导致的差异继青中年不断扩大至老年早期达到最大,而在老年后期呈现缩小或趋同趋势(Kim et al.,2007),表明在老年时期,生物性衰老对个人健康状况预测性更强,胜过社会经济因素的影响(House et al.,1994)。与此同时,有学者认为该现象源于选择性死亡(Selective Mortality),即较低社会阶层的健康状况差的人群在中年后期或老年早期去世(Lynch,2003)。还有研究得出特定健康领域如抑郁症状差异并未显著改变,而在自评健康方面的差异不能笼统地说是扩大还是缩小(焦开山,2014)。这说明健康不平等的老化趋势是一个更为复杂的问题,需要进一步厘清(郑莉 等,2016)。

第五节　其他相关健康理论

一、选择性死亡假说

死亡率的交叉现象,指在老年早期,弱势地位人群的死亡率远高于优势地位人群,但两类人群死亡率随年龄增长趋同,在某年龄时相交后,弱势地位人群的死亡率变得比优势地位人群低的现象(黄枫 等,2010)。纳姆等人(Nam et al.,1978)用选择性死亡理论来解释这一现象,即这些弱势地位人群,在生命衰老初期死亡率高,而幸存下来的多为身体强健者,故而出现"死亡率逆转"。随后大量研究证实了该现象存在并对此进行了深入探讨(Johnson,2000;Lynch et al.,2003;Dupre et al.,2006)。

男女两性老人伴随年龄的死亡率差异的非线性变化也被广泛讨论(Rogers,2000;黄枫,2012)。男性处于相对生存劣势,初期死亡率较高,随着年龄增长,强健的男性个体幸存,故而两性人群之间的死亡率差距缩小,造成死亡率差异呈现先升后降的变化。关于男性处于生存劣势的原因,有研究发现女性的慢性病发病率高于男性,尤其是糖尿病、心脏病、眼疾、关节炎、肺部患病率低(张立龙,2017b),而男性一旦生病就是很严重甚至致命的疾病。有学者认为男性一直以来所处环境的危险性更高、职业化更强,因此导致了较高的死亡率。另有研究显示两性在报告心理症状方面没有差异(McIntyre et al.,1999),而女性对生理疾病和精神疾病的病症都更敏感,也更愿意对已知的症状采取措施,故而死亡率较低。

二、机体损耗理论

机体损耗理论(Ego Depletion)(Baumeister et al.,1998)是解释老化现象的重

要理论之一。换句话说,人体有一个寿命的上限,随着年龄的增长,个体身体系统的主要细胞的损耗程度愈发严重,失能修复损伤的能力退化,即老化,这是由基因预先决定的,无法避免且不可逆转,环境和生活方式等因素能加速这种损害。这也构成长期护理制度建立的生理基础(戴卫东,2014)。老化是一种正常现象。虽说正常的老化不是病理性的,但在渐渐失去修复损伤能力的过程中,疾病现象、功能下降和残疾伴随而来(Topinková et al.,2008;Tas et al.,2007;梅陈玉婵 等,2004);老年人的心理健康状态和社会适应能力随年龄增加也普遍下降(赵晓芳,2014;Motl et al.,2010)。

三、社会阶层和流动假说

社会经济地位(Socioe-conomic Status,SES)和健康状况之间高度相关(Syme et al.,1976;Lynch et al.,2000;Muenning et al.,2005)。早期学者对于社会经济地位和健康孰因孰果存在争论:安东诺夫斯基(Antonovsky,1972)提出社会阶层理论(Social Class Explanation)时指出社会经济地位影响健康状况,社会经济地位对卫生、预防性健康行为和医疗保健可及性都有影响。劳伦斯(Lawrence,1948)则以患有致残疾病者的社会经济地位下降来支持流动假说(Drift Hypothesis),哈维等人(Harvey et al.,1976)认为后者比前者更可行。

沃林斯基(Wolinsky,1981)试图将这两种解释结合起来,认为社会阶层在解释急性疾病的差异分布方面更有效,流动假说则总作用于慢性疾病带来的社会经济地位向下流动;并认为在某种程度上,急性病和慢性病对彼此有某种形式的积极反馈或加强作用,使得弱势群体面临着一个恶性循环:较低的社会经济地位导致急性病高发病率,使其更容易患上其他疾病甚至慢性病,并导致社会经济地位进一步下降。因而他认为这两种解释是互补而非排斥的理论,社会经济地位与健康的关系不应被割裂地、单向地看待;沃林斯基通过分析离散健康状态人群的背景、态度和行为特征发现,在面向非极端健康状态的预测中,个体背景、态度和行为特征因素预测无效,而预测极端健康状态时(身体、心理、社会三方面健康均为"well"或"ill")的数据结果与社会阶层解释一致,故而认为社会经济地位对相关因素如生活方式的滞后效应模糊了对过渡健康状态的预测性;而当观察稳定状态(极端健康状态)时,良好的社会经济地位对健康状态人群产生积极影响,低社会经济地位则增加了完全不健康状态人群的患病风险。

从上述理论可以得到以下启示:

（1）基于社会经济要素预测个体健康状况的差异效用，需要将社会阶层和流动假设相结合，来解释各社会经济状况与不同健康状态之间复杂的相互关系。

（2）低社会经济地位易导致急性病的高发病率，而引发一些慢性病，致使经济拮据及阶层持续向下流动。

（3）社会经济地位通过对卫生、预防性健康行为和医疗保健可及性等中间变量的影响从而作用于健康状况。而这些中间变量的滞后反应，将模糊社会经济地位指标的预测性。譬如尽管先前处于较高的社会经济地位的个体已进入较低的社会经济地位，但其生活方式、医疗资源的持有和利用具有惯性，仍主要受到先前较高的社会经济地位影响。为此在选择指标或者解释现象时要考量各影响因素间的复杂关系。

（4）社会经济地位对于健康的影响具有不断强化的作用，使健康的人持续保持其健康，使生病的人变得更病弱。故而极端健康状态稳定性高，且易被预见。

第六节 本 章 小 结

健康概念结构化发展以及人们对生命质量的关注，使得综合健康状况评价成为热点问题。健康状况的内涵向相关各领域扩展，各类多维综合性量表也应运而生，但均基于生理、心理、社会三个最基础的方面。本研究中关于综合健康状态构建和指标选择即从这三个维度着手，并形成本研究的分析框架。

健康类型学理论区别于综合健康水平高低测算，为个体健康状况衡量方法及相关研究问题的扩展提供了新思路；疾病、功能及健康相关分类框架以及残疾的层次域理论，为实现基于典型状态判定的综合健康状况及演变的测量提供了理论基础和分类依据；生命历程理论、健康不平等研究以及健康相关理论为本研究中人群健康状态的分布及转变分析提供了视角及支撑。

第三章 文 献 综 述

第一节 健康状态及划分

状态是人或事物表现出来的形态。有学者认为,健康状态(health states)表征从身心健康且有幸福感的理想健康状态到不可逆的极端死亡情况,其间包括无并发症的疾病和暂时或永久性的残疾等各阶段(Frenk et al.，1991)。由此可见,健康是一个较为宽泛的概念,健康状态可以广泛地被定义,以反映无病、无器质性损伤、无特定疾病、无疾病各个阶段或任何一组疾病(邓天炎 等,2003)。健康的测量涉及不同维度及相应细化的指标,学者常基于不同研究目标和已掌握的数据方法,根据不同维度和指标对健康状态进行界定和划分。

一、基本的经验性划分

就通常认知而言,人体状态大致可分为健康状态、亚健康状态、疾病前驱状态、疾病状态。健康状态指身体、精神和社会适应力达到完好状态。亚健康状态是刚偏离健康、具有可逆性的中间状态;疾病前驱状态是疾病状态发展的前奏。

二、基于疾病进程或失能过程的划分

健康状态的分类方法体现了健康损伤的阶段论观点。纳吉模型和韦布吕热失能进展模型定义了失能的线性阶段,为相应状态转变提供了直接的测量工具。张立龙(2017b)依照韦布吕热模型,假设中国老年人失能过程分为疾病(身体损伤)、功能性限制、失能3个先后阶段,选取相应疾病指标、上下肢功能指标、认知功能和ADLs指标计算路径系数。

有些疾病呈进行性加重,医学上对相关疾病的损伤过程有明确的医学诊断标

准。在医学上,阿尔茨海默病的整个疾病进程可以分为轻度认知障碍(MCI)、轻度阿尔茨海默病、中度阿尔茨海默病、重度阿尔茨海默病,各阶段均有较为明确的诊断标准(高建伟,2011)。

三、失能状态分类基础上的健康状态划分

就理论概念而言,失能是健康和死亡之间的灰色地带,是一个抽象、内涵丰富和可扩展性的概念,区别于健康和死亡两个极端状态,个体处于任一身体部位和器官功能损伤、任一种日常活动和社会参与受限的状态都可被视为失能(王竞 等,2017;周绪凤 等,2017)。就现实需求而言,作为人口老龄化长期战略的一项具体政策安排,建立以失能老人为对象的长期护理保障制度,理应以失能维度来划分老年人的健康状态,并以此作为制度精算基础。故失能程度常作为个体健康状态的直接表征。

国际上,失能程度通常以 ADLs 以及 IADLs 进行得分评级,划分出轻、中、重度三级失能状态;很多权威的调查和研究为简化实操,以失能项目数量直接界定失能状态,如美国长期护理调查(NLTCs)。我国学者多借鉴后者(蒋承 等,2009;杜鹏 等,2011;黄枫 等,2012;何文炯 等,2013),并依据自身研究需求和数据情况进行适当分类与命名(见表3-1)。

表3-1 相关文献中失能(健康)状态划分结果

状态编码	描 述
1	健康(没有 IADLs 或 ADLs 障碍)
2	仅 IADLs 障碍
3	一项或两项 ADLs 障碍
4	三项或四项 ADLs 障碍
5	五项或六项 ADLs 障碍
6	死亡

资料来源:何文炯、洪蕾等:《中国老年人失能状态转变规律研究》,《社会保障研究》2013年第6期。

状态编码	描 述
1.健康	无任何功能障碍
2.健康受损	IADLs 障碍;或1—2 项 ADLs 障碍;无认知功能障碍
3.功能障碍	3 项及以上 DLs 障碍;或认知功能障碍
4.死亡	身故

资料来源:黄枫等:《基于转变概率模型的老年人长期护理需求预测分析》,《经济研究》2012年第 S2 期。

基于老年失能状态的健康状态分类为制度设计提供了参考,目的是识别护理状态。其分类标准是自理能力相关、已达成共识的、典型失能测量项目,如卡茨量表(Katz et al.,1963)。这种划分方法直观简便,与当前社会经济发展水平所能提供的服务挂钩,突出需要保障且社会经济能给予保障的人群,符合制度设计和政策执行的需求。

四、针对健康测量指标体系的综合健康状态划分

除去"失能"这个特定健康领域,自1984年世界卫生组织提出健康的社会学视角,健康的测量不再只是有无疾病的医学单维测量,而是涉及身体、心理、社会、智力、精神、职业和环境、日常活动的多维度测量(Vuorisalmi,2007;Hahn et al.,2008)。这些维度和评价指标形成完整的健康评价指标体系,最终得出一个健康量化的指标值,如生存质量指数。在绝大多数健康相关社会学研究中,健康状态和健康水平往往不做明显区分,常相互替代使用。对于这个连续型健康指标,有研究采取统计上截断值方法来确定状态临界值,如利用ROC曲线和约登指数(Youden index)最大值对蒙特利尔认知评估量表(MoCA)得分进行截断,得出25分、19分、15分作为临界分确定认知正常老化、轻度认知障碍、中重度认知障碍、阿尔茨海默病状态的结论(周立业 等,2014)。

此外,研究者也常测算单个综合性分类指标如自评健康转变概率进行人群健康状态分布和护理需求确定(Peng et al.,2010)。自评健康作为一个健康评价指标,以其独具优势被国内外学者广泛使用(韦玮 等,2007)。研究显示自评健康比客观指标如患病率、患病数等能更好预测老年人残疾、死亡后果,更准确地反映其健康状况(汤哲,1999)。国内学者彭荣等(2009)等采用CHNS问卷中"你觉得与同龄人比较,自己的健康状况如何?"的问题,按照问答选项"(1)非常好;(2)好;(3)一般;(4)差"直接定义健康状态,模拟老年人在这四种状态之间的转变情况。

五、复合型健康状态类型的构建

除上述连续总结性指标以及单一分类变量之外,在健康测量维度众多、分散且无现成的指标体系的情况下,少部分研究基于高级统计学方法对健康状态进行划分,尽管也会产生数值结果,但这种方式是对已有研究中维度和指标的重组,而非量表测量计分。

在人口地理学研究领域中,孙等人(Sun et al.,2010)使用随机森林聚类算法(Random Forest Clustering Algorithm),利用七类指标(收入、就业、技能及培训、住房保障、生活环境、犯罪、健康及残疾),构成基于健康结局及其相关因素整合后的人群四类健康类型特征。多兰(Dolan,1997)设置移动、自理、日常活动、疼痛/不舒适、焦虑/绝望五个问题,每个问题按照程度设置三个选项,先利用简单的排列组合方法划分243个组合型健康状态,随后采取正交设计法简化成少数典型状态以分析估值,这样的研究在生命质量测量中非常常见,还包括指定多属性函数来生成复合健康状态的估值(Modeling Valuations for EuroQol Health)。为了在新生儿重症监护评估中对随机选择的婴儿的健康结果进行分类并终身跟踪,还有研究定义了一个四属性健康状态分类系统(Boyle et al.,1983)。

综上,目前的实证研究中,健康状态划分方式有两大类:基于健康指标量化水平即健康损伤严重程度与健康损伤过程(疾病)各阶段。除去疾病转归有统一医学界定,绝大多数健康状态划分依旧是对健康水平或健康损伤严重程度的测量,通过对连续性综合指标、分类单一指标的转化来划分状态。而对各健康状态的内构性和特征性把握不足,没有关注健康各维度之间的关系,未能识别人群的健康状态典型。

第二节　健康状态转变相关研究方法

传统经典的生存资料分析方法包括 Logistic 回归、Cox 回归等,能够在一定程度上分析健康状态的转化尤其是疾病转归。但存在仅考虑疾病结局而未考虑时间维度、独立处理多个终点事件、无法处理有左删失和右删失数据的劣势(安小妹 等,2007)。在疾病尤其是慢性病进程中,个体健康随之呈多状态、多阶段进展(Guo et al.,1995),其影响因素及作用强度也会随时间和健康状态变化而改变。

多状态马尔可夫模型(Multistate Markov Model)是处理多状态资料的有效工具。于 20 世纪 80 年代末开始被国外大量应用(Kay,1986;Longini et al.,1989;Marshall et al.,1993)。该模型通过建立不同健康状态之间的转变概率矩阵,以动态评价疾病与健康:其优势包括:(1)能同时考虑个体所处的健康状态、状态之间转变发生率、影响因素及程度等状态转变的时间资料(丁元林 等,2002)。(2)试验中只需观测各对象的时点状态,不必知道转变发生的确切时间,允许观察对象存在一定程度失访。(3)种类繁多,适用于多样化转变模式,各领域研究者可基于各自研究目的,针对事物发生发展特点,发展出专门模型。如齐性和非齐性马尔可夫模型、渐近态和可逆态、定常协变量和时变协变量。(4)疾病—死亡模型(Illness-Death Model)或残疾模型(Disability Model)经过一定理论发展和实践检验,成为标准状态结构模型,在疾病发展及死亡规律的研究中愈发重要(高建伟,2011)。在此基础上,人口学家通常还使用多状态生命表,得出分组状态的死亡率和转变率,以测算人群健康寿命(曾毅 等,2007),实现健康相关人口预测。上述微观模拟预测方法,具有模型细化和预测精度上的优势,但也损失了中长期预测信度。

第三节　健康状态转变的具体研究

一、失能状态及转变的实证研究

老年人失能状态转变规律及趋势分析一直是国际老年保障学界普遍关注的一个重要议题。前述相关理论如纳吉模型和失能进展模型,以及高级统计方法的发展,为基于失能状态的纵贯序列数据的分析和转变微观模拟提供了理论和方法支撑,也满足了制度需要。从现有文献看,国际上关于老年人失能状态转变规律研究繁多(Land,2000;Robinson,1996)。自1982年以来美国已进行了全国范围内的六次长期护理跟踪调查(NLTCs)。近年来中国也涌现了一些失能规律专项研究(黄枫 等,2012;何文炯 等,2013;张立龙,2017a),其方法是运用马尔可夫过程模型或转变概率模型刻画失能状态转变,得出分组老人的余寿和预期失能时间的多增减生命表。

二、自评健康状态转变的实证研究

正如上一节对划分标准的介绍中提到的,在实际研究中,对于综合性健康状态,学者常使用自评健康单一分类指标直接划分个体健康状态。彭荣(2009)利用有序多分类 Logistic 回归模型计算转变概率并进行加权平均,得到健康状态 2 年间转变概率估计值,来预测老年人群健康状态分布及变化。结果显示,大多数老年人的健康状态在 2 年内保持不变或更差。男性自评健康状态好转率和死亡风险均高于女性。

三、基于疾病进程的健康状态转变的实证研究

慢性病大多呈现多状态、多阶段特点,如糖尿病、认知障碍,有明确诊断指征以示疾病的发展阶段,可进行预防和精准治疗。丁元林等人(2002)考虑到 2 型糖尿病(T2DM)的特点,采用时间连续、状态离散的三状态[糖耐量减低(IGT)、2 型糖尿病和 2 型糖尿病合并并发症(CDM2)]马尔可夫渐进不可逆模型来分析糖尿病病情转归发展。

四、聚焦孤独感的心理健康状态转变的实证研究

吴国婷等(2018)采用美国密歇根大学健康与退休研究(HRS)数据,聚焦老年人孤独状态,通过潜在类别分析,将老年人孤独状态划分为低孤独感状态、社交孤独状态、情感孤独状态和高孤独感状态。此外,考察不同孤独状态下人群的稳定度。研究显示社交孤独状态和情感孤独状态稳定性较弱,前者的孤独感更易缓解而后者更容易恶化,这是因为情感缺失产生的孤独感很难由社会关系填补,男性老年人更容易产生情感缺失而感受孤独,具有积极的生活态度、高社会支持水平、日常生活丰富的老年人孤独感较低且易从高孤独感状态转变为低孤独感状态、社交孤独状态或情感孤独状态。

第四节　老年人健康状态转变的
影响因素研究

一、总体潜在趋势

高晓晖(2012)引入集对分析中的偏联系数,利用中国营养与健康调查一期健康自评数据,得出无论处于何年龄段,我国老年人健康状况潜在发展趋势均在变差,其中 73—76 岁这个年龄段最为突出。这反映了衰老理论和损耗理论下生命周期的固有生理规律和个体生命节奏。故可认为 73 岁是老年人衰弱的一个重要转折点。这与《世界卫生组织报告(2008)》的中国人均寿命 72 岁大致吻合。彭荣(2009)的研究也显示大多数老年人的健康状态随时间推移保持不变或变得更差。也有研究认为,老年人失能可预防、可延缓、可压缩,个体可在失能过程中好转为一种相对健康的状态(Peek et al., 1997; Peek et al., 1999; Peek et al., 2003)。这

说明老化不可避免,但在现实生活中,由于外在环境的影响,老年人健康状态往往呈现出动态且较复杂的转变情况。

二、起点年龄差异

在失能领域,年龄因素均是健康状态恶化的主要风险因素,而在其他领域(诸如心理健康),其作用较复杂。黄枫等人(2012)的研究发现,同一期期初健康状态,年龄较低者更容易康复,年龄越大则恶化风险越高。年龄越大保持健康或维持相对健康的概率也越小。分析状态停留时间可发现,老年人的护理需求与年龄间呈非线性关系。

高建伟(2011)的研究发现,年龄因素加速轻度认知障碍患者向痴呆转变,且对轻度认知障碍到中重度认知障碍,及中重度认知障碍到痴呆的转变各阶段均有统计学意义,其原因可能是老年人脑组织与生理功能的老化。

有研究认为年龄增长也对心理健康产生一种累积效应,但有观察者认为考察的心理疾病种类和使用的对象样本均会导致结论偏颇(孙景贤 等,2013)。

三、性别差异

魏蒙等人(2017)利用组基发展模型,将老年人群的失能轨迹分为"低起点高龄期迅速发展""较高起点迅速发展""身体健全"三种类型。女性老年人的失能轨迹属于身体健全型的概率更小,但处于同一起点时,两性老年人失能发展走势及终点基本一致。该项研究基于失能 ADLs 项目数的失能水平纵向变化趋势研究,对失能状态转变具有启示作用。

曾毅等人(2007)的研究显示,起点年龄自理能力完好的高龄老人中,女性在保持健康上有明显劣势,且劣势随年龄增加而扩大;但若这些高龄老人在起点年龄时就已失能,那么,自理能力和失能期望寿命的性别差异就变得不明显,出现交叉现象。这些与美国国家长期照料调查数据(NLTCS)以及美国人口老龄化纵向研究数据相关研究结论一致(Land,2000;Hayward et al.,1998)。

齐默等人(Zimmer et al.,2012)的研究发现,居住在农村、有多个子女、父亲不务农的女性老年人失能走势低且发展平稳。接受过教育的男性老人,呈现始于中度失能,随年龄增长无明显变化的平稳失能轨迹。

从自评健康状态来看,彭荣等人(2009)的研究显示男性老年人保持较好健康状态的比例高于女性老年人;女性老年人在自评健康为"差"时才不易转变健康状态。

男性老年人健康好转概率高且更容易向"非常好"的状态转变,女性好转幅度较小。女性健康恶化人数比例高,但男性老年人恶化形势更陡峻,容易向"死亡"的极端状态发展,女性健康恶化模式多为由"好"转为"一般",或者由"一般"转为"差"。

黄枫等人(2012)的研究也发现女性老年人的健康好转优势趋势集中在由功能障碍到健康损伤的阶段,但并不能完全康复。男性老年人在良好状态停留时间更长,而在健康受损和功能障碍状态停留时间较短,这与布朗等人(Brown et al.,2007)的研究成果相似。同年龄、同期初状态时,较男性而言,女性老年人在护理状态的停留时间长度高出一倍,这与曾毅等人(2004)的研究一致。这不仅体现了两性的生理差异,更多地是因为两性承担社会角色不同,其社会资源可得性、利用有效性存在差别,随着年龄增加形成累积性效应,使得女性处于较差健康状态(魏蒙等,2017)。还有观点认为,女性倾向认为自己的健康状况比男性差(National Center for Health Statistics,1998)[1],但麦金太尔等人(McIntyre et al.,1999)的研究表明两性在报告症状方面没有差异,但女性对生理疾病和精神疾病的病症更敏感,更愿意对已知症状采取措施,故而死亡率较低。

四、城乡差异

城乡之间老年人自理能力的研究尚无定论。西方的研究表明城镇老年人的自理能力优于农村老年人(Clarke et al.,2005),部分中国学者也得出同样结论(张文娟 等,2003);同时有研究得出相反结论(Zimmer et al.,2004;徐勤 等,2001),包括高龄老年人针对性研究(曾毅 等,2004)。城镇老年人患糖尿病、心脏病、眼疾、中风脑血管疾病的概率更高,但其社会隔离感也较弱且更能获得足够的生活和医疗资源(张立龙,2017b)。

魏蒙等人(2017)的研究表明,城市老年人被划分到"较高起点迅速发展型""低起点高龄期迅速发展型"的比例高于农村老年人,城市老年人失能程度更严重,更容易走上完全恶化的轨迹。黄枫等人(2012)的研究则显示存活的城乡老年人间健康状态变化差异不显著。

五、队列差异

魏蒙等人(2017)的研究发现,在较晚出生队列的老年人群中,有较高比例的人

---

① https://www.docin.com/p-426796402.html.

终其一生都未出现失能情况。但一旦出现失能,其失能起点更高、失能发生更早、在同一年龄上的严重程度更深。数据显示,1920—1929 年、1910—1919 年、1900—1909 年出生队列的人达到一项失能的年龄分别为 86、94、101 岁,达到三项失能的年龄分别为 91、99 岁,以及迅速发展至超过四项失能。

六、基于不同的初始健康状态

曾毅等人(2007)研究发现,期初健康状况已经恶化的老年人,其健康状况进一步恶化风险较高。期初健康状况一般的老人,健康状态的变动具有典型的年龄差异化特点。初始年龄越低,越容易恢复和保持,否则将恶化甚至死亡。还存在与性别、年龄交互作用的复杂情况:无论处于何年龄段,期初健康状态良好的男性保持原状态概率高出女性 3%—14% 不等,而在健康受损和功能障碍状态停留的概率较女性更小,这是因为一方面年轻男性老年人更容易恢复至健康,另一方面功能障碍更容易引发 75 岁以上老年男性的死亡。

七、其他健康影响因素

现代生物—心理—社会医学模式认为,疾病影响因素有四大类,按照影响程度从低到高分别是:人类生物学因素和卫生保健服务制度、人类生物学因素、环境因素、生活方式和行为(赵晓芳,2014)。

在进行性慢性病中,不同类型因素在各阶段的作用不尽相同。丁元林等人(2002)研究糖尿病转归发现:家庭月人均收入、体重指数、饮酒和甜食四个因素主要作用于仅糖耐量低减—糖尿病阶段;血糖监测作用于糖尿病—糖尿病合并并发症阶段;主食、荤油、生活事件、体力活动、健康教育对两个阶段均有显著作用。高建伟(2011)研究发现,性别、年龄、高血压作用于轻度认知障碍到中重度认知障碍,年龄、文化程度、常读书看报促进中重度认知障碍好转至轻度认知障碍,性别、年龄、高血压、糖尿病认知障碍至痴呆的恶化各阶段均具有统计学意义。

教育和积极的生活方式被认为是影响认知功能的最重要因素。数据显示,女性绝经后雌激素水平迅速下降导致认知功能衰退,常读书看报、多参加娱乐活动的人群痴呆发病风险会降低(高建伟,2011)。这是因为与外界环境保持协调一致的活动要求老年人将注意力、判断力和解决问题的能力维持在一定水平,这样的外界刺激要求脑细胞机能处于活跃状态,有助于认知功能的维持、老年痴呆的延缓(宋艳龙,2014)。

居住环境和居住条件被认为不仅影响老年人身心健康(刘宏 等,2011;张立龙,2015),还通过改变内在社会隔离感和外在资源的可获得性来发挥作用(张立龙,2017b),是老年人健康及寿命的重要影响因素(Berkman et al.,2000)。

身体活动被认为是老年人残疾的生物行为学上内在决定因素,更准确地说,是功能限制的主要决定因素。身体不活动或久坐不动的行为似乎会加剧衰老过程中发生的生理和结构系统的损伤。促进或维持老年人身体活动相关行为干预可能是减轻功能衰退继而降低残疾风险的有效策略(Jette et al.,2003;Keysor,2003;Rejeski et al.,2003)。

第五节　健康各维度之间的相互作用和伴随关系

理论上,健康各维度之间存在即时的、滞后的、直接或间接的相互影响,其中一个维度改变会引起另一个维度的变化。在社会阶层和流动假设下,基于社会经济地位与健康间的关系,健康各维度间也往往被认为存在正反馈回路,即某维度的健康会持续且促进全方位健康,某方面衰弱会引致健康全面恶化。许多文献通过回归和路径分析来研究健康各要素之间的因果关系,也有部分研究试图对健康各领域表现形式和发展模式进行更深入的探索(Holmes et al.,1967;Dohrenwend et al.,1974)。健康各维度之间相互关系的存在被绝大多数文献支持,但具体相关描述或结论尚未形成完整范式。

一、健康各维度之间的相互作用

疾病和肢体功能的关系:慢性病(尤其是阿尔茨海默病、中风等脑血管疾病、糖尿病)是导致肢体功能下降的主要原因,且不同疾病对上、下肢功能的影响不同。对上肢活动能力影响由强到弱的疾病,分别是阿尔茨海默病、糖尿病、中风等及脑血管疾病、眼疾,而对于下肢活动,中风等脑血管疾病比糖尿病影响更大(张立龙,2017b)。

肢体功能和社会参与的关系:下肢活动限制是影响老年人日常活动能力的关键因素。慢性病和身体损伤是老年残疾的主要原因(Ettinger et al.,1994;Fried et al.,1991)。对于中国老年人而言,下肢活动能力限制是病损向失能过渡的中间环节(张立龙,2017b)。也有研究显示,功能限制对于 IADLs 作用更明显(Lawrence et al.,1996)。相似损伤类型和严重程度的多功能限制常发生于老年人身上,一种功能障碍往往引发新的功能障碍,对于残疾进程起到叠加和协同作用(Ferrucci,1998；Rantanen et al.,1999；Guralnik et al.,2001；Bonsdorff et al.,2011)。

疾病和心理健康的关系：诸多研究表明疾病和心理健康有密切的相互作用关系。受老化影响,老年躯体疾病患者病痛感加强,其心理压力也随之增大(卓雅淑,2013；李实 等,2011；邬姜,2014)。

心理健康和社会参与的关系：情感支持对失能影响较为复杂。相较于身体功能的突出地位,情绪对日常生活能力影响不大。纳吉(Nagi,1965)认为社会更倾向将情绪障碍人群制度化。相比较而言,社会隔离感更具有针对性影响,孤独感会导致老年人认知能力下降、情绪低落,更早进入养老机构以寻求更多救助和健康服务(Tilvis et al.,2000)。

二、健康维度内部各成分的伴随关系

(一) 生理维度：多功能限制及功能下降模式

多系统协同损伤在老年人身上尤为常见(Campbell et al.,1994),尤其在功能领域(Ducan,1993)。研究较为一致地认为,视觉和听觉障碍通常共存,且增加了其他功能障碍的风险(Campbell.,1999；Dillon et al.,2010),如增加行动迟缓风险(Viljanen et al.,2012),尤其当老年人有平衡障碍时；同时也会增加上肢受限的风险(Slaug et al.,2016),从而引发携带、抓握、搬运物体的能力衰退；古拉尔尼克等人(Guralnik et al.,1995)研究认为,躯体功能衰退往往始于移动能力的丧失,其他方面的能力障碍随之而来,抓握能力是失能的重要指征。这些特定症状的伴随和共存现象,是由一系列社会生理过程决定的,使老年人躯体功能状态呈现典型特征,也为躯体功能衰退模式的探究提供生理学基础。

斯劳(Slaug et al.,2011)利用 House Enable 量表,通过组态频率对 1 542 名75—89 岁的老年人进行分析,划分出五大类功能障碍：表达障碍、视觉障碍、听觉障碍、移动障碍(含平衡感、协调性、耐力、摇头、弯腰、跪姿等)、上肢功能障碍(如抓、推、握、手指灵活性等)。基于此,斯劳等人(Slaug et al.,2016)对瑞典和德国 847 位 80—89 岁的社区独居老年人进行长达 9 年的追踪调查,使用潜在类别方法划分为三类老年人群(见表 3 - 2)："移动障碍持有者"(Mobility

Problem Stayers），指仅在移动方面存在功能障碍的人群；"听觉障碍进展者"（Hearing Problem Advancer），该类人群有听力障碍和移动障碍，且伴随较高上肢功能障碍风险；"视觉障碍进展者"（Visual Problem Advancers），该类老年人群视觉障碍和移动障碍高发，且伴随较高上肢功能障碍风险。通过对这三类人群状态转变进行研究，斯劳等人（Slaug et al.，2016）总结认为，躯体功能下降往往伴随着视听问题，以及上肢功能障碍风险的提高，呈现出典型的躯体功能层级衰退的模式。这验证了残疾的层次域理论的生理基础，即功能限制的组合可以根据典型的分层模式来构建（Ferrucci et al.，1998；Jagger et al.，2001；Andrew et al.，2012）。上述德国的数据还显示，视听障碍常并发于男性老人，而瑞典的数据表明女性老人常有视力问题；80 岁以上老年人行动障碍频发，其中男性更容易伴随视听障碍以及上肢功能障碍，女性更容易成为视觉障碍进展者。费米亚等人（Femia et al.，2001）发现，50％的 90 岁以上老年人存在严重的听力损伤，该年龄相关的听力损伤问题在男性老年人身上更为突出（Cruickshanks et al.，1998；Lin et al.，2011）。

在功能领域，研究者早已开始放弃探讨单一躯体功能及其对行为活动的影响，转而研究功能障碍组合及多功能限制对行为活动的联合作用。譬如下肢力量和平衡是步行能力的共同先决条件（Young，1986；Studensky et al.，1996），前者与行走速度正相关（Bassey et al.，1988；Skelton et al.，1994；Rantanen et al.，1994），后者控制并保证不断移动的人体中心的稳定度（Lord，1996；Era et al.，1997；Woollacot et al.，1997）。而两者之间同时相互联系，任一者对于行走能力的作用会受到另一者的促进和制约：由于害怕跌倒，娱乐活动参与度下降而肌肉强度降低，肌肉力量不足又反过来影响行走过程的平衡；肌肉强度与步行速度的正相关在平衡能力阈值处最大，若超过阈值，肌肉强度的增加则不再促使行走能力提高（Ferrucci，1997）。

表 3-2　基于功能限制类别划分的人群类型

躯体功能限制（五大类）	潜 在 类 别		
	移动障碍持有者	听觉障碍进展者	视觉障碍进展者
表达障碍	低	低	低
视觉障碍	低	低	高
听觉障碍	低	高	低

续　表

躯体功能限制 （五大类）	潜　在　类　别		
	移动障碍持有者	听觉障碍进展者	视觉障碍进展者
移动障碍	高	高	高
上肢功能障碍	低	中等	中等

注："低"代表项目响应概率＜33％，"中等"指项目响应概率33％—66％，"高"代表项目响应概率＞66％。

（二）心理维度：心理健康的内涵和影响因素

心理健康指心理活动和心理状态的健康，至今无统一明确定义。各国学者从不同角度提出不同衡量标准并形成了各种多维测量方法。早期心理维度的测量基于"全球幸福"概念，采用主观判断指标（受访者被要求将自己置于健康范围内，其中100％表示完美健康，0％表示健康状况极差），这些简短衡量形式被广泛运用于大规模健康调查中（如美国国民健康调查），并被证明是可靠和有效的。随着心理领域研究的深入，包含更多情绪项目的专业心理量表被相继开发，如综合性量表、症状自评量表等综合性量表，以及独立量表，如广泛性焦虑量表（GAD-7）（Lowe et al.，2008）、焦虑自评量表（SAS）、抑郁情绪量表（PHQ-9）（Beard et al.，2016）、孤独感量表（UCLA-8）（Hays et al.，1987）。其中综合量表的制定表明了心理健康多维属性。症状自评量表（SCL-90）（Derogatis et al.，1973）包含躯体化、强迫症状、人际关系、抑郁、焦虑等9个症状因子，共50个条目；吴振云等人（2002）则设计包括性格、情绪、适应、人际和认知5个分量表的老年心理健康问卷。

在老年心理卫生领域，主观幸福感（Subjective Well-Being，SWB）或幸福感（happiness/well-being）是一项重要议题（刘仁刚，2000）。幸福感指标被认为是衡量心理健康和生活质量的综合性指标（吴振云，2003），包括三个方面：（1）认知评价，即对生活整体情况的评估，也称满意度评价。满意度是幸福感的关键指标，这是在生活质量研究中发展起来的（苗元江 等，2003）；（2）正性情感，如愉快、高兴、生活有意义、情绪饱满等体验；（3）负性情感，如忧虑、孤独等负性情绪体验（段建华，1996）。幸福感的概念可提炼出心理健康的抽象内涵，也指示心理健康成分间的相互作用关系。吴振云（2003）认为，不良情绪或心境会使人产生认知偏差而降低满意度。相关测量量表有爱丁堡幸福度量表（WEMWBS）（Tennant et al.，2007）、纽芬兰纪念大学幸福度量表（MUNSH）（Kozma et al.，1980）等。

随着幸福感概念及其测量方法的发展，情感平衡理论（Bradburn，1969）被广泛引入心理健康测量。幸福感是两种相互对立而同等重要的彼此独立的结构成分之间的平衡，即正性情感与负性情感之间的平衡；美国学者凯斯等人（Keyes et al.，2007，2008）提出心理健康双因素模型，提供了正负性组合测量的视角：心理健康的测量存在心理疾病和心理健康两个维度，前者包括焦虑、孤独、抑郁等心理问题，后者是主观幸福感或满意度评价（Taulbut et al.，2009；Coia D. et al.，2009）。与量化测量不同，在双因素模型下，凯斯将人群划分为四种类型：完全心理健康者、完全病态者、易感者（低心理疾病症状和低幸福感）以及部分病态者（高心理疾病症状和高幸福感）。该模型被认为具有更好的拟合优度（Antaramian et al.，2010；Eklund et al.，2010）。现今心理学研究领域已开始使用双因素模型进行综合性心理评估。在我国，该模型主要集中于以学生群体为对象的教育学应用（王鑫强 等，2016；海曼 等，2013），尚未在老年领域有诸多应用。刘悦坦等人（2017）以浙江省10个县市共1 900位16—70岁的老年人个体为样本，使用爱丁堡幸福度量表作为积极维度，广泛性焦虑量表抑郁情绪量表和一般健康问卷（GHQ‐12）作为消极维度，先将人群在各自测试中定位，再通过排列组合，将浙江省老年人群划分为四大心理特征类型：完全心理健康者、完全病态者、易感者、有心理疾病但自我感觉良好者。并通过 Amos 验证性因素分析显示双因素模型拟合优于单因素模型，能减少传统测量对心理疾病情况高估的情况。与单因素相比，双因素模型在指导疾病人群康复有新的运用价值和警醒：当干预达到完全心理健康状态时，才能防止心理疾病的复发（Keyes，2007）。

无论是综合性单向测量还是双因素分析，都可以窥见心理健康多维化以及症状结构化特征。这与前述健康三维类型学理论中认为的心理健康包含"消极影响""处于愉快状态""长期满意"三方面的观点异曲同工。基于双因素的四种人群类型划分，也与"消极感觉和一般快乐并无简单的相反关系，消极影响和处于愉快状态无关联"的发现不谋而合。不仅是正、负向情绪能共存，也有研究认为各心理症状间存在更复杂的相互联系。负性情绪中，老年人孤独感与抑郁水平高度相关（魏军，2015；Cacioppo et al.，2010）。抑郁和孤独是两个独立概念（Cacioppo et al.，2006）。仅孤独感不会致使老年人死亡率提高，但孤独与抑郁并存会增加死亡风险（Stek et al.，2005）。卢安埃等人（Luanaigh et al.，2008）认为孤独感可能是影响免疫系统和生理性反应的中介力量。

心理健康的影响因素研究十分普遍且结论复杂。关于年龄作用的观点尚未一致。部分研究认为慢性疾病及生活能力下降随着老化接踵而至，带来沉重的医疗经济负担,老年人负性情绪增加,焦虑和抑郁发生率提高(Seymor et al.,2005;刘平 等,2005;闫玉美,2011),但也有研究发现,只有达到 75 岁以上,心理"适应性"变差趋势才会显现(吴镇云 等,2003;王双,2012)。针对退休干部的研究发现,年龄对其心理健康影响较小,仅抑郁感稍有增加,这与国外研究发现一致(Aldwin,1991)。此外性别影响机制尚不明确。有研究显示男性老年人更容易感到孤独(Perlman et al.,1978;Borys et al.,1985),尤其是情感孤独容易由低孤独感状态向高孤独感状态转变(吴国婷,2018)。这是因为男性在建立亲密关系、构建社会网络、寻获社会支持等方面较为薄弱(谢国秀,2013;Mullins et al.,1992;Cohen-Mansfield et al.,2016;Dong et al.,2017)。肖存利(2014)则认为女性易成为孤独患者而男性抑郁程度高,还有研究发现女性负性因子整体得分更高(刘仁刚 等,2000)。一般而言,良好的婚姻质量对老年人心理健康有利,但女性对婚姻质量往往评价低,遂生活满意感低(姚春生 等,1995)。邵也常等人(1995)基于无配偶者幸福度低的发现,认为丧偶老年人应通过再婚得偶,摆脱丧偶导致的孤独感。但也有观点认为婚姻状况对幸福感影响不显著(许淑莲 等,1993),寡居者与再婚者,并无心理状况上的显著差异(McCrae et al.,1993)。刘仁刚等人(2000)解释,如果无配偶者有收入保障,与子女关系融洽,无配偶本身对其幸福感影响不大。吴振云等人(2003)的研究表明,心理健康随教育水平提高而改善,脑力职业者比体力职业者处于更良好的心理状态。社会支持、个性、健康情况这三个因素被认为是心理健康的主要影响因素。多项研究指出,良好的社会支持能减轻老年人的孤独感(杨静 等,2012;Ellwardt et al.,2013)。方必基等人(2015)按照国际疾病分类系统将疾病划分为七大类,研究得出,患有躯体疾病的老年人,其心理状况普遍差,不同疾病影响各异。个性是老年人主观幸福感的最重要影响因素。其中积极老化态度与频繁参加社会活动,能提高低孤独感状态的保持率,促使老年人由其他状态向低孤独感状态转变(吴国婷 等,2018)。还有研究得出社区老年人心理健康状况受城乡户籍、经济状况、核心型家庭、居住环境、锻炼等因素的影响(栾文敬 等,2012;岳春艳 等,2006;刘海娟 等,2013)。研究者控制了年龄和教育这两个在不同养老方式下差异明显的因素后发现,机构养老者的心理健康水平得分明显低于居家养老者(吴振云 等,2003)。

在心理影响因素分析策略上,相当部分学者按照不同性质对因素进行分类探讨。如主观个性因素是影响幸福感的主导因素,且是客观因素发挥作用的中介因素(段建华,1996;吴振云,2002);外在主观资源如社会支持、内在客观资源如生理健康、内在主观能动性直接影响主观幸福感,前两者还通过后者发挥作用(唐丹 等,2006)。

不同因素对正、负性情感的影响也不同。有研究显示良好的婚姻质量、兴趣广泛、为子女操心对正性情感有独立作用；性别、教育程度、退休应激和兴趣广泛性对负性情感有独立作用；婚姻质量、工作应激、居住环境和收入则影响满意度。还有研究认为，教育程度能降低负性情感，但其与满意感不相关（刘仁刚等，2000）。

不同患者的不同心理维度对于各影响因素的反应各异。比如冠心病患者的抑郁、焦虑、躯体化、强迫症状态因子分数较高，而偏执和精神病性因子分数与国内常模无差异（刘美霞 等，2014）。

综上，以往心理健康研究取得了丰硕的成果，不少学者开始关注心理健康各维度对老年人心理健康状态的构建，但对心理状态的内涵的探究、其背后反映的心理要素（症状、正负性情感）的关联性，以及基于不同心理健康表现模式的人群类型等信息挖掘不足。此外，针对老年人心理健康状态纵向转变的研究很少，尤其缺乏对其心理健康发展规律的质性探讨，更多地是研究心理健康水平变化趋势（Heikkinen, et al., 2011；Victor et al., 2005）。最后，样本、测量工具、自变量选择的多样化，导致心理健康影响因素的研究结论相对碎片化。若基于心理健康状态角度，提炼出老年人综合心理健康状态典型，并以之作为因变量来进行影响因素分析，能够提高研究成果的代表性和适用度。

（三）社会维度：失能状态的划分和转变

在众多健康相关概念中，残疾（disability）是一个社会概念，连接个体功能与社会和物理环境需求，是两者有差距的产物。残疾过程和进展模式成为社会学研究领域中的热点命题。纳吉提出并使用"工作障碍因子"和"独立生活限制指数"两大指标来衡量残疾状态。

在老年人研究领域，由于老年人所处社会阶段和承担的社会角色特殊，将工作指标纳入其残疾程度的衡量不再适用，而考察老年人日常活动独立性成为关键。由此，对老年人残疾的衡量，主要基于独立生活活动指标，即基本日常生活活动能力（BADLs）和工具性日常生活活动能力。

为保证样本数量，从而能够计算分组人群的自理能力状态转变率，最为简单的方法，是将老年人区分为自理能力"完好"和"失能"两种健康状态（Land et al., 1994）。在失能状态及转变更细化的研究中，则以老年人无法完成的项目数量来区分失能状态，即轻、中、重度失能三种状态；费鲁奇等人（Ferrucci et al., 1998）则将残疾状态划分各有内涵的 5 个等级，由不能独立完成的活动领域组合来定义。按项目数量进行分类，这种基于层次性功能排序的分类方法，更能体现各失能状态的特征,以及内在损伤对失能状态的建构,有利于残疾进展关键步骤的识别、失能进展模式化探讨,以及个体或群体比较。

在我国老年失能状态及转移研究中,由于变量限制以及简化需要,常以失能项目多寡来划分失能状态,在此基础上的转变研究,其目的是进行目标状态(护理状态)的分组人口预测,鲜有对失能状态转变规律及进展模式进行深入的探索。但基于转变率的影响因素分析则取得了很多成果。

研究较为一致地认为,失能状态及转变趋势两性差异明显。女性老年人在生存上的相对优势和在维持健康状态上的相对劣势,使得年老体弱的女性成为长期护理服务的主要需求者;年龄是失能程度恶化的风险因素,但老年人的护理需求与年龄之间呈非线性关系,有需要注意的年龄节点。譬如健康受损和功能障碍的老年人,其年龄越大,死亡风险越高,至85—94岁年龄段时死亡率最高,而后下降(黄枫 等,2012)。对于城乡之间老年人自理能力的研究尚无定论。部分研究表明城镇老年人的自理能力更强(张文娟 等,2003;Clarke et al.,2005;Zimmer et al.,2004);但也有研究持相反观点(徐勤 等,2001;曾毅 等,2004)。魏蒙等人(2017)的研究发现,城市老年人比农村老年人失能程度更严重,且发展趋势更迅速。教育和积极的生活方式被认为是影响认知功能的最重要因素。更为复杂的是,年龄、性别以及初始健康状态等因素对老年人失能状态转变存在交互作用。曾毅等人(2007)发现,初期健康状况一般的老年人,状态转变具有典型的年龄差异化特点,初始年龄越低,越容易恢复和保持,否则将容易恶化甚至导致死亡;存在功能障碍的75岁以上老年男性更容易步入死亡;失能状态及转变的性别差异,广泛存在于起点年龄自理能力完好的高龄人群中;但在起点即为失能的高龄老人中,性别差异并不明显,还会出现交叉现象(Land,2000;Hayward et al.,1998)。布朗等人(Brown et al.,2007)研究发现,已婚且与配偶同居的老人,其保持健康状态的优势仅仅在75—84岁年龄段上,具有统计学意义。齐默等人(Zimmer et al.,2012)研究发现,居住在农村、有多个子女、父亲不务农的女性老年人失能程度低、发展较平稳,部分接受过教育的男性失能始发于中等程度,但随后趋于稳定发展。

第六节　本章小结

国内外关于健康状态相关研究的内容繁多,但呈碎片化状态,具有针对性、深入性的研究很少,使得现有健康状态相关研究结论难以统一和进行比较。

在状态界定上,健康概念宽泛,健康状态可以广泛地被定义。学者常基于各自研究相关健康领域的分类方法来定义研究对象的健康状态。如残疾过程中的疾病、功能性限制、失能先后三个状态;失能本身的轻、中、重三种状态;基于自评健康的"非常好""好""一般""差"四种健康状态。本质上多以不健康严重程度来划分健康状态,以健康水平趋势来代表状态演变。而对各健康状态的内构性和特征性把握不突出,没有关注健康各维度之间的关系,未能识别健康状态典型下的人群特质。

在研究方法上,多状态马尔可夫模型是研究状态转变的有效工具。

在机体和外在环境相关促进及阻碍因素的相互作用下,个体健康状态呈现出动态且较为复杂的转变情况。即使是同一因素,对不同维度、不同初始状态、不同状态之间转变的强度和方向,以及初始状态形成都有不同影响。年龄和性别被认为是老年人健康最为重要的影响因素,在失能领域和疾病领域,年龄因素是健康状态恶化的主要风险因素,而在其他领域(诸如心理健康)其作用不明显,但也有观点认为年龄增长对心理健康会产生一种累积效应;在生理领域,健康状态的性别差异基本符合选择性死亡假说,但其在其他领域未被过多研究;城乡差异尚无定论;不同初始健康状态与性别、年龄发生交互作用从而造成复杂影响;教育和积极的生活方式被认为是影响认知功能的最重要因素,老年人的居住环境也会影响其身心健康和寿命,社会支持与主观能动性的发挥与其心理健康息息相关。

健康状态类型划分的生理基础在于:健康作为一个生理系统,个性化深入人心但仍有一定规律,其分化趋势和积聚趋势并存。尤其是不同健康维度甚至各维度下健康成分之间,存在着直接或间接的、即时或滞后的相互作用,从而使得健康状态呈现出一定的表现形式和衰退模式。在功能领域,多系统协同损伤在老年人身上尤为常见。研究较为一致地认为,随着躯体功能衰退,视觉和听觉障碍常共存,且增加了上肢功能障碍的风险;心理健康领域中,双因素模型将人群划分为完全心理健康者、完全病态者、易感者(低心理疾病和低幸福感)以及部分病态者(高心理疾病症状和高幸福感)四种类型,为本研究心理健康状态研究提供了依据;国内外失能研究均发现 6 项日常生活活动能力发生障碍时存在一定的先后顺序,这体现了残疾的序列式进展模式,为个体典型残疾状态的确定提供了生理基础。

第四章　研究问题和研究设计

第一节　研究问题与假设

基于第三章对老年人健康状态及转变研究的文献梳理，我们发现：

第一，国内外关于健康状态的研究内容繁多，呈碎片化，深入性的研究很少，多分别聚焦失能状态及转移、某种疾病的转归以及孤独状态的转化。多数研究者通过量表计分（数）或者使用单一分类指标的方式，对研究对象的健康状态进行划分，忽略了各个健康维度和健康指标的表现，没有深入挖掘数据，其本质是以健康损伤严重程度的测量取代健康状态的分类，以健康水平量化趋势定义健康状态演变，不利于对各健康状态内涵的把握、未体现健康维度（成分）对健康状态的构建。

第二，也正是研究的碎片化特征使得现有健康状态相关研究结论难以统一和进行比较。研究者基于各自研究目标，选取不同数据和研究对象，采用各异的研究方法，或内容单一、或指标单一、或研究数据不足，没有做出全面且深入的分析。故要进行系统设计研究，从而真正把握老年人群健康状态类型以及转变规律。

第三，尽管如此，通过文献梳理，我们接收到几个非常强的信号：

（1）最为常见且较深入的健康状态相关研究，常出现在躯体功能和残疾领域，功能状态是病损结果的直接呈现，反映健康的生理和社会两个维度。机体损耗理论认为老化是不可避免的，故而生理性因素在老年这样一个特殊生命周期中，对健康的作用尤为重要，老年人健康相关的两性差异和年龄趋势被最多探讨。实证证明健康的两性差别最为明显，也极其复杂，加上年龄作用而变得令人困惑。为此，将已有解释性理论置于健康状态及转变的视角上予以进一步探讨变得有意义。

（2）较其他健康领域，心理健康测量或研究，更强调正、负性情感及心理症状之间的联系和对个体综合心理状态的共塑。在其影响因素的分析中，年龄因素似乎不是研究重点，较人口学客观因素，个体主观因素与社会支持被置于重要地位。

在分析策略上,影响因素往往按不同性质进行分类研究。

(3)老年人健康状态及转变的城乡差异尚无定论,尤其是在自理能力方面。有研究显示老年人失能状态分布及转移不存在显著的城乡差别;还有研究认为在不同健康领域,其作用不同。故本研究拟探讨居住地要素在老年人健康状态归属及转变中所发挥的作用。

(4)相关理论为健康状态建构的可实现和可解释提供了支撑。健康三维类型学最早试图提供一个基于健康的生理、心理、社会定义的三维划分方式,将健康状态标识为"正常健康""悲观""社会方面不健康""患疑病症"等八种状态;心理健康双因素模型将人群划分成"完全心理健康者""完全病态者""易感者""部分病态者"四种类型。多功能限制组合的存在以及残疾领域呈序列式出现,均反映出健康各维度或成分间存在某种关联和共存表现形式,这为综合健康状态的构建及演变模式的探索提供了生理学基础。

一、研究范畴与相关概念界定

健康的内涵广泛,本研究拟从最基本的定义出发,将生理、心理、社会三个维度作为分析单元,并结合健康三维模式框架(沃林斯基,1999)和世界卫生组织基于功能角度的 ICF 健康状态分类框架(World Health Organization,2001),进一步厘清相关概念并明确生理、心理、社会三个维度下的健康状态具体研究范畴。

广义上健康状态表征一切健康相关情况,非健康状态可以是患急慢性病、身体失调或创伤,也可能是老化、应激、先天性畸形或遗传变异。本研究强调,非健康状态是个体受作用于病损(疾病、紊乱、创伤、衰老、先天性异常)的综合结果呈现,尤其是个体功能和行为表现,包括个人(生理和心理)与社会两个层面。世界卫生组织基于生理、心理、社会三个维度,提出健康状态具体化标准:一是没有器质性和功能性异常;二是没有主观不适的感觉;三是没有社会公认的不健康行为(Callahan et al.,1973)。

生理健康常常从医学、机体功能与主观三方面考察(Wagstsff et al.,1991)。社会科学领域较常使用的健康指标有疾病发生率、身体功能状况、自评健康等(焦开山,2014)。鉴于强调状态结果以及数据来源的局限,本研究在健康状态生理维度的刻画上,未纳入个体患急慢性病及器质性病变的情况以及主观指标,而是将疾病作为健康状态的作用因素进行分析,重点关注基本躯体功能状态。现就本研究中"躯体功能状态"概念和运用作如下解释:

(1) 躯体功能状态的定义和测量：国内外对躯体功能内涵和外延的界定一般从生活自理能力出发，指人体完成各种运动任务以维持独立日常生活活动的能力(Kurt et al.，2011)，如行走与移动、携带与处理物品、观看和聆听等(Verbrugge et al.，1994)。我国学者伍小兰等人(2004)将基本躯体功能定义为身体系统的生理功能，包括视力、听力、肢体功能三大方面共八项，表现为肌力下降、平衡力减弱、移动受限和步态损害等。本研究认为躯体功能是生理健康领域的客观指标，也作为功能领域的核心结果表现，对日常生活和社会活动有影响，即与后续社会维度的健康息息相关。契合本研究拟设生理—社会分析框架，可作为健康状态生理层面的研究对象。

(2) 生理层面(医学模式)强调客观体征，为此本研究中，肢体活动完成和视听能力完好与否均以不使用辅具或人工智能为标准。

(3) 认知功能也属于生理健康范畴。然而以往认知功能状态研究常常出现在疾病领域，即由轻度认知障碍到老年痴呆的转归，其状态分类和转变均有医学明确指征，人口健康社会学领域认知功能专项研究很少，体现认知功能的复杂性和专业性。此外，尽管认知能力由语言能力、计算能力、感知能力、空间能力等构成，但各构成部分尚未有明确的分类指标来衡量，不符合潜类分析数据条件。故综合专业和统计方法局限性，未将认知功能纳入本次健康状态构建及转变研究范畴中。

心理层面和社会层面的健康状态内涵和边界较生理层面更加清晰。本研究遵循世界卫生组织关于心理健康状态的描述——"没有主观不适的感觉"，依据沃林斯基(1999)健康心理模式的解释，从"消极影响""处于愉快状态""长期满意"三方面进行心理健康状态的刻画。这也与"主观幸福感"—心理健康综合指标的构成(认知评价、正性情感、负性情感)相吻合。其中认知评价指对生活整体情况进行评估，即满意度评价；正性情感包括愉快、高兴、生活有意义、情绪饱满等正性情绪体验；负性情感包括忧虑、孤独、抑郁等负性情绪体验(段建华，1996)。

社会层面的健康状态，重点关注老年人日常生活和社会活动表现，即残疾状态。而最后的综合健康状态，则基于上述三个维度的健康状态指标构建而成。

二、基本假设

综上，本研究从生理健康(以基本躯体功能为重点)、心理健康(情绪和幸福感)、社会健康(日常生活和交往能力)三个健康领域出发，提出以下具体问题及初步假设：

总体假设：各健康外显指标表现呈协变和共存模式，由统一潜在变量引起，该潜在变量表征各健康成分间相互关系及一系列固定的病理过程。

问题1：老年人躯体功能状态是否呈现典型？各躯体功能状态之间是如何转变的？影响其转变的因素是什么？

回答1：老年人躯体功能状态存在典型。视听障碍常共存且伴随着平衡障碍和移动迟缓，从而增加上肢功能受限风险；上肢功能障碍很少单独存在。

回答2：躯体功能状态在早期或当老年人年龄较轻时可好转，而达到某一年龄或者损伤达到一定程度时不可逆；老年人躯体功能衰退趋势随年龄增长愈发明显。

回答3：较男性而言，女性处于较差的躯体功能状态且更稳定；若躯体健康状态发生恶化，男性恶化势头更快；随着时间推移，躯体功能状态的两性差异会减小。

问题2：老年人心理健康状态是否存在典型？各心理健康状态之间是如何转变的？影响其转变的因素是什么？

回答1：老年人心理健康状态存在典型，可划分为完全健康、完全病态、易感状态（低心理情绪问题和低幸福感）、部分病态（高心理情绪问题和高幸福感）。

回答2：心理健康状态受正、负性情感交互影响，故不稳定。

回答3：相较于客观人口学因素，心理健康状态归属与转变更容易受个体主观因素与社会支持的影响。

问题3：老年人残疾状态是否存在典型？各残疾状态之间是如何转变的？影响其转变的因素是什么？

回答1：老年人存在典型残疾状态，残疾在各活动领域的分布存在一定规律。

回答2：老年人残疾状态的转变体现序列式残疾进展模式，如始于工具性日常生活活动能力的丧失，在基本日常生活活动中，最先体现在沐浴能力的丧失。

回答3：老年人残疾状态的归属及转变受生理性因素、人口学及社会经济因素共同作用。

问题4：老年人综合健康状态是否存在典型？各状态之间是如何转变的？影响其转变的因素是什么？

回答1：老年人综合健康状态存在典型。可能会出现躯体功能受损但日常生活和交往正常，躯体功能较完好但自理能力受限，以及躯体和社会功能完好但心理不健康的复合型健康状态。

回答2：综合健康状态转变复杂，受生理性因素和社会经济环境因素的共同影响，在生命周期和健康进程的不同阶段，发挥主导作用的影响因素不同。

第二节　研究方法与研究设计

一、潜在类别分析方法

(一)基本原理

本研究使用潜在类别分析方法(邱皓政,2008;王孟成,2018;Collins et al.,2010)。潜在类别模型是探讨潜在变量的模型化分析技术,是潜在变量模型的一种。与其他潜在变量模型诸如传统的因素分析不同之处在于,其处理的是外显变量和潜在变量都是分类变量的情况,属于个体中心化分析方法(Person-Centered),而非变量中心化方法(Variable-Centered)。其基本假设是各外显变量的响应概率分布由简化互斥的潜在类别变量解释,处于各潜在类别的个体对外显变量的反应选择有特定倾向和固定模式,个体所处潜在类别的差异反映的不再是数量上的差异,而是质性的区别。潜在类别模型技术最早用于二分类态度测量变量的估计,后拓展引用多类别的名义变量以及极大似然算则,被广泛应用于心理学、预防医学、组织管理学、人口健康学等多项领域。

潜在类别模型是通过潜在类别这一间断的分类潜在变量,来解释外显指标间的关联,进而根据个体在观测指标上的项目响应模式将其分类,从而掌握该类别下个体特质。健康是一种抽象概念,必须借由可测量的外显指标来定义。在交错复杂的健康指标中,通过提炼的潜在类别形式,从而把握典型健康状态特征。

潜在转变分析(Latent Transition Analysis)是以个体中心化的纵向数据分析方法,是潜在类别分析的拓展形式。潜在转变模型是一种隐马尔可夫模型,通过建立转变矩阵,估计个体在不同时点上的潜在状态所属,以及在不同时点间的状态转移概率,从而体现个体健康状态的发展轨迹(王碧瑶 等,2015)。

综上,潜在类别分析方法的优势是能充分挖掘信息,获得老年人在各健康条目的表现模式,通过估计进行个体概率类分配,而不是直接分配特定的类成员,从而提供更强大、更有意义、更敏感的信息。这对于分析健康状态构成和差异、评估健康维度间的关系以及显性变量对类别分配概率和转变概率的贡献十分有价值,还可以通过纳入分组变量与协变量,进行初始健康状态归属与转变的影响因素分析(Bray et al.,2010)。

潜在类别模型是根据个体在观测指标上的反应模式即不同的联合概率(Joint

Probability)来进行参数估计的统计方法。潜在类别概率(Latent Class Probabilities)和条件概率(Conditional Probability)是潜在类别分析最主要的两个参数。同因子分析中解释方差比例类似,潜在类别概率指潜在变量 X 在第 t 个水平时的概率,用于将样本分成不同比例的类别,即各类别人数占比。根据局部独立性假设,多个两分类项目的联合概率可以表示为:

$$p(y_i \mid c_i = k) = \prod_{j=1}^{J} p(y_{ij} \mid c_i = k) \tag{4.1}$$

上式中, y_i 表示个体 i 在指标 j 的两个选项 $y=1$ 或者 $y=0$ 的得分。下标 j 表示两分类指标, c 为潜在类别变量,有 k 个水平。

同时考虑多个类别水平时,上式可扩展为:

$$p(y_i) = \sum_{k=1}^{K} p(c_i = k) p(y_i \mid c_i = k) \tag{4.2}$$

$p(c_i = k)$ 表示某一类别组 k 所占总体的比率,亦称潜在类别概率。

条件概率指潜在类别组内个体在外显条目上的作答概率,与因子负荷类似,表达潜在类别变量与外显变量之间关系的强弱。所有类别内的条件概率总和为1。

$$p(c_i = k) = \sum \left(p(c_i = 1) + p(c_i = 2) + \cdots + p(c_i = k) \right) = 1 \tag{4.3}$$

一旦最优潜在类别模型拟合成功,个体将被归入某个潜在类别,即个体的潜在类别属性(Latent Class Membership),在潜在类别模型中,划分依据是贝叶斯后验概率(Posterior Probability):

$$p(c_i = k \mid y_i) = \frac{p(c_i = k) f(y_i \mid c_i = k)}{f(y_i)} \tag{4.4}$$

常见划分方法有三种(见表4-1):

表4-1　潜在类别分析中个体归入潜在类别的常见方法

方　　法	解　　释
莫代尔分配法	个体后验概率最大的特定类别则是个体被归入的类别
比例分配法	不直接分类而将使用后验概率作为权重
虚拟类别法	从后验概率分布中随机抽取一定次数的值后采用多重插补的方法得到平均的结果

潜在类别模型中的参数估计是基于极大似然估计的迭代算法：期望最大(Expectation Maximizatio)和牛顿-拉弗森算法(Newton-Raphson)。

关于潜在类别模型的最优选择基于两条原则：简洁(parsimony)和模型可解释(model interpretability)。适配检验方法有 Person 卡方检验和似然比卡方 G^2(LL) 检验以及赤池信息准则(AIC)、贝叶斯信息准则(BIC)和样本校正的 aBIC。统计值越小表示期望值与实际值相差越小,模型拟合越优。由于卡方统计对样本量数量较为敏感,大部分实证研究中使用 BIC 指标作为拟合优度检验指标,BIC 最小的模型为最优模型(见公式4.5)。若有 h 个有待比较的模型,df_h 表示第 h 个模型的自由度,G_h^2 表示第 h 个模型适配度的卡方值,此外 BIC 考虑样本数的影响,加入了 $\ln(N)$ 的调整项。实际应用时会出现各评价指标不一致的复杂情况,应结合分类的实际意义和类别包含的样本数来综合考虑以确定最优类别数目。当存在 BIC 随类目持续降低始终未见极值时,可采用因子分析时的陡坡图检验。

$$BIC_h = -2\ln(L_h) + \ln(N) \times df_h = G_h^2 - \ln(N) \times df \tag{4.5}$$

(二)潜在类别分析的不同形式

潜在类别分析模型存在不同形式,主要有探索性潜在类别分析、验证性潜在类别分析、多组潜在类别分析、包含协变量的潜在类别分析、多因子潜在类别分析等。

探索性潜在类别分析(Exploratory Latent Class Analysis),是指事先不确定潜在类别数目时通过模型拟合找出最优解释模型。通常涉及四个步骤：(1)独立模型的假定：假定只存在一个潜在类别,即外在显变量之间完全独立;(2)逐步设置增加潜在类别个数,分别计算模型参数;(3)进行适配性检验和差异检验,确定最优模型;(4)进行类型识别、命名并归类。

验证性潜在类别分析(Confirmatory Latent Class Analysis),是指通过参数限制来检验特定假设,借以检测是否存在特殊形态。参数类型限制包括等值限定(Equality Restricitons)和定值限定(Deterministic Restrictions)两种(McCutcheon,2002)。等值限定是将模型中的多个参数设定为具有相同数值,且多以结构限定为主,一般用以检验各条目的条件概率即各潜在类别所体现的反应模式具有跨时间或跨组的恒等性;定值限定指定参数为特定数值。研究者可依据特定需要进行不同方式的设限,且需符合一定理论和逻辑。还有不等值限定(Inequality Restrictons),即假设条件概率的数值设定具有大小与先后次序关系(Lazarsefeld et al.,1968)。

多组潜在类别分析(Multi-groups Latent Class Analysis),指根据研究需要对多个群体或时点的样本进行检验和对比,也称多样本潜在类别分析和同时潜在分析。当分别对各组数据进行潜在类别模型估计时,未设任何限制,也被称为完全异质模型(Complete Heterogeneity Model)。若设限,包括条件概率等值和潜在类别等值,分别又被称为测量等值(Measure Equivalence)和类别大小等值(Class Sizes Equivalence)。在进行多组潜在类别分析前需对于各组样本是否有相同的潜在类别变量形貌与内在结构进行检验。一般以具有相同数目的潜在类别变量的未限定模型[异质性非限定 T 类别模型(Heterogeneous Unrestricted T-class Model)]为起点,检视当各样本的类别数目一致时的模型适配情形;若此时各样本中指标条件概率部分相同,则被称为部分同质模型;若各条件概率在各样本模型中完全相等,表明各样本的潜在变量形貌与内在结构完全相同,此时被称为同质模型(Homogeneous Model)。

包含协变量的潜在类别分析也被称作回归混合模型(Regression Mixture Model)。协变量类型包含预测变量和结局变量两类。基于本研究的目标,重点关注预测变量的回归混合模型。由于处理的是分类变量,Logistic 回归和多项 Logistic 回归模型是最常见的分析模型。协变量必须是一个连续变量或一个虚拟编码变量(有三个或更多响应类别的分类协变量可被视为一组伪编码变量)。其建模策略大致分为:(1)单步法:指同时完成测量模型部分即潜在类别分组和结构模型部分及变量关系建模。但存在当协变量较多时,该方法实际操作性差,建模困难,可能违反混合模型的前提假设。(2)简单三步法:首先只进行常规潜在类别模型估计,其次根据后验概率进行个体潜在类别归类,最后将潜在类别变量作为观测的分类因变量连同协变量进行回归分析。该方法被认为符合应用研究者的分析习惯,在实践中被广为使用,尽管被认为由于分类精准性不好把握,易混淆类别潜在变量和协变量的关系。(3)概率回归法和加权概率回归法:其过程与简单三步法类似,只是在第二步个体的后验概率进行对数转化后再做回归分析,抑或者在后验概率分类结果与协变量进行回归后再采用后验概率进行加权。此两类方法均考虑到分类的不确定性,比简单三步法估计的回归系数较为准确,但无法保证后验概率本身估计是否存在误差。(4)稳健三步法或莫代尔极大似然估计法:其最大特点是第二步考虑到了分类误差或不确定性。

当测量不变性在组间被约束为相等时,多组潜在类别模型和带协变量潜在类别模型在数学上等价。而对潜在状态合并作二项 Logistic 回归处理时,等价性不成立,因为此时参数估计仅以处理后参考状态为标准。分组变量和协变量可以合并在同一个模型中,其中可以模拟潜在状态成员和潜在状态转变预测中的组间差异。协变量可以是分类变量或数值变量。

多因子潜在类别分析(Factorial latent class analysis):上述三种潜在类别模型形式均假设各类指标被单一的潜在类别变量解释,当存在不止一个潜在变量,即各显性指标被两个及以上潜在类别变量共同影响时,此时被称为多因子潜在类别模型。研究者也可假定特定潜在变量与外显变量之间、各潜在变量之间的关系,如限定多因子模型、非限定多因子模型、斜交模型、直交模型(Magidson et al.,2001)。具有验证性潜在类别分析的意味。

(三)参数限制与假设检验

潜分析中的参数限制通常基于三点原因:一是简化模型拟合,即减少被估计参数的数量,从而实现成功识别。二是表达和测试先验假设。检视当施加参数限制时,模型拟合是更优化、保持不变,还是在某种程度上恶化。参数约束对模型拟合的影响通常使用似然比差分检验进行评估。三是帮助处理估计问题。例如,若某一转变矩阵行的转变概率非常接近于零,强行使用协变量预测转变概率可能会导致估计问题。在这种情况下,在向模型中添加协变量之前,将非常小的转变概率参数固定为零对于模型可估计非常有用(Lanza et al.,2015)。

参数限制包含两种类型:固定(fixed)和约束(constrained)。固定到特定值的参数不会被估计,在估计之前即被研究者指定为某值。它们被放置在一个与其他参数等价的集合中。一个等价集合中所有参数的估计被约束为等于0到1范围内相同的任何值。由于定值限定对强有力的先验理论和文献要求很高,所以较少使用。一个潜在类别模型可以包含自由估计、固定和约束参数。被限制的参数可以是潜在类别概率、条件概率以及潜转移模型中的转变概率。此外还有不等设限(inequality restriction),即假设这三个潜在类别是同一个维度上的具有大小和先后次序关系的不同类别。

有两种评估相对模型拟合的一般方法:似然比检验和比较信息指数。似然比检验为零假设提供了形式检验,即限制性较小的模型 A 和限制性较强的模型 B 同样适用。在似然比统计检验表示两个模型差异性后,再根据 AIC 和 BIC 值进行更优模型选择。

(四)软件使用及缺失值处理

本研究在 SAS 9.4 中使用 PROC LTA (Lanza et al.,2015)进行潜在转变分

析并结合 LatentGOLD 5.0 进行多因子模型的参数设定。使用 Stata 13.0 进行数据预处理以及影响因素的 Logistic 回归分析。PROC LTA 程序允许潜在类别和潜状态指标的缺失数据,但不允许丢失有关协变量、组、集群或权重(如果模型中包含这些特性)的数据。此时模型运行中将自动消除这些有缺失值的数据记录。

二、研究设计与分析框架

本研究从生理、心理、社会三个维度出发,分别对老年人躯体功能状态、心理健康状态、残疾状态进行典型状态划分及转变分析,再进行综合健康状态的构建与转变研究。基于前述所列具体研究问题及初步假设,研究设计如下:

(一)老年人躯体功能状态划分及转变分析

(1)老年人躯体功能潜在状态构建与划分。作测量不变性(跨时间)假设下的探索性潜在类别分类研究,采取逐步增加类别个数设置,通过模型适配性检验和差异检验,释出最优躯体功能状态类别数目,依据估计的项目响应概率定义状态内涵,并得出三个测量时点上各状态分布情况(latent status prevenlance),据此分析老年人整体躯体功能水平发展趋势;最重要的是,通过分析各潜在状态下项目响应概率分布规律,重点分析是否存在多功能损伤共存和伴随的典型表现形式。

(2)老年人躯体功能潜在状态转变分析。在前述分类基础上做潜在转变分析,建立转变矩阵,得出老年人群保持原状态以及向其他状态转变的概率。重点是分析在不同初始状态下、在两两状态间、在不同时间段内,老年人躯体功能状态转变差异、趋势、规律,从而总结躯体功能衰退模式。

(3)老年人躯体功能潜在状态划分、分布及转变的性别、年龄、城乡差异检验。根据文献综述,年龄、性别等特征对老年人生理层面的健康状况起着举足轻重的作用,城乡要素之于老年人的健康影响尚未有定论。此部分将采取多组潜在类别分析。首先通过非限定 T 模型探索性分析以及组间测量不变性的统计检验,确定不同分组老年人群间,是否存在稳固的躯体功能状态结构,即各健康成分间的相互关系,尤其是引起典型多功能损伤的生理过程是否作用于不同老年人群,这是进行潜在状态分布及转变差异性研究的基础;其次,初步观测多组潜在类别模型估计的不同老年人群的潜在状态发生率和转变概率是否异同,最后再进行参数差异显著性的统计检验。

(二)老年人心理健康状态划分及转变分析

(1)老年人心理健康潜在状态的构建与划分。该部分研究目的和方法同躯体功能状态研究的第一部分一致,在此不作赘述。需要注意的是,在对心理健康状态进行解释和命名时,以双因素模型得出的四类心理状态为指导。此部分也会得出2002、2008、2014年老年人心理状态分布及健康水平的总体趋势。

(2)心理健康潜在状态的稳定性和转变情况。该部分研究目的和方法同躯体功能状态研究的第二部分一致,在此不作赘述。尤其要关注心理健康各要素,如正性情感、负性情感、一般快乐、主观满意度之间是如何相互作用又达成平衡,从而对综合心理健康状态实现共塑的。目的是识别风险状态和可作为指征的心理健康某要素。

(3)心理健康状态分布及转变的影响因素分析。心理健康状态影响因素复杂交织,除一般人口学和社会经济变量之外,还受到社会支持、自我效能、个体事件等方面的影响。此部分采取分类分析策略,对人口学变量、外在因素(经济保障、社会支持、环境支持)、内在主观因素(社会支持的自我利用程度、生活方式)分别作检验,再纳入所有变量进行分析。主要是观察不同类型变量的影响差异以及变量之间的相互影响,试图识别出关键影响因素及其背后影响机制。方法上使用简单三步法,以老年人潜在类别归属分组变量作为Logistic回归分析的观测分类因变量,同协变量一起纳入模型。需要注意的是,在模型参数估计中,健康状态的分布及转变情况,主要倚靠初始潜在状态发生率以及各时间间隔内、各期初状态下的转变概率。为此,转变矩阵的每一行是一个单独的Logistic模型,对应一个单独的多分类因变量。此时协变量使用期初时点数据,因变量使用期末时点数据;在心理健康状态分布的影响因素分析时,以初始健康状态,即2002年测量时间点的归属作为因变量,协变量也使用2002年的测量数据。

(三)社会健康状态划分及转变分析

(1)老年人残疾潜在状态的构建与划分。该部分研究目的和方法同躯体功能和心理健康状态研究的第一部分一致,在此不作赘述。需要注意的是,在残疾状态识别和分析时,结合已有ADLs和IADLs组合理论,以及失能在各领域中的出现顺序,尝试总结各典型残疾状态下的残疾项目背后所体现的相同类型,严重程度的病损情况以及功能恶化模式。

(2)老年人残疾状态的转变分析。此部分研究目的和方法同躯体功能和心理健康状态研究的第二部分一致,在此不作赘述。同样地,在分析各残疾状态的存续和转变时,尤其关注对于残疾项目的序列式发生、躯体功能累进式发展等失能进展模式相关现象的揭示。

(3)老年人残疾状态及转变的影响因素分析。同心理健康状态影响因素分析策略相似,在健康的社会层面,将考虑个体功能要素(肢体功能、认知功能、情绪、患病情况等)与背景要素(人口、社会经济风险因素等)之间的交互影响。先就两类指标分别作 Logistic 回归分析,再作全模型分析。观察不同类型变量的影响差异。更重要地,为分组 Logit 模型以及组间对比检验的指标选择作预判,目的是分析躯体和心理健康在不同的风险环境因素下,对社会层面的老年人健康的影响是否存在差异,即风险因素的调节作用以及功能因素的基础性作用是如何塑造老年人社会功能状态表现的。组间系数(β)对比检验采取近似不相关回归(SUR)模型检验,该方法假设各组干扰项彼此相关,假设条件更为宽松和灵活。

(四)综合健康状态分类及转变分析

(1)综合健康状态构建与划分。包括两个部分:

首先是潜在变量的确定。考虑健康多维性,基于老年人综合健康状态的形成受多个潜在类别变量影响的研究假设,该部分采用多因子潜在类别分析方法,目的是析出综合健康状态潜在变量结构、潜在变量间的关系、诸多健康外显指标受各潜在变量的影响程度,以及在综合考虑所有指标结构和相互关系的基础上,个体在不同潜在变量下的类别归属。实则是将个体进行多维度划分,提供了综合健康状态所需的更高维度的构建变量。该部分尚未析出最终综合健康状态划分结果及内涵。方法上,将躯体、心理、残疾相关外显变量全部纳入,设定 3 个潜在变量个数,并基于各维度健康状态的研究结果,设置各潜在变量下的潜在类别个数,形成基准多因子潜在类别模型。通过适配性检验、指标负荷量对比,进一步进行参数调整和限定,探索最优的潜在变量个数以及各潜在变量下的潜在类别个数。然后,以多因子模型得出的多个潜在变量,为综合健康状态潜在类别分析的直接变量,以老年人在各潜在变量下的类别归属,为老年人在相应构建指标上的响应类别。再采取常规的潜在转移模型,得出老年人综合健康状态的项目(各潜在变量)响应率、潜在状态发生率、转变概率等参数,据此识别综合健康潜在状态内涵并命名,以及状态分布和转变情况。在状态内涵的识别上,尤其要关注是否出现复合型健康状态,如躯体功能受损但日常生活和交往正常,躯体功能较完好但自理能力受限,以及躯体和社会功能完好但心理不健康等情况。

(2)综合健康状态分布及转变的影响因素分析。该部分的研究目的和方法同心理健康及残疾状态的第三部分相同,在此不作赘述。在进行综合健康状态相关分析时,要结合老年人所处生命周期、健康进程,以及社会发展,关注不同时空维度的主导因素。

本研究分析框架如下：

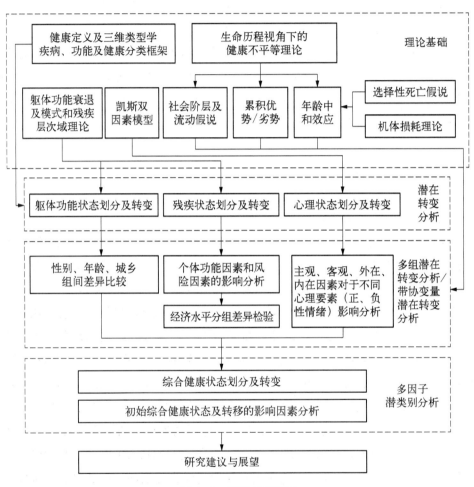

图 4-1　研究分析框架

第三节　数据来源与参数估计

一、数据来源与样本选择

本研究使用的数据来自北京大学老龄健康与发展研究中心组织管理的"中国老年健康影响因素跟踪调查"数据库（CLHLS）。选取该数据库基于以下三点理由：

第一，该项调查为追踪调查，且具有全国代表性。在 1998—2014 年 16 年间，共完成 7 次调查，分别为 1998、2000、2002、2005、2008、2011、2014 年。覆盖辽宁、河北、北京、山西、上海、江苏、安徽、江西、福建等全国 23 个省/市/自治区，覆盖区域总人口在 2010 年达到 11.56 亿人，约占全国人口的 85%。该调查采用的是多阶段不等比例目标随机抽样方法。为保证跟踪调查的连续性与不同时点的可比性，在 2000、2002、2005、2008 年的调查中，对死亡和失访老人按同性别、同年龄的原则就近递补样本；自 2002 年起，调研年龄范围扩大到 65 岁及以上所有年龄，并于 2002 年和 2005 年在 8 个省市区增加了 4 478 名老人的 35—64 岁成年子女样本；调查内容包括老人及家庭基本状况、社会经济背景、健康和生活质量自评、认知能力、性格特征、自理能力、生活方式、社会支持及日常照料、治疗和医疗费用等信息；且通过死亡老人家属问卷收集死亡时间、死因及死前健康等相关资料。因而被认为覆盖面广、代表性强、数据质量高、信息丰富（林莞娟 等，2014；高明月 等，2015），具有较高的科学研究和实际应用价值。

第二，此项调查为专项老年人健康调查，健康测量指标十分全面又聚焦，符合本研究的变量需求。问卷结构跟常见的健康维度划分贴近，问卷中"对现状的评价及性格特征""一般能力""日常生活能力""体检"各模块明确，可分别对应心理、精神、社会、身体健康；条目设置上参照各专业测量工具，除患病率及自评健康等常见指标之外，该调查包含更多心理健康量表的情绪项目，可增强心理健康测量的辨别力；"一般能力"模块使用符合我国文化传统和社会经济状况的中国版认知功能简易量表（MMSE）；"日常生活能力"囊括 BADL 六项指标和 IADL 诸多条目。这些均提高了健康测量的结构化和科学性。除此之外，该调查还包含了本研究假设中的重要变量及健康相关解释变量与基本控制变量。

第三，在最新老年人健康相关细化及过程研究中，大部分学者使用了 CLHLS 数据库，体现该数据库之于健康状态及转变研究的较高适用性。张立龙（2017b）利用 2008 年和 2011 年两期数据构建中国老年人失能过程模型，探索不同因素的影响路径和效应；魏蒙（2017）采用 2005、2008、2011 年三期数据，运用组基轨迹模型分别考察了存活、死亡、失访老年人以及总体老年人失能轨迹的性别、城乡、队列差异；黄枫（2012）使用 2005 年和 2008 年数据，运用连续时间齐性马尔可夫转变概率矩阵模型，刻画老年人口健康状态的变化过程，预测老年人护理规模和护理状态持续时间长度。可以说，CLHLS 数据库从多维度调查老年人健康状况，为社科研究准备了宝贵资料,更为制定人口老龄政策提供了科学依据。

CLHLS 调查从 2002 年起增加了 65—79 岁老年人子样本,自 2002 年开始的五次调查问卷所包含的指标存在细微差别,涉及各健康状态构建指标的选取,以及相关协变量的选择等。本研究将在后续各章分别对躯体功能状态、心理健康状态、残疾状态进行研究时作详细解释。为保证研究的一致性和科学性,本研究以 2002 年调查数据作为基期,2008 年追踪数据作为第二期,2014 年追踪数据作为第三期,选取这三期均参加调查的 65 岁以及上老年人,剔除缺失过多、逻辑错误的样本,共 1 578 个有效样本,其中女性 829 人、男性 749 人;80 岁及以上人口占比为 12.80%,汉族比例为 92.8%,60 岁之前从事农业的为 66.53%,没有受过教育的样本比例为 51.20%。经评估该项调查质量良好,缺失数据和无法跟进的情况不会导致研究结果的偏差(Gu et al.,2008)。

表 4-2　基期老年人基本资料的描述统计(总样本数为 1 578)

性别		年龄				婚姻(已婚)	60 岁之前从事的职业(农业)	受教育水平(没有受过教育)	民族(汉族)
男性	女性	65—69 岁	70—74 岁	75—79 岁	80 岁及以上				
47.47%	52.6%	37.96%	30.42%	18.82%	12.80%	60.71%	66.53%	51.20%	92.80%

二、参数估计和假设检验

这部分主要介绍本次研究使用的潜在类别具体分析方法,主要参考了书目包括 *Latent Class and Latent Transition Analysis: With Applications in the Social , Behavioral , and Health Sciences* (Collins et al.,2010)、《潜在类别模型的原理与技术》(邱皓政,2008)、《潜在变量建模与 Mplus 应用·进阶篇》(王孟成、毕向阳,2018)。

潜在类别分析的目的是得出具有区分度和解释力的最优数目及类别,强调简化性和区分度兼备。考虑到模型可操作和个体识别度,本研究在 CLHLS 各原始条目选项的设定上进行二分类处理,同时适度增加健康各维度的评估条目。此外为测试数据共同方法偏差(Common Method Biases)的影响,在进行各维度健康状态潜在类别分析前,均进行 Harman 单因素检验,单一因子解释的变异量低于 40%,表示不受共同方法偏差的影响(Hair et al.,1998)。

本研究中具体使用的模型及假设检验方法如下：

（一）探索性潜在转变模型（Exploratory Latent Class Model）

潜在转变分析是处理纵向数据的潜在类别分析方法。通过老年人对健康相关外显变量特定选择倾向与反应模式，不仅划分出各潜在状态类型，还能够通过转变矩阵估计个体在各时点上的潜在状态及变化，从转变概率的角度研究个体阶段性发展，是一种隐马尔可夫模型。探索性潜在转变模型是指在潜在类别不确定的情况下，逐步增加类别个数设置，通过模型适配性比较和差异检验（如似然比卡方检验、信息指数 AIC、BIC 等），找出最优类别数目，再进行类别识别和人群归类。

其基本假设是测量不变性（Measurement Invariance），即外显变量受潜在变量的影响强度相当，表现为各条目的条件概率即各潜在类别体现的反应模式具有跨时间或跨组的恒等性，这是进行重复测量并计算转化率的基础。考虑到稀疏性和多次测量，施加参数限制也可以大大减少估计参数数量，助于稳定估计、改进识别和模型解释。故在模型建构时率先进行参数限定操作，将条件概率设为平行参数（Parallel Parameters）。也许这并非适合所有场合下的最佳拟合情况，但固定反应模式更具研究价值和科学性。因为多次测量衍生的附加信息可能会形成具有迷惑性的额外潜在类别，从而影响统计功效。独立测量也可能会忽略跨越个体发展阶段而产生的潜在变化。为此本研究还将限定和非限定下的模型适配检验比较，以进一步佐证测量不变性的可行性。此时测量不变性检验即模型适配差异性检验。方法是似然比卡方检验和比较信息指数。似然比检验为零假设提供了形式检验，即限制性较弱的模型 A 和限制性较强的模型 B 同样适用。在似然比统计检验表示两个模型差异性后，再根据 AIC 和 BIC 值进行更优模型选择。卡方统计量差值计算如下：

$$G_\Delta^2 = G_B^2 - G_A^2 \tag{4.6}$$

潜在类别分析是建立在联合概率和条件概率上的多变量分析技术。潜在转变模型中估计了以下参数组：

δ（delta）参数：时间 1 处的潜在状态成员概率；

τ（tau）参数：随时间变化的潜在状态之间的转换概率；

ρ（rho）参数：以潜在状态成员和时间为条件的项目响应概率。

ρ 参数表示观察项目和潜在类别之间的对应关系，构成解释潜在状态的基础。

当进行参数组间异质性检验时,若时间 1 时类别发生率(δ 参数)或转变概率(ρ 参数)在群体间有等效性,即可认为不同群组在潜在状态分布和转变上无差异。

各参数估计结果表示如下:假设有 $j=1, \cdots, J$ 的观测变量,被测量 $t=1, \cdots, T$ 次,变量 j 有 $r_{j,t}=1, \cdots, R_{j,t}$ 响应类别。为简化研究,样本中各变量的响应类别数量 $R_{j,1}=R_{j,2}=\cdots=R_{j,t}$。 潜在转变模型中,响应模式可表示为 $y=(r_{1,1}, \cdots, r_{J,T})$。$P(Y=y)$ 表示各响应模式的概率,则 $\sum P(Y=y)=1$。 用 L 代表分类潜在变量,有 S 个类别。L_1 表示时间 1 时潜在类别,S_1 表示时间 1 时潜在类别个数,为简化研究,我们假设 $S_1=S_2=\cdots=S_T=S$。 则分别有:

潜在状态发生率(Latent Status Prevalences):δ_{s_t} 表示在时间 t 时潜在状态 s 的流行率。换句话说,个体在时间 t 处于潜在状态 s 的可能性。根据潜在类别分析结果对各时间点上样本的群体隶属进行预测得出:

每一时刻各潜在状态均相互排斥和可穷尽,为此,

$$\sum_{s_t=1}^{s} \delta_{s_t}=1 \tag{4.7}$$

换言之,在特定时间内,各潜在状态分布概率和为 1。

项目响应概率(Item-Response Probabilities):$\rho_{j, r_{j,t}|s_t}$ 表示在 t 时刻,潜在状态为 s_t 时,变量 j 的响应类别 $r_{j,t}$ 的概率。对于每个潜在状态 s、观察变量 j 以及时间 t 的组合,均有对应响应类型 R_j 的响应概率。因为每个个体在特定时间 t 提供有且只有一套的变量 j 的响应方案。

$$\sum_{r_{j,t}=1}^{R_j} \rho_{j, r_{j,t}|s_t}=1 \tag{4.8}$$

对于所有的 i 和 t,换言之,对于在 t 时处于潜在状态的个体,变量 j 的各响应类型的概率总和为 1。

转变概率(Transition Probabilities):$\tau_{s_{t+1}|s_t}$ 表示时间 t 时潜在状态为 s_t 的个体在时间 $t+1$ 时为 s_{t+1} 的概率。s_t 也可能等于 s_{t+1}。 过渡概率矩阵如下所示:

$$\begin{bmatrix} \tau_{1_{t+1}|1_t} & \tau_{2_{t+1}|1_t} & \cdots & \tau_{s_{t+1}|1_t} \\ \tau_{1_{t+1}|2_t} & \tau_{2_{t+1}|2_t} & \cdots & \tau_{s_{t+1}|2_t} \\ \vdots & \vdots & \vdots & \vdots \\ \tau_{1_{t+1}|s_t} & \tau_{2_{t+1}|s_t} & \cdots & \tau_{s_{t+1}|s_t} \end{bmatrix} \tag{4.9}$$

每一时刻各潜在状态均相互排斥和可穷尽,个体在 t 时刻之隶属于一种潜在状态。因此,转变概率矩阵的每一行之和为 1。

$$\sum_{s_{t+1}=1}^{S} \tau_{s_{t+1}|s_t} = 1 \tag{4.10}$$

作为潜在转变模型的基础,首先建立一个指标函数(Indicator Function) $I(y_{j,t} = r_{j,t})$,当 t 时刻变量 j 的响应类别为 r_j 时,该指标函数等于 1,否则等于 0。公式 (4.11)表示潜在转变分析中,个体处于某响应模式的概率,是时间 1 时潜在状态发生率 δ_{s_1}、以前一时间的潜在状态成员为条件在特定时间转换为潜在状态的概率 τ,以及各潜在状态的项目响应概率 ρ 的估计结果:

$$P(Y=y) = \sum_{s_1=1}^{S}\sum_{s_2=1}^{S}\cdots\sum_{s_T=1}^{S} \delta_{s_1} \tau_{s_2|s_1}\cdots\tau_{s_T|s_{T-1}} \prod_{t=1}^{T}\prod_{j=1}^{J}\prod_{r_{j,t}=1}^{R_j} \rho_{j,r_{j,t}|s_t}^{I(y_{j,t}=r_{j,t})} \tag{4.11}$$

本研究中,基本潜在转变模型主要用于各维度健康状态的划分和转化率的计算。其中 $t=3$(2002、2008、2014 年)。j 分别代表三个健康维度的共 29 个外显指标。

(二)多组潜在转变模型(Multi-Groups Latent Transition Model)

分组变量可用于研究项目响应概率、潜在状态发生率和转换概率的分组差异,如性别差异、年龄差异、队列差异,从而检验项目响应概率组间测量的不变性以及跨组潜在状态分布和转变的等效性。多组分析相关的诸多基本考虑因素和参数估计同基本潜在转变模型相似,出于模型简洁性和可解释性的考虑,往往以跨组测量不变性假设为前提。值得注意的是进行组间约束时,需要研究者结合研究领域背景和理论知识,深思熟虑后做出判断,不能自动默认组间测量不变性的成立,以免忽略组间重要差异导致错误结论。这意味着,不能仅仅通过比较组间限定和自由估计模型两者的适配性进行判断。但也不代表不需要进行统计检验,这是一个重要的决策工具。事实可能出现的情况是组间差异可能具有统计学意义,但不会对模型拟合和潜在类别解释产生重大影响,在概念上并不重要或者相反。

参数估计上,指标函数 $I(y_{j,t}=r_{j,t})$,当 t 时刻变量 j 的响应类别为 r_j 时,该指标函数等于 1,否则等于 0。那么

$$P(Y=y \mid V=q) = \sum_{s_1=1}^{S}\sum_{s_2=1}^{S}\cdots\sum_{s_T=1}^{S} \delta_{s_1|q} \tau_{s_2|s_1,q}\cdots\tau_{s_T|s_{T-1},q} \prod_{t=1}^{T}\prod_{j=1}^{J}\prod_{r_{j,t}=1}^{R_j} \rho_{j,r_{j,t}|s_t,q}^{I(y_{j,t}=r_{j,t})}$$

$$\tag{4.12}$$

$\delta_{s_1|q}$ 表示在 q 组人群中，时间 t 时潜在状态 s 的流行率。$\tau_{s_2|s_1, q}$ 表示在 q 组人群中，时间 t 时潜在状态为 s_t 的个体在时间 $t+1$ 时为 s_{t+1} 的概率。$\rho_{j, r_j, t|s_t, q}$ 表示 q 组人群中，在时间 t 时，潜在状态为 s_t 时，变量 j 的响应类别 $r_{j, t}$ 的概率。换言之，所有参数现在都是以组成员身份为条件的。这意味着多组潜在类别模型包括对各组的潜在状态发生率、转变概率和项目反应概率的单独估计，以进行跨组比较。如果没有指定参数限制，δ、τ、ρ 数量取决于分组数 Q，分别为 $Q(S-1)$、$Q(T-1)$、$S(S-1)$、$QST\sum_{j=1}^{J}(R_j-1)$ 个需要被估计。

群体间差异的假设检验及模型比较：当进行参数组间异质性检验时，若时间 1 时类别发生率或转变概率在群体间有等效性，即可认为不同群组在潜在状态分布和转变上无差异。多组潜在类别模型可以检验以下三种假设：

① 时间 1 时潜在状态组间无差异。

② 潜在状态转变概率在组间无差异。

③ 潜在转变模型组间差异的总体假设检验：上述两组参数在组间均无差异。

在跨时间测量不变性假设前提下，根据参数限制的类型和区域可划分为四种需检验的转变模型（见表 4 - 3）：

模型 1 中，时间 1 时潜在状态发生率和转变率都是自由估计的。

模型 2 中，这两组参数都被约束为在组间相等。

模型 3 中，时间 1 时潜在状态发生率自由估计，但转变概率被约束为在组间相等。

模型 4 中，潜在状态转变概率自由变化，但时间 1 时潜在状态发生率被约束在组间相等。

为此，检验假设①的方法包含：比较模型 1 和模型 4、比较模型 2 和模型 3 两种方法；检验假设②的方法包含：比较模型 1 和模型 3、比较模型 2 和模型 4 两种方法。具体可根据研究问题和实际情况来选择。该方法又称相对模型拟合（Relative Model Fit），用以确定一个或多个模型中的最优模型。

表 4 - 3　基于不同类型参数限制的 4 种潜在转变模型

模型名称	项目响应概率	时间 1 时潜在状态发生率	转变概率
模型 1	跨时间和组间限制	自由估计	自由估计
模型 2	跨时间和组间限制	组间相等	组间相等

模型名称	项目响应概率	时间1时潜在状态发生率	转变概率
模型3	跨时间和组间限制	自由估计	组间相等
模型4	跨时间和组间限制	组间相等	自由估计

在本研究中,多组潜在转变模型主要运用于躯体功能健康状态的性别、年龄和城乡差异比较。以"性别""年龄""城乡"为分组变量,要先拟合异质性非限定 T 类别模型(相同数目的潜在类别变量的未进行组间限制),观察各组老年人躯体功能状态潜在变量形貌和内涵是否一致,并进行跨组测量不变性假设检验,当似然比差异检验、G^2、BIC 和 AIC 不完全一致时,优先考虑 BIC 和 AIC 指标,尤其当 ΔG^2 和 df 值很大时;判断组间测量不变性的成立与否,最终要结合研究领域背景和理论知识、实际观测情况和统计性检验。如果组间差异在统计学上是显著的,但异质性非限定 T 类别模型显示潜在类别在结构及内涵在组间基本一致,则可以得出结论:组间差异在统计学上是显著的,但不会对模型拟合和潜在类别解释产生重大影响,在概念上并不重要或者相反。将"否决"假设测试,并进行项目响应概率组间限制的多组潜在转变模型操作。在进行测量不变性检验之后,将运行多组限定模型得出各组老年人群潜在状态发生率及转变概率,进行描述性的差异分析。再进行组间参数差异性统计检验。在进行初始躯体健康状态的性别差异性检验时,采取的是比较模型 1 和模型 4 的方法;在进行状态转变的性别差异性检验时,采取的是比较模型 1 和模型 3 的方法;在进行年龄组初始状态和转变概率的差异比较时,采取的是比较模型 1 和模型 2、比较模型 1 和模型 4 的方法;在进行城乡差异检验时,分别比较模型 2 和模型 3、模型 2 和模型 4 的方法。

(三)纳入协变量的潜在转移分析

本研究使用简单三步法的建模策略:

首先只使用潜在转移模型对健康指标进行常规估计,其次根据贝叶斯后验概率最大值进行个体潜在状态归类,最后将潜在状态的归属分组变量,作为回归分析的观测分类因变量,连同协变量一起纳入 Logistic 回归分析。该方法被认为符合应用研究者的分析习惯,在实践中广为使用。在本研究中,使用 Stata 13.1 软件进行更为灵活的 Logistic 回归及相关检验操作。

其中,根据后验概率最大值进行个体归类的方法又被称为莫代尔分配法。老年人基于不同的作答模式,在不同测量时间、各潜在状态的后验概率均不同,其公式为：

$$P(L=s \mid Y=y) = \frac{(\prod_{j=1}^{J} \prod_{r_j=1}^{R_j} \rho_{j,r_j,t \mid s_t}^{I(y_{j,t}=r_{j,t})}) \delta_{s_t}}{(\sum_{s_t=1}^{S} \delta_{s_t}) \prod_{j=1}^{J} \prod_{r_j=1}^{R_j} \rho_{j,r_j,t \mid s_t}^{I(y_{j,t}=r_{j,t})}} \tag{4.13}$$

$P(L=s \mid Y=y)$ 表示老年人在 t 时刻，在 $y=(r_{j,t}, r_{j,t}\cdots, r_{j,t})$ 的作答模式属于潜在状态 s 的概率，δ_{s_t} 指 t 时刻潜在状态 s 发生率，$\rho_{j,r_j,t \mid s_t}$ 指 t 时刻，潜在状态 s 下，外显变量 j 中响应类别为 r 的项目响应率；其中，t 代表 2002、2008、2014 年，$I(y_{j,t}=r_{j,t})$ 是一个指示函数，当外显变量的响应类别为某值时，该指示函数等于 1，否则等于 0。

当使用协变量预测状态分布时，以 2002 年老年人状态隶属为因变量，取 2002 年协变量测量数据。因为其他状态发生率参数估计均基于时间 1 状态发生率和转变概率两个基本参数。

当使用协变量预测转变时，转变概率矩阵的每一行都有一个独立的回归方程且有对应的转变分类因变量。分别评价协变量对各时刻、各初始潜在状态下这一行子集的转变概率影响。即在分析 2002—2008 年状态转变时，采用 2002 年协变量指标值，在分析 2008—2014 年状态转变时，采用 2008 年协变量指标值。

为方便解释，本研究统一以"健康状态"与"保持在原状态"作为参照组；需要注意的是，与所有分类模型一样，潜在转变模型的一个局限性是在估计小样本甚至中型样本时可能会遇到困难。由于时间 1 的潜在状态概率是基于全样本量，模型较少出现估计问题，而每一行转变概率矩阵包含一组以第一个潜在状态成员为条件的概率，若稀疏度过大，多项 Logistic 模型是不可估计的。为此在实证中将根据需要采用合并组进行二元 Logit 模型拟合，或通过在 PROC LTA 中调用 beta prior 语句创建一个派生的先验数据以稳定估计(Clogg et al., 1991)。

（四）多因子潜在类别分析(Factorial Latent Class Analysis)

有两个以上潜在类别变量的潜在类别模型被称为多因子潜在类别模型或分立因素分析(discrete factor analysis)。多因子潜在类别模型包含多个潜在类别变量，每一个潜在变量又有多个不同的潜在类别。各潜在变量之间的关系可自由估计，当潜在变量独立无关时，称直交模型；若有关联(斜交模型)，则是以非线性关联的概念(针对分类变量)来表示。

单因子和双因子潜在类别模型图如图 4-2 所示。

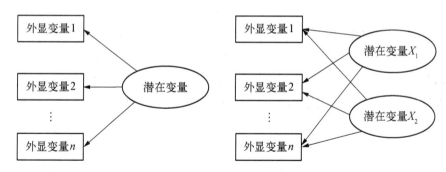

图 4-2 单因子和双因子潜在类别模型图

在前述多因子模型中,各外显变量对于各潜在变量并没有特定的对应关系,两个潜在类别变量同时影响所有外显变量的概率变化。若考虑到外显变量间的最简化结构,则必须以限定模型的方式,将非限定模型中的部分参数进行调整,使特定的外显变量仅受到特殊因子的影响,以形成具有特殊对应关系的因素结构模型。

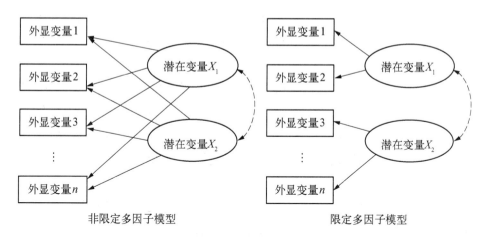

图 4-3 非限定多因子模型和限定多因子模型图

本研究中,在进行综合健康状态构建中,尝试通过多因子探索性潜在类别分析。

目的是析出综合健康状态潜在变量结构、潜在变量间关系、诸多健康外显指标受各潜在变量的影响程度,以及在综合考虑所有测量时间变化、指标结构和相互关系的基础上,析出个体在不同潜在变量下的类别归属。实则是对个体进行多健康维度划分,提供综合健康潜在状态分类所需的更高维度的直接变量。

基本思路是:将三个健康维度所有外显变量纳入分析,将 2002、2008、2014 年三期追踪数据视为一个横截面样本。一方面相当于扩充样本量利于模型估计的稳健,另一方面跨越时间限制,保证个体在不同时间点上所属类别可比。先根据分析框架假设潜在因子个数为 3,分别指示生理健康、心理健康、社会健康,3 个因子潜在变量下潜在类别个数,依据分维度潜在状态最优数目来设置,还假设潜在变量之间相关,构建一个三因子限定斜交模型,作为其他基于某些假设而进行参数限制的多因子模型,与之对比分析的基准模型。对比分析的依据包括:模型适配指标,指标负荷量和解释量,项目响应概率分布的可解释性和规律性,相关系数的显著性,潜在变量个数和潜在类别个数的简洁性。通过不断比较找到最优模型,即最优的老年人综合健康状态的潜在变量个数及各潜在变量下的潜在类别个数。

多因子模型构建、探索与调整的主要步骤包括:

(1)各种形式(限定斜交、非限定斜交、限定直交、非限定直交)的多因子模型和单因子模型适配性比较,检验是否多因子比单因子、斜交比直交模型更具优势。

(2)非限定斜交模型与限定斜交模型(基准模型)指标负荷量和解释度差异对比,重点观察基准模型中的显变量结构,检验变量限定、潜在变量个数、各潜在变量下的类别个数设置的科学性和适用性,并进行模型调整,重新确定潜在变量个数以及外显变量限定。

(3)以调整潜在变量个数后的限定斜交模型为参照,再以限定直交、非限定斜交、非限定直交各形式与之对比,重点观察潜在变量相关系数、外显变量在各类别下的条件概率分布以及模型适配指标,检验调整过的限定斜交多因子模型,其斜交设置与潜在变量下的潜在类别个数是否需要重新调整,得出最优多因子潜在类别模型。

(4)最后运行最优多因子潜在类别模型,得到综合健康状态的内在潜在变量个数、各潜在变量下的潜在类别个数、各潜在类别下的项目响应概率、潜在变量间的相关系数。以及个体在不同潜在变量下的潜在类别的归属,以及各潜在变量的潜在类别人群分布。实则将个体进行多维度划分,得出综合健康状态所需的更高维度的构建变量。

上述关于模型的参数限制以及模型运行操作均通过 Latent GOLD 5.0 来实现。

第五章　我国老年人躯体功能状态转变分析

　　多系统协同损伤常发生在老年人身上,且对于健康损害起到叠加作用 (Campbell et al.,1994；Campbell,1999；Dillon et al.,2010)。这些特定症状的伴随和共存现象是由一系列社会生理过程决定的。功能限制的组合可以根据典型的分层模式来构建(Ferrucci et al.,1998；Jagger et al.,2001)。

　　为此,国外研究者开始放弃探讨单一躯体功能水平,转而进行组合型躯体功能状态刻画,以及对后续行为活动联合作用的研究。斯劳等人(Slaug et al.,2011)利用组态频率划分出5类躯体功能限制:表达困难、视觉障碍、听觉障碍、移动受限、上肢功能障碍,基于此,利用潜在类别分析,将老年人群划分为三大类型:移动障碍持有状态(Mobility Problem Stayers)、听觉障碍进展状态(Hearing Problem Advancers)、视觉障碍进展状态(Visual Problem Advancers),并通过分析状态转变情况得出:躯体功能衰退始于移动能力的丧失,且伴随视听问题,从而引起携带、抓握、搬运物体能力衰退;这与古拉尔尼克等人(Guralnik et al.,1995)的研究结论一致。还有学者认为抓握能力是失能的重要指征(Femia et al.,2001)。坎贝尔(Campbell,1999)和狄龙等人(Dillon et al.,2010)通过研究也发现,视觉和听觉障碍与其他功能障碍高度相关。这反映了躯体功能衰退的累进式发展。

　　综上,多功能限制组合呈层级分布,躯体功能衰退模式以累进式损害为特征。这为躯体功能潜在状态的划分和转变研究提供了生理基础和实证证据。国内人口健康领域关于躯体功能的研究常嵌套于失能研究当中,未过多关注以多功能限制为特点的躯体功能状态。生理性因素在躯体功能方面扮演着基础作用,两性差别明显,又由于老化的作用而变得复杂,从而衍生出一些竞争性理论,老年人功能水平的城乡差异未形成一致结论。

　　本章将选取肢体功能、视觉、听觉3个大类共11项基本躯体功能指标,运用潜在类别分析和转变模型,研究老年人躯体功能潜在状态类型及转变路径。一是探究多功能限制共存表现及其对整体状态的构建;二是从潜在状态转变的视角探索躯体功能衰退模式;三是通过多组潜在转变分析,研究老年人躯体功能状态及转变的两性、年龄组和城乡差异;四是将健康相关理论置于状态及转变分析中,予以进一步论证。

第一节　老年人躯体功能潜在状态的构建

一、变量选择与描述性统计

(一)变量选择

躯体功能可从肌力、肌张力、关节活动范围、步态分析、平衡和协调功能、感觉功能、心肺功能等方面来评估(刘梦姣 等,2014)。功能限制一般指执行日常生活核心活动受限,例如行走和移动、搬运和举起物品、观看和收听等(Verbrugge et al.,1994)。考虑到数据可获得性和研究简洁性,本研究主要参考伍小兰等人(2004)对于基本躯体功能(视力、听力、肢体功能三大部分)的测定①,结合本研究使用的 CLHLS问卷设置,将数据库中 11 个躯体功能指标全部纳入,即在伍小兰的 8 项基本躯体功能指标基础上,增加了负重、独立行走、蹲站 3 项指标。一方面通过增加显性条目数量,提高由此构建的躯体功能潜在状态类别对老年人群的区分度(Bergner, 1987),另一方面尽可能全面反映上下肢肌力、平衡力、移动力和步态以及视听表现。

具体包括:(1)视力功能:能看清圆圈是否开口并分清缺口方向为视力完好;(2)听力功能:能听清所提的问题且无须助听器为听力完好;(3)肢体功能:双手均能触颈根、双手均能触后腰、双臂均能上举、能提起约 5 公斤重物、能连续蹲下站起 3 次、能连续步行 1 公里路、能站着捡书、无须搀扶和依靠任何物体从椅子上站起来、自转一圈不超过 10 步被视为躯体功能完好。

为强调生理指标的客观性,躯体功能完好以不借助任何辅具或人工智能为标

---

① 在《高龄老人基本躯体功能状况分析》一文中,伍小兰等人将基本躯体功能定义为身体系统的生理功能,测定高龄老人视力功能、听力功能、肢体功能 3 个方面,使用 2002 年全国老年人口健康状况调查中的 8 项指标:"能看到圆圈且能分清缺口方向""能够听清访问员提出的问题(无论是否借助助听器)""双手均能触后颈""双手均能触后腰""双手均能上举""无须搀扶或倚靠任何物体从椅子上站起来""站着捡起地上的物品""自转一周不多于 10 步"。"基本躯体功能"的提出以及测定,有别于从日常生活自理能力来考察老年人躯体功能的一般视角,在此视角下的躯体功能以完成日常生活活动来衡量,即自我评价维度的反映躯体功能的失能评定(日常生活活动量表和工具性日常生活活动量表)或者独立性评定[功能独立性评定(Functional Independence Measure,FIM)量表]。

准,以期准确判断老年人是否出现躯体功能损伤,即肌力下降、平衡力减弱、步态损害等(Chodzkozajko et al., 2009)。

（二）变量描述性统计

上述躯体功能指标的描述统计见表 5-1,反映追踪样本中的老年人在 2002、2008、2014 年 3 个时间点时各躯体功能指标概况。随着年龄增长,我国老年人躯体健康水平不断下降,各项躯体动作均能独立完成的人数占比由 2002 年的 63.12％下降至 2014 年的 25.48％;对比单项指标,各项躯体动作中"连续步行 1 公里路"完成度最差,随后是"连续蹲下站起 3 次"与"提约 5 公斤重物";我国老年人视力衰退趋势尤为明显;"手触颈根""手触后腰""手臂上举"3 项指标显示,较下肢功能和视听功能,我国老年人上肢活动度更好且状态稳定;"站着捡书""从椅子上站起来""自转一圈不超过 10 步"3 项动作完成度居中,存在一定恶化趋势。

表 5-1　2002、2008、2014 年老年人躯体功能指标概况[N(％)]

	2002 年		2008 年		2014 年	
	能独立完成	不能独立完成	能独立完成	不能独立完成	能独立完成	不能独立完成
手触颈根	1 505(95.37)	73(4.63)	1 450(92.01)	126(7.99)	1 387(90.24)	150(9.76)
手触后腰	1 512(95.82)	66(4.18)	1 461(92.70)	115(7.3)	1 384(90.22)	150(9.78)
手臂上举	1 513(95.88)	65(4.12)	1 456(92.39)	120(7.61)	1 390(90.55)	145(9.45)
提约 5 公斤重物	1 385(87.77)	193(12.23)	1 274(80.74)	304(19.26)	914(58.89)	638(41.11)
连续步行 1 公里路	1 418(89.92)	159(10.08)	1 242(78.71)	336(21.29)	666(42.94)	885(57.06)
从椅子上站起来	1 450(91.89)	128(8.11)	1 397(88.64)	179(11.36)	1 182(77.31)	347(22.69)
连续蹲下站起 3 次	1 309(82.95)	269(17.05)	1 168(74.02)	410(25.98)	793(51.13)	758(48.87)
站着捡书	1 506(95.44)	72(4.56)	1 403(89.14)	171(10.86)	1 093(71.96)	426(28.04)
自转一圈不超过 10 步	1 465(93.13)	108(6.87)	1 368(86.97)	205(13.03)	1 127(71.65)	446(28.35)
视力	1 425(90.30)	153(9.7)	1 235(78.76)	333(21.24)	1 003(66.03)	516(33.97)
听力	1 522(96.45)	56(3.55)	1 401(88.78)	177(11.22)	1 240(80.26)	305(19.74)
总计	981(62.17)	597(37.83)	702(44.49)	876(55.51)	402(25.48)	1 176(74.52)

注:括号中的百分比指有效百分比。

二、躯体功能潜在转变模型及假设检验

（一）模型构建与模型选择

研究使用潜在转变模型(Latent Transition Model)对上述各躯体功能指标进行潜在类别分析,划分出典型的老年人躯体功能潜在状态。依据研究假设,老年人

躯体功能潜在转变模型表达式如下：

$$P(Y=y) = \sum_{s_1=1}^{S} \sum_{s_2=1}^{S} \sum_{s_3=1}^{S} \delta_{s_1} \tau_{s_2|s_1} \tau_{s_3|s_2} \prod_{t=1}^{3} \prod_{j=1}^{11} \prod_{r_{j,t}=1}^{2} \rho_{j,r_{j,t}|s_t}^{I(y_{j,t}=r_{j,t})}$$

本研究共选取 11 个躯体功能指标在 2002、2008、2014 年 3 个时间点测量的数据。故 t 代表 2002、2008、2014 年 3 个时间点；j 表示手触颈根、手触后腰、手臂上举、提约 5 公斤重物、连续步行 1 公里路、从椅子上站起来、连续蹲下站起 3 次、站着捡书、自转一圈不超过 10 步、视力、听力 11 个躯体功能指标；r 表示各指标的 2 个响应类别，分别为"无法独立完成"和"独立完成"，模型中编码分别为"1"和"2"。

$P(Y=y)$ 表示个体项目响应模式为 $y=(r_{1,1}, r_{1,2}, \cdots, r_{11,2}, r_{11,3})$ 时的概率。$r_{1,1}$ 表示 2002 年第一个躯体功能指标的项目响应类别。所有响应模式概率和为 1，即 $\sum P(Y=y)=1$；δ_{s_1} 表示 2002 年躯体功能潜在状态 s ($s=1, \cdots, S$) 的发生率，S 为潜在状态个数；$\tau_{s_2|s_1}$ 表示 2002 年躯体功能潜在状态 s ($s=1, \cdots, S$) 的老年人在 2008 年测量时处于潜在状态 s ($s=1, \cdots, S$) 的概率，$\tau_{s_3|s_2}$ 表示 2008 年躯体功能潜在状态 s ($s=1, \cdots, S$) 的老年人在 2014 年测量时处于潜在状态 s ($s=1, \cdots, S$) 的概率；$\rho_{j,r_{j,t}|s_t}$ 表示 2002、2008、2014 年躯体功能潜在状态 s ($s=1, \cdots, S$) 下 11 个指标的项目响应；$I(y_{j,t}=r_{j,t})$ 是一个指示函数 (indicator function)，当躯体功能指标 j 的响应类别为 $r_{j,t}$ 时，该指示函数等于 1，否则等于 0。

为选择合适的潜在类别模型，明确最佳潜在类别数目，本研究率先假定老年人躯体功能状态只存在 2 个潜在类别[①]，在 SAS 9.4 PROC LTA 中键入命令"NSTATUS 2"来设置潜在类别数目为 2，运行软件得出模型适配指标和参数。随后以同样的方法，逐步设置潜在类别数目为 3、4、5、6、7，依次运行相应模型。各模型的适配估计指标见表 5-2。

表 5-2　不同潜在类别数目下老年人躯体功能潜在转变模型的适配估计指标

潜在类别数目	BIC	AIC	G^2	l
2	11 831.06	11 699.08	11 649.08	−14 359.24
3	10 238.15	10 005.86	9 917.86	−13 493.63
4	9 480.25	9 126.54	8 992.54	−13 030.97
5	9 212.08	8 715.82	8 527.82	−12 798.61

① 潜在类别数目为 1 指各心理健康状态外显变量之间完全独立，即不存在潜在类别变量，不符合模型假设。SAS 软件在运行探索性潜在转移模型时，要求潜在类别数目最低设置为 2。

潜在类别数目	BIC	AIC	G^2	l
6	9 227.74	8 567.83	8 317.83	−12 693.62
7	9 390.09	8 545.40	8 225.40	−12 657.40

由表 5-2 可知,随着潜在类别数目的增多,BIC 值和 AIC 值不断变小,当潜在类别数目为 5 时,BIC 值最小而后又持续增大,表明潜在类别数目为 5 的潜在转变模型(以下简称"5 类别潜在转变模型")的数据拟合最佳。各潜在类别数目的模型统计检验均显著($p<0.000$)。综合考虑模型的简洁性和可解读性,最终选择 5 类别潜在转变模型,作为老年人躯体功能潜在状态划分和转变的最优拟合模型。此时模型表达式为:

$$P(Y=y) = \sum_{s_1=1}^{5} \sum_{s_2=1}^{5} \sum_{s_3=1}^{5} \delta_{s_1} \tau_{s_2|s_1} \tau_{s_3|s_2} \prod_{t=1}^{3} \prod_{j=1}^{11} \prod_{r_{j,t}=1}^{2} \rho_{j,r_{j,t}|s_t}^{I(y_{j,t}=r_{j,t})}$$

(二)测量不变性假设检验

为稳定估计和模型可识别,形成对不同时点潜在状态分布及转变过程的有效解释,在运行上述潜在转变模型时,通过使用相关命令对项目响应概率[Rho(ρ)参数]进行限制处理。也就是说,老年人躯体功能状态潜在类别转变分析是建立在躯体功能潜在状态类别不随时间发生改变,即各躯体功能指标的项目响应概率在 2002、2008、2014 年 3 个时间点相等的基础上。为此,在进行最优模型参数结果的分析之前,要进行项目响应概率跨时间测量不变性的假设检验。

检验结果见表 5-3。模型 1 表示在 3 个测量时间点上 ρ 参数自由估计的 5 类别潜在转变模型,模型 2 是 ρ 参数约束后的 5 类别潜在转变模型,模型拟合差异不显著($\Delta G^2=108.05$, $df=110$, $p=0.53$),表明项目响应概率的约束并未导致模型拟合优度显著下降。更重要地,BIC 值和 AIC 值均指示模型 2 更优。

表 5-3　项目响应概率限制和不限制的 5 类别躯体功能潜在转变模型拟合评价

	G^2	df	BIC	AIC	l
模型 1: 项目响应概率不限制	8 419.77	1 073 741 619	9 631.96	8 607.77	−12 644.59
模型 2: 项目响应概率限制	8 527.82	1 073 741 729	9 212.08	8 715.82	−12 798.61
$G_2^2 - G_1^2 = 108.05$, $df=110$, $p=0.53$					

故研究认为,我国老年人躯体功能潜在状态结构跨时间稳定,运行项目响应概率限制的5类别潜在转变模型,得出的老年人躯体功能潜在状态更典型。

三、潜在状态划分及命名:基于模型估计的项目响应概率

运行 SAS 9.4 得到 5 类别老年人躯体功能潜在转变模型的参数估计结果——项目响应概率 $\rho_{j,r_j,t|s_t}$。其中,t 代表 2002、2008、2014 年,j 代表 11 个躯体功能指标,r 代表"独立完成""无法独立完成"2 个响应类别,s 代表 5 个躯体功能潜在状态。由于项目响应概率跨时间一致,也可以写为 $\rho_{j,r_j|s}$。各时刻、各潜在状态下,指标的 2 个响应类别的响应概率总和为 1,故有:

$$\sum_{r_j=1}^{2} \rho_{j,r_j|s} = 1$$

表 5-4 显示的是老年人在被问及对应动作完成度时,回答是"无法独立完成"的概率(模型中编码为"1")$\rho_{j,1|s}$。

表 5-4　5 类别老年人躯体功能潜在转变模型估计的项目响应概率

	状态 1	状态 2	状态 3	状态 4	状态 5
手触颈根	0.931 3	0.006 0	0.028 2	0.020 2	0.950 4
手触后腰	0.895 1	0.001 5	0.056 0	0.016 7	0.909 1
手臂上举	0.851 3	0.004 3	0.036 5	0.020 3	0.908 6
提约 5 公斤重物	0.947 2	0.010 4	0.890 6	0.497 6	0.162 4
连续蹲下站起 3 次	0.978 0	0.036 6	0.989 1	0.646 4	0.238 1
连续步行 1 公里路	0.960 3	0.010 3	0.964 7	0.495 3	0.145 4
从椅子上站起来	0.809 0	0.039 4	0.671 9	0.122 7	0.076 8
站着捡书	0.896 6	0.013 7	0.829 2	0.137 7	0.054 1
自转一圈不超过 10 步	0.742 8	0.048 4	0.655 5	0.179 9	0.144 9
视力	0.696 9	0.106 5	0.606 2	0.288 4	0.194 6
听力	0.543 2	0.042 7	0.375 9	0.151 5	0.050 4

注:表格中的数据是指标响应类别为"无法独立完成"的响应概率;小于 33% 为低概率,33%—66% 为中等概率,大于 66% 为高概率[①]。

---

① 该划分方法参见"Patterns of functional decline in very old age: an application of latent transition analysis",斯劳等人通过潜在转变分析对瑞典和德国两个国家的老年人样本的躯体功能状态衰退模式进行探索分析。划分目的是便于各潜在状态内涵的界定和描述。

通过观察发现各躯体功能潜在状态下,项目响应概率的分布存在一定规律。

潜在状态 1 的老年人在各指标"无法独立完成"的响应率,除了"听力"指标($p=0.54$),其他均达到高响应率。

潜在状态 2 的老年人则与状态 1 相反,除了"视力"($p=0.11$),老年人各指标"无法独立完成"的响应率均低于 10%;

潜在状态 3 的老年人,除了"手触颈根""手触后腰""手臂上举"3 个指标,其余各指标"无法独立完成"均为中高响应率,其中"提约 5 公斤重物""连续步行 1 公里路""连续蹲下站起 3 次""站着捡书"4 个指标响应率最高($p>0.80$)。

潜在状态 4 的老年人仅在"提约 5 公斤重物""连续步行 1 公里路""连续蹲下站起 3 次"3 个指标上"无法独立完成"达到中等响应率。

潜在状态 5 与状态 3 相反,除了"手触颈根""手触后腰""手臂上举"3 个变量为"无法独立完成"高响应概率($p>0.90$),其余响应率均不足 25%。

综上,可将老年人躯体功能潜在状态划分为 5 种类型(图 5-1)。状态 1 至状态 5 依次命名为:

(1)"完全功能障碍":该潜在状态下的老年人无论是下肢力量、平衡性、步态、上肢力量与灵活性均较差,能够独立完成各项躯体动作的概率均不足三成,且视力障碍、听力障碍的发生率分别高达 70% 和 55%。

(2)"健康":与完全功能障碍相反,该潜在状态下的老年人能够独立完成各项躯体动作,视力障碍发生率约 10%。

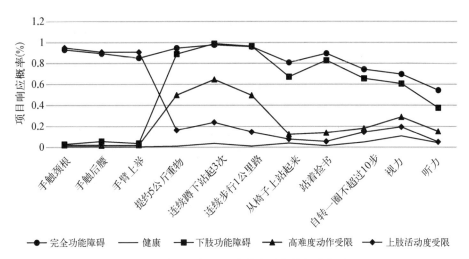

图 5-1 我国老年人躯体功能潜在状态分类结果

　　（3）"下肢功能障碍"：该潜在状态下的老年人上臂活动度完好，但下肢功能障碍的概率高达六成，除肌力不足之外，平衡性、移动力、步态也存在相当程度的损害，视力障碍和听力障碍的发生率约为 61% 和 38%；"无法站着捡书"是进入该状态的重要指征。

　　（4）"高强度动作受限"：该潜在状态下的老年人仅在"无法连续蹲下站起 3次""无法提约 5 公斤重物""无法连续步行 1 公里"发生率较高，约为 65%、50%、50%，视力障碍发生率近 29%，听力障碍发生率约 15%。长距离行走对步态、平衡、力量要求高，提重物对肢体力量要求高，蹲下站起对平衡性和腿部力量要求高。此外，本章第二节中，指标描述统计也显示此 3 项躯体动作受限概率最高。

　　（5）"上肢活动度受限"：与下肢功能障碍相反，该潜在状态下的老年人仅上肢活动度差，"无法双手触颈根""无法双手触后腰""无法手臂上举"发生率均高于 90%，而涉及手臂力量的动作如负重等完成度较高。视力障碍发生率约 19%。

第二节　老年人躯体功能潜在状态
分布及变化趋势分析

一、躯体功能潜在状态发生率参数估计结果

　　表 5-5 显示了项目响应概率限制的 5 类别老年人躯体功能潜在转变模型的另一个参数估计结果，潜在状态发生率 δ_{s_t}。其中，t 代表 2002、2008、2014 年，s 代表"完全功能障碍""健康""下肢功能障碍""高强度动作受限""上肢活动度受限"5类潜在状态。每一时刻各潜在状态均相互排斥和可穷尽，故有：

$$\sum_{s_t=1}^{5} \delta_{s_t} = 1$$

表 5-5　5 类别潜在转变模型估计的老年人躯体功能潜在状态发生率和转变概率

	老年人躯体功能潜在状态				
	完全功能障碍	健康	下肢功能障碍	高强度动作受限	上肢活动度受限
潜在状态发生率(%)					
2002 年	0.59	78.52	1.71	15.61	3.57
2008 年	2.41	63.47	5.27	23.90	4.95
2014 年	7.08	38.01	19.57	33.35	1.99

	老年人躯体功能潜在状态				
	完全功能障碍	健康	下肢功能障碍	高强度动作受限	上肢活动度受限
潜在转变概率(%)			2002—2008 年		
完全功能障碍	**0.00**	7.21	57.06	35.73	0.00
健康	1.24	**71.99**	2.98	18.85	4.94
下肢功能障碍	21.22	12.34	**55.47**	10.97	0.00
高强度动作受限	6.02	29.37	10.55	**48.43**	5.63
上肢活动度受限	3.54	59.10	0.00	31.93	**5.43**
潜在转变概率(%)			2008—2014 年		
完全功能障碍	**17.79**	14.71	51.49	16.01	0.00
健康	3.14	**50.70**	11.51	32.42	2.23
下肢功能障碍	21.84	0.95	**62.66**	11.32	3.23
高强度动作受限	12.73	15.86	30.06	**40.10**	1.25
上肢活动度受限	9.34	33.22	10.81	44.60	**2.03**

注：粗体部分显示时间间隔内的该潜在状态保持率；列表示期初状态，行表示期末状态。

二、躯体功能潜在状态分布及变化趋势

潜在状态发生率反映我国老年人躯体功能潜在状态的分布情况。

随着年龄增长，老年人的躯体健康水平不断下降。尤其体现为健康状态老年人数下降显著、处于"高强度动作受限"和"下肢功能障碍"两类潜在状态的老年人增加显著，处于完全功能障碍的老年人口比例持续增多。2002、2008、2014 年，"完全功能障碍"潜在状态下的老年人占比分别为 0.59％、2.41％、7.08％；"健康"潜在状态下的老年人占比分别为 78.52％、63.47％、38.01％；"下肢功能障碍"潜在状态下的老年人占比分别为 1.71％、5.27％、38.01％；"高强度动作受限"潜在状态下的老年人占比分别为 15.61％、23.90％、33.35％；"上肢活动度受限"潜在状态下的老年人占比分别为 3.58％、4.95％、1.99％。

第三节　老年人躯体功能潜在状态转变分析

一、躯体功能潜在状态转变概率参数估计结果

表 5-5 还显示了项目响应概率限制的 5 类别老年人躯体功能潜在状态转变

模型的另一个参数估计结果,随时间变化的潜在状态转变概率(Transition Probabilities)。2002—2008 年,期初处于某一躯体功能潜在状态的老年人,在期末处于其他状态或保持原状态的转变概率矩阵如下:

$$\begin{bmatrix} \tau_{1_{2008}|1_{2002}} & \tau_{2_{2008}|1_{2002}} & \tau_{3_{2008}|1_{2002}} & \tau_{4_{2008}|1_{2002}} & \tau_{5_{2008}|1_{2002}} \\ \tau_{1_{2008}|2_{2002}} & \tau_{2_{2008}|2_{2002}} & \tau_{3_{2008}|2_{2002}} & \tau_{4_{2008}|2_{2002}} & \tau_{5_{2008}|2_{2002}} \\ \tau_{1_{2008}|3_{2002}} & \tau_{2_{2008}|3_{2002}} & \tau_{3_{2008}|3_{2002}} & \tau_{4_{2008}|3_{2002}} & \tau_{5_{2008}|3_{2002}} \\ \tau_{1_{2008}|4_{2002}} & \tau_{2_{2008}|4_{2002}} & \tau_{3_{2008}|4_{2002}} & \tau_{4_{2008}|4_{2002}} & \tau_{5_{2008}|4_{2002}} \\ \tau_{1_{2008}|5_{2002}} & \tau_{2_{2008}|5_{2002}} & \tau_{3_{2008}|5_{2002}} & \tau_{4_{2008}|5_{2002}} & \tau_{5_{2008}|5_{2002}} \end{bmatrix}$$

2008—2014 年,期初处于某一躯体功能潜在状态的老年人,在期末处于其他状态或保持原状态的转变概率矩阵如下:

$$\begin{bmatrix} \tau_{1_{2014}|1_{2008}} & \tau_{2_{2014}|1_{2008}} & \tau_{3_{2014}|1_{2008}} & \tau_{4_{2014}|1_{2008}} & \tau_{5_{2014}|1_{2008}} \\ \tau_{1_{2014}|2_{2008}} & \tau_{2_{2014}|2_{2008}} & \tau_{3_{2014}|2_{2008}} & \tau_{4_{2014}|2_{2008}} & \tau_{5_{2014}|2_{2008}} \\ \tau_{1_{2014}|3_{2008}} & \tau_{2_{2014}|3_{2008}} & \tau_{3_{2014}|3_{2008}} & \tau_{4_{2014}|3_{2008}} & \tau_{5_{2014}|3_{2008}} \\ \tau_{1_{2014}|4_{2008}} & \tau_{2_{2014}|4_{2008}} & \tau_{3_{2014}|4_{2008}} & \tau_{4_{2014}|4_{2008}} & \tau_{5_{2014}|4_{2008}} \\ \tau_{1_{2014}|5_{2008}} & \tau_{2_{2014}|5_{2008}} & \tau_{3_{2014}|5_{2008}} & \tau_{4_{2014}|5_{2008}} & \tau_{5_{2014}|5_{2008}} \end{bmatrix}$$

每一时刻各潜在状态均相互排斥和可穷尽,个体在 t 时刻之隶属一种潜在状态。因此,转变概率矩阵的每一行之和为 1。2002—2008 年的转变矩阵每一行:

$$\sum_{s_{2008}=1}^{5} \tau_{s_{2008}|s_{2002}} = 1$$

2008—2014 年的转变矩阵每一行:

$$\sum_{s_{2014}=1}^{5} \tau_{s_{2014}|s_{2008}} = 1$$

s 代表"完全功能障碍""健康""下肢功能障碍""高强度动作受限""上肢活动度受限"5 类潜在状态。

根据各转变概率(表 5-5)可知:

期初潜在状态为"完全功能障碍":2002—2008 年,该状态老年人向其他状态转变的概率由高到低依次是"下肢功能障碍"(57.06%)、"高强度动作受限"(35.73%)、"健康"(7.21%);2008—2014 年,"完全功能障碍"状态老年人有

17.79％的概率维持原状态,向其他状态转变概率由高到低为"下肢功能障碍"（51.49％）、"高强度动作受限"（16.01％）、"健康"（14.71％）。

期初潜在状态为"健康":2002—2008 年,处于"健康"状态的老年人有 71.99％的概率维持原状态,向其他状态转变的概率由高到低依次是"高强度动作受限"（18.85％）、"上肢活动度受限"（4.94％）、"下肢功能障碍"（2.98％）、"完全功能障碍"（1.24％）;2008—2014 年,"健康"状态老年人有 50.70％的概率维持原状态,向其他状态转变概率由高到低为"高强度动作受限"（32.42％）、"下肢功能障碍"（11.51％）、"完全功能障碍"（3.14％）、"上肢活动度受限"（2.23％）。

期初潜在状态为"下肢功能障碍":2002—2008 年,处于"下肢功能障碍"状态的老年人超过一半的概率（55.47％）维持原状态,向其他状态转变的概率由高到低依次是"完全功能障碍"（21.22％）、"健康"（12.34％）、"高强度动作受限"（10.97％）;无人转变至"上肢活动度受限"状态;2008—2014 年,处于"下肢功能障碍"状态的老年人仍有 62.66％的概率维持原状态,向其他状态转变的概率由高到低依次是"完全功能障碍"（21.84％）、"高强度动作受限"（11.32％）、"上肢活动度受限"（3.23％）、"健康"（0.95％）。

期初潜在状态为"高强度动作受限":2002—2008 年,处于"高强度动作受限"状态的老年人有 48.43％的概率维持原状态,向其他状态转变的概率由高到低依次是"健康"（29.37％）、"下肢功能障碍"（10.55％）、"完全功能障碍"（6.02％）、"上肢活动度受限"（5.63％）;2008—2014 年,该状态的老年人维持原状态的概率为 40.10％,向其他状态转变的概率由高到低依次是"下肢功能障碍"（30.06％）、"健康"（15.86％）、"完全功能障碍"（12.73％）、"上肢活动度受限"（2.03％）。

期初潜在状态为"上肢活动度受限":2002—2008 年,该状态下老年人仅有 5.43％的概率维持原状态,向其他状态转变的概率由高到低依次是"健康"（59.10％）、"高强度动作受限"（31.93％）、"完全功能障碍"（3.54％）,无人转变至"下肢功能障碍"状态;2008—2014 年,该状态的老年人维持原状态的概率为 2.03％,向其他状态转变的概率由高到低依次是"高强度动作受限"（44.60％）、"健康"（33.22％）、"下肢功能障碍"（10.81％）、"完全功能障碍"（9.34％）。

二、不同初始状态下随时间变化的躯体功能潜在状态转变情况

根据上述潜在转变概率,对处于不同初始躯体功能潜在状态的老年人群在 2002—2008 年、2008—2014 年 2 个时间间隔的转变情况进行总结分析。

图 5－2 是我国老年人躯体功能潜在状态转变路径图,更全面直观地体现我国老年人躯体功能状态转变情况。

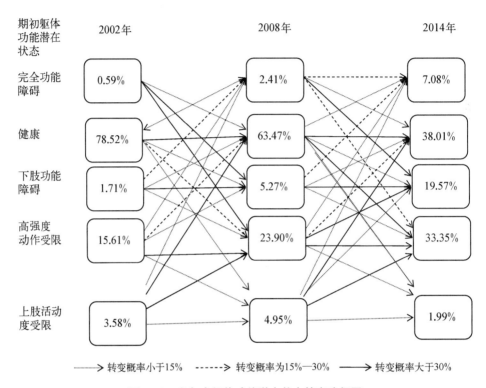

期初躯体
功能潜在
状态

2002年　　　　　　　　　2008年　　　　　　　　2014年

完全功能障碍　0.59%　　　2.41%　　　7.08%

健康　78.52%　　　63.47%　　　38.01%

下肢功能障碍　1.71%　　　5.27%　　　19.57%

高强度动作受限　15.61%　　　23.90%　　　33.35%

上肢活动度受限　3.58%　　　4.95%　　　1.99%

⋯⋯▸ 转变概率小于15%　　-----▸ 转变概率为15%—30%　　——▸ 转变概率大于30%

图 5－2　老年人躯体功能潜在状态转变路径图

(1) 2002—2008 年,完全功能障碍状态的老年人躯体功能状态总体呈好转趋势。数据显示,超过 50％的概率向下肢功能障碍状态转变,向高强度动作受限状态转变的概率超过三成。存在恢复健康状态的老年人,但概率较小。随着时间推移和年龄增长,完全功能障碍状态老年人的转变形式趋于复杂。2008—2014 年,一方面,该状态保持率从 0 升至 17.79％,向下肢功能障碍或高强度动作受限状态转变的概率均有所下降,而直接转变成健康状态的概率由 7.21％上升至 14.71％。完全功能障碍状态老年人最可能向下肢功能障碍状态转变,该转变率在 2 个调查时间间隔内均超过 50％。

(2) 健康状态、下肢功能障碍状态及高强度动作受限状态老年人保持原状态的可能性最高。若发生转变,三者中下肢功能障碍者恶化概率及程度最严重。2002—2008 年,健康状态、下肢功能障碍状态及高强度动作受限状态老年人保持率分别为 71.98％、55.47％、48.43％;2008—2014 年,这些保持率分别为 50.70％、62.66％、40.10％。在 2 个时间间隔内,下肢功能障碍状态向完全功能障碍状态转变率均超过 20％。随着时间推移,下肢功能障碍状态稳定性增加,而其他两个状态保持率有所下降,但恶化可能性均提高。下肢功能障碍状态恢复至健康状态的概率由 12.34％降至 0.95％。2008—2014 年,高强度动作受限老年人康复概率降低一半,转变至下肢功能障碍的概率提高近 20％,转变至完全功能障碍的概率提高一倍;健康状态老年人向高强度动作受限状态转变概率由 18.85％上升至 32.42％,转向下肢功能障碍状态的概率由 2.98％上升至 11.51％,恶化至完全功能障碍状态的概率由 1.24％上升至 3.14％。

(3)健康状态和高强度动作受限状态之间易相互转化,尽管随着时间推移,不同方向的转化概率有所变化。无论是 2002—2008 年还是 2008—2014 年,处于健康状态的老年人若发生转变,首要倾向是高强度动作受限状态,且随着时间推移,该概率不断提高;但随着时间推移,相较于恢复到健康状态,高强度动作受限状态老年人恶化至下肢功能障碍状态的风险提高,两个时间间隔内,高强度动作受限状态老年人向健康状态转变概率分别为 29.36％和 15.86％,向下肢功能障碍状态转变概率为 10.55％和 30.06％。

(4)上肢活动度受限状态不稳定且恶化风险低,随着年龄增长,康复率下降。2002—2008 年,上肢活动度受限状态老年人仅有 5.43％的概率维持原状态,2008—2014 年,该概率降至 2.03％,向健康状态转变的概率由 59.10％下降至 33.22％,向完全功能障碍状态转变概率由 3.54％上升至 9.34％,向高强度动作受限状态转变概率由 31.93％上升至 44.60％。

三、多功能限制及躯体功能衰退规律的探索

在此小节中,本研究将针对老年人躯体功能潜在状态转变概率随时间变化情况,结合躯体功能指标项目反应概率与潜在状态发生率,总结我国老年人躯体功能状态本身潜在的形成及转变规律,并试图对以多功能限制共存为特征的躯体功能状态表现形式以及累进式衰退模式进行相应探索。有以下发现:

我国老年人躯体功能衰退遵以“室外行走”“蹲下站起”“负重”高强度动作受限为开端;在 2002、2008、2014 年 3 个时间点上,老年人无法独立完成“提约 5 公斤重物”“连续蹲下站起 3 次”“连续步行 1 公里路”这 3 个动作概率最高;且在 2 个时间间隔内,健康老年人若发生转变,首要倾向便是高强度动作受限状态。这反映出该

3项指标背后由共同潜在变量影响,这种共同潜在变量可解释为同类型或相似程度损伤引致的一系列生理过程。该损伤、生理过程及相关状态结果,与其他损伤等有质的差异和量的断层,使得此3项躯体功能条目构成了完成度最难的独立潜在状态类别,是躯体功能衰退的起始,该状态的老年人尚处于功能限制的较低等级。

下肢功能障碍是老年人由功能衰退前期进入完全功能障碍的中间状态。潜在转变概率显示,下肢功能障碍是高强度动作受限的主要接收方(随着时间推移愈发明显)以及完全功能障碍最主要且稳定的来源方。这体现了肢体肌肉力量的衰弱,直接影响步态和平衡趋弱,表现为继"室外行走""蹲下站起""负重"动作受限之后,"站着捡书""从椅子上站起来""自转一圈不超过10步"等动作也无法完成;其中,无法站着捡书是进入该状态的指征。数据还显示,随着时间推移,下肢功能障碍状态的老年人稳定性增加,康复率降低,一旦发生转变,极易恶化至完全功能障碍,完全功能障碍患者最可能向下肢功能障碍状态转变。这表明"下肢功能障碍"潜在状态属于绵延难愈的中间状态。

伴随躯体功能下降,视听问题通常共存。随着时间推移,老年人视力衰退趋势明显,听觉功能变化方向一致,只是强度稍弱。各躯体功能潜在状态下,视力障碍的发生率随着高强度动作受限状态、下肢功能障碍状态、完全功能障碍状态依次递增,是老年人躯体功能下降的主要伴随现象。就单项指标来看,老年人患有视力问题的概率增长较为明显,由2002年的9.7%上升至2014年的33.97%。这是以往多数功能研究或状态分析所忽视的内容。

上肢活动度受限很少单独存在。上臂灵活性(而非力量)是我国老年人躯体功能的明显区分要素。较下肢功能和视听功能,我国65岁以上人群上肢活动度更好也容易康复。"手触颈根""手触后腰""手臂上举"3个动作受限构成了独立潜在类别上肢活动度受限,该状态下的老年人可以提约5公斤重物。这提示该3项指标受共同潜在变量"上臂灵活性"的影响,且区分于"上臂力量"。这也解释了生活中许多老年人可以提重物但很难将上臂举过头顶的现象。此外,我国老年人群中上肢活动度受限的人群很少且易康复,而涉及上肢力量的"持重""捡书"等动作受限与其他动作一起构成典型状态,故上肢活动度受限很少单独存在。

随着时间推移,老年人躯体功能状态恶化风险在提高,尤其体现为四点:(1)处于下肢功能障碍状态的老年人恢复至健康状态的概率由12.34%降至0.95%。(2)2014年高强度动作受限的老年人直接康复的概率降低一半,转移至下肢功能障碍状态的概率提高近20%,转移至完全功能障碍状态的概率增加一倍。(3)健康状态老年人转向高强度动作受限状态的概率由 18.85％上升至 32.42％,向下肢功能障碍状态转变概率由 2.98％上升至 11.51％,向完全功能障碍状态转变概率由 1.24％上升至 3.14％。(4)上肢活动度受限恢复健康状态的概率由 59.10％下降至 33.22％。

尽管如此,也存在躯体功能障碍好转的情况,体现为上肢灵活性的恢复和下肢平衡性的改善。数据显示,在 2 个时间间隔内,上肢活动度受限状态有 59.10％和 33.22％的概率恢复健康,完全功能障碍向下肢功能障碍状态转变概率分别为 57.06％和 51.49％,完全功能障碍向高强度动作受限状态转变概率分别为 35.73％和 16.01％,下肢功能障碍向高强度动作受限状态转变概率分别为 10.97％和 11.32％。

第四节　老年人躯体功能潜在状态分布及转变的性别差异分析

文献综述显示,在健康的生理维度,老年人的两性差异明显,又由于生命周期及健康的影响,老年人躯体功能潜在状态的两性差异变得复杂。本节将使用多组潜在转变模型,进行男性老年人和女性老年人躯体功能潜在状态发生率和潜在转变概率参数估计,基于验证性潜在类别分析方法,对潜在类别概率和转变概率进行参数限制,通过参数限制和不限制下的模型适配差异性检验,以及男性老年人和女性老年人躯体功能潜在状态形貌结构的对比,判断我国老年人躯体功能潜在状态的分布以及转变是否存在性别差异。

一、分性别多组潜在转变模型

(一)模型构建与模型选择

本研究使用多组潜在转变模型(Multiple-groups Latent Transition Model),进行分性别组的老年人躯体功能潜在状态分布和转变对比分析。依据研究假设,模型表达式如下:

$$P(Y=y \mid V=q) = \sum_{s_1=1}^{S} \sum_{s_2=1}^{S} \sum_{s_3=1}^{S} \delta_{s_1 \mid q} \tau_{s_2 \mid s_1, q} \tau_{s_3 \mid s_2, q} \prod_{t=1}^{3} \prod_{j=1}^{11} \prod_{r_{j,t}=1}^{2} \rho_{j, r_{j,t} \mid s_t, q}^{I(y_{j,t}=r_{j,t})}$$

其中 q 表示性别,式中其他各符号意义与常规的潜在转变模型相同。本研究共选取 11 个躯体功能指标在 2002、2008、2014 年 3 个时间点测量的数据。故 t 代

表 2002、2008、2014 年 3 个时间点；j 表示"手触颈根""手触后腰""手臂上举""提约 5 公斤重物""连续步行 1 公里路""从椅子上站起来""连续蹲下站起 3 次""站着捡书""自转一圈不超过 10 步"、视力、听力 11 个躯体功能指标；r 表示各指标的 2 个响应类别，分别为"无法独立完成"和"独立完成"，模型中编码分别为"1"和"2"。

$P(Y = y \mid V = q)$ 表示性别分组下个体项目响应模式 $y = (r_{1,1}, r_{1,2}, \cdots, r_{11,3})$ 的概率。$r_{1,1}$ 表示 2002 年第一个躯体功能指标的项目响应类别。各性别分组下的所有响应模式概率和为 1，即 $\sum P(Y = y \mid V = q) = 1$；$\delta_{s_1|q}$ 表示男性和女性老年人 2002 年躯体功能潜在状态 s $(s = 1, \cdots, S)$ 的发生率，S 为潜在状态个数；$\tau_{s_2|s_1, q}$ 表示 2002 年躯体功能潜在状态 s 的男性或女性老年人在 2008 年测量时处于潜在状态 s 的概率，$\tau_{s_3|s_2, q}$ 表示 2008 年躯体功能潜在状态 s 的男性或女性老年人在 2014 年测量时处于潜在状态 s 的概率；$\rho_{j, r_{j,t}|s_t, q}$ 表示性别分组下 t 时刻潜在状态 s 下 11 个躯体功能指标的响应率。$I(y_{j,t} = r_{j,t})$ 是一个指示函数，当躯体功能指标 j 的响应类别为 $r_{j,t}$ 时，该指示函数等于 1，否则等于 0。

为选择合适的多组潜在转变模型，明确最佳潜在类别个数，研究率先假定老年人躯体功能状态只存在 2 个潜在类别[1]，在 SAS 9.4 的 PROC LTA 中键入命令"NSTATUS 2"来设置潜在类别数目为 2，运行软件得出模型适配指标和参数。随后以同样的方法，逐步设置潜在类别数目为 3、4、5、6、7，依次运行相应模型，得到各模型的适配估计指标（表 5 - 6）。

表 5 - 6   不同潜在类别数目下分性别多组潜在转变模型的适配估计指标

潜在类别数目	BIC	AIC	G^2	l
2	12 983.13	12 824.75	12 764.75	−14 297.29
3	11 438.31	11 132.11	11 016.11	−13 422.98
4	10 740.15	10 243.89	10 055.89	−12 942.87
5	10 570.60	9 842.06	9 566.06	−12 697.95
6	11 013.21	9 693.38	9 193.38	−12 511.61
7	11 408.36	9 718.98	9 078.98	−12 454.41

由表 5 - 6 可知，随着潜在类别数目增多，BIC 值和 AIC 值不断变小，BIC 值提

---

[1]   潜在类别数目为 1 指各心理健康状态外显变量之间完全独立，即不存在潜在类别变量，不符合模型假设。SAS 软件在运行探索性潜在转移模型时，要求潜在类别数目最低设置为 2。

示潜在类别数目为 5 时模型最优，AIC 值提示潜在类别数目为 6 时模型最优。各潜在类别数目的模型统计检验均显著（$p=0.000$）。综合考虑模型的简洁性和可解读性，最终选择潜在类别数目为 5 的多组潜在转变模型。此时模型表达式为：

$$P(Y=y \mid V=q) = \sum_{s_1=1}^{5} \sum_{s_2=1}^{5} \sum_{s_3=1}^{5} \delta_{s_1|q} \tau_{s_2|s_1,\, q} \tau_{s_3|s_2,\, q} \prod_{t=1}^{3} \prod_{j=1}^{11} \prod_{r_{j,\,t}=1}^{2} \rho_{j,\,r_{j,\,t}|s_t,\,q}^{I(y_{j,\,t}=r_{j,\,t})}$$

（二）组间测量不变性检验

与常规的潜在转变模型的跨时间测量一致性假设相似，为稳定估计和保证模型识别，形成性别分组下潜在状态分布及转变过程的有效解释，在运行多组潜在转变模型时，通过在 SAS 9.4 软件中键入命令"MEASURE GROUPS"对项目响应概率进行限制处理。分组对比建立在躯体功能潜在状态类别不随性别而改变，即各躯体功能指标的项目响应概率在男性老年人和女性老年人分组样本中均相等。

为此，在进行多组潜在转变结果分析之前，需要考察我国老年人躯体功能状态划分是否具有跨性别的恒等性，即组间测量不变性的统计检验。这是后续进行群体比较的基础。检验结果见表 5－7。模型拟合差异性检验显著（$\Delta G^2 = 116.22$，$df = 55$，$p < 0.000$），且 BIC 和 AIC 值指示模型 2 更优。这表明从模型适配度来看，5 类别多组限定潜在状态转变模型运行得出的老年人躯体功能潜在状态更典型。

表 5－7　项目响应概率组间限制和不限制的分性别
多组潜在转变模型拟合评价

	G^2	df	BIC	AIC	l
模型 1： 项目响应概率组间不限制	9 449.84	2 147 483 505	10 818.36	9 825.84	−12 639.84
模型 2： 项目响应概率组间限制	9 566.06	2 147 483 560	10 570.60	9 842.06	−12 697.95

$G_2^2 - G_1^2 = 116.22$，$df = 55$，$p < 0.000$

但基于差异呈统计学显著，具体两性老年人的躯体功能状态形貌结构是否有差异还需观察异质性非限定 T 类别模型结果。表 5－8 展现了其项目响应概率估计结果。各躯体功能指标的项目响应概率分布在男性老年人和女性老年人之间是一致的。这表明躯体功能状态潜在变量在男性和女性老年人群间，不仅分类形貌相似，内涵也没有明显差异，我国老年人躯体功能状态潜在变量具有跨性别稳定性,即男性老年人和女性老年人躯体功能潜在状态划分无差异。

表 5-8　分性别多组非限定潜在转变模型估计的项目响应概率

外 显 变 量	状态 1	状态 2	状态 3	状态 4	状态 5
男性					
手触颈根	0.994 5	0.004 3	0.040 7	0.033 1	0.981 6
手触后腰	0.944 7	0.001 9	0.037 7	0.022 3	1.000 0
手臂上举	0.950 5	0.004 2	0.056 6	0.023 4	0.930 4
提约 5 公斤重物	0.936 2	0.006 7	0.799 1	0.409 6	0.040 2
连续蹲下站起 3 次	0.981 4	0.026 8	0.990 2	0.627 5	0.156 0
连续步行 1 公里路	0.974 8	0.010 7	0.929 0	0.498 7	0.072 5
从椅子上站起来	0.864 2	0.037 8	0.763 4	0.098 5	0.045 8
站着捡书	0.929 7	0.011 5	0.881 7	0.181 1	0.000 0
自转一圈不超过 10 步	0.858 0	0.041 9	0.709 6	0.183 3	0.078 7
视力	0.752 6	0.098 6	0.656 8	0.261 1	0.205 4
听力	0.650 7	0.049 6	0.384 3	0.137 9	0.070 0
女性					
手触颈根	0.889 9	0.008 1	0.015 2	0.015 8	0.911 1
手触后腰	0.851 2	0.001 1	0.062 0	0.013 8	0.841 4
手臂上举	0.790 6	0.004 4	0.027 8	0.017 7	0.896 4
提约 5 公斤重物	0.968 5	0.017 4	0.916 6	0.559 1	0.279 5
连续蹲下站起 3 次	0.973 2	0.055 0	0.992 9	0.660 0	0.320 9
连续步行 1 公里路	0.958 4	0.009 2	0.967 3	0.508 3	0.238 2
从椅子上站起来	0.799 1	0.043 0	0.642 5	0.131 3	0.115 3
站着捡书	0.913 0	0.015 8	0.813 9	0.114 4	0.080 9
自转一圈不超过 10 步	0.698 9	0.057 5	0.629 7	0.180 1	0.188 5
视力	0.699 1	0.118 7	0.584 1	0.302 6	0.194 6
听力	0.523 8	0.034 4	0.362 3	0.162 6	0.040 9

（三）5 类别分性别多组限定潜在转变模型的参数估计结果

运行 SAS 9.4 得到 5 类别分性别多组限定潜在转变模型的参数估计结果。表 5-9 是老年人表示"无法独立完成"（模型中编码为"1"）的项目响应概率 $\rho_{j,1|q}$。其中 q 代表性别,j 代表 11 个躯体功能指标。

表 5-9　分性别多组限定潜在转变模型估计的项目响应概率

	完全功能障碍	健康	下肢功能障碍	高强度动作受限	上肢活动度受限
手触颈根	0.930 7	0.005 9	0.030 1	0.019 2	0.945 8
手触后腰	0.898 1	0.001 7	0.055 6	0.014 9	0.905 0

续　表

	完全功能障碍	健康	下肢功能障碍	高强度动作受限	上肢活动度受限
手臂上举	0.861 7	0.004 3	0.036 8	0.019 4	0.903 9
提约 5 公斤重物	0.950 2	0.008 3	0.884 8	0.494 6	0.165 8
连续蹲下站起 3 次	0.978 4	0.034 8	0.987 6	0.640 1	0.245 1
连续步行 1 公里路	0.961 7	0.010 8	0.958 0	0.485 1	0.151 7
从椅子上站起来	0.811 8	0.039 5	0.664 8	0.117 3	0.079 7
站着捡书	0.899 5	0.013 8	0.817 6	0.132 2	0.056 7
自转一圈不超过 10 步	0.751 6	0.048 5	0.643 1	0.176 4	0.146 0
视力	0.697 8	0.106 4	0.606 4	0.281 2	0.199 7
听力	0.546 0	0.043 1	0.373 0	0.147 5	0.051 2

注：表格中的数据是指标响应类别为"无法独立完成"的响应概率。

对比本章第二节常规潜在转变模型的项目响应概率估计(表 5 - 4)发现，无论是基于分样本(男性老年人和女性老年人)估计的潜在状态类别还是基于整体样本估计的潜在状态类别，均有形貌上(5 个潜在状态类别)以及内涵上(各项目响应概率分布)的一致性。这反映我国老年人躯体功能指标结构的稳定性以及 5 类别潜在状态的典型性。根据 5 类别分性别多组潜在转变模型的运行结果，得出男性老年人和女性老年人分组中，均包含"完全功能障碍""健康""下肢功能障碍""高强度动作受限""上肢活动度受限"5 种躯体功能潜在状态。

表 5 - 10 显示男性老年人和女性老年人分别在 2002、2008、2014 年 3 个时间点上潜在状态发生率 $\delta_{s_{2002}|q}\delta_{s_{2008}|q}\delta_{s_{2014}|q}$，以及 2 个测量期间的转变概率 $\tau_{s_{2008}|s_{2002}}$、$\tau_{s_{2014}|s_{2008}}$。s 代表"完全功能障碍""健康""下肢功能障碍""高强度动作受限""上肢活动度受限"5 类躯体功能潜在状态。

表 5 - 10　5 类别分性别多组限定潜在转变模型估计的潜在状态发生率和转变概率

	老年人躯体功能潜在状态				
	完全功能障碍	健康	下肢功能障碍	高强度动作受限	上肢活动度受限
潜在状态发生率(%)					
男性老年人					
2002 年	0.47	88.27	1.12	6.68	3.46
2008 年	1.54	75.53	2.43	16.34	4.16
2014 年	5.97	49.29	13.10	29.65	1.99

续　表

	老年人躯体功能潜在状态				
	完全功能障碍	健康	下肢功能障碍	高强度动作受限	上肢活动度受限
女性老年人					
2002 年	0.68	69.06	2.36	24.13	3.77
2008 年	3.14	52.25	8.35	30.51	5.75
2014 年	8.04	27.21	26.39	36.20	2.16
男性老年人					
转变概率(%)		2002—2008 年			
完全功能障碍	**0.06**	3.64	56.33	39.97	0.00
健康	0.99	**80.30**	1.26	13.31	4.14
下肢功能障碍	13.89	33.11	**29.83**	23.17	0.00
高强度动作受限	5.62	27.60	8.64	**50.55**	7.59
上肢活动度受限	3.87	69.87	3.99	22.27	**0.00**
转变概率(%)		2008—2014 年			
完全功能障碍	**25.99**	16.53	17.60	39.88	0.00
健康	3.29	**58.61**	8.38	27.61	2.11
下肢功能障碍	31.74	0.00	**61.89**	6.37	0.00
高强度动作受限	12.28	20.11	28.58	**36.63**	2.40
上肢活动度受限	7.43	35.75	7.80	49.02	**0.00**
女性老年人					
转变概率(%)		2002—2008 年			
完全功能障碍	**0.00**	7.90	57.82	34.28	0.00
健康	1.40	**62.12**	5.39	25.18	5.91
下肢功能障碍	24.19	0.00	**66.68**	9.13	0.00
高强度动作受限	6.11	30.80	11.04	**46.66**	5.39
上肢活动度受限	3.20	49.42	0.00	37.77	**9.61**
转变概率(%)		2008—2014 年			
完全功能障碍	**14.64**	14.46	70.90	0.00	0.00
健康	3.06	**39.45**	16.24	38.75	2.50
下肢功能障碍	19.85	1.83	**60.77**	14.21	3.34
高强度动作受限	12.31	13.91	32.03	**40.77**	0.98
上肢活动度受限	9.86	30.43	14.57	40.40	**4.74**

注：粗体部分显示时间间隔内的该潜在状态保持率；列表示期初状态，行表示期末状态。

　　通过观察可推测，男性老年人和女性老年人在不同躯体功能潜在状态分布及潜在状态转变上存在着明显差异。在进行具体的描述和分析之前，进行潜在状态分布率和转变的组间差异性检验。

（四）初始潜在状态发生率和转变概率的组间差异性检验

参数的组间差异性检验方法被称为等值限定（equality restrictions），是指将潜在类别模型中的多个参数设定为相同数值，然后进行参数估计与模型适配检验，比较设定前后模型适配的变化。测量不变性（measure invariance），也称平行指标（paralledl indicators）假设，就是一种等值限定，是基于稳定模型估计和解释目的最常使用的一种限定策略，限定的参数对象是项目响应概率；

当进行参数组间异质性检验时，若时间 1 时类别发生率或转变概率在群体间有等效性，即可认为不同群组在潜在状态分布和转变上无差异。为研究老年人躯体功能健康状态性别差异，提出以下三个假设：（1）时间 1 时潜在状态组间无差异；（2）潜在状态转变概率在组间无差异；（3）上述两组参数在组间均无差异。并根据参数限制的类型和区域得出四种转变模型，各模型检验结果如下：

表 5-11 是两性老年人之间，躯体功能初始潜在状态发生率和转变概率的整体差异性检验结果。假设老年人躯体功能初始潜在状态发生率和转变概率相等。其中模型 1 表示初始潜在状态发生率和转变概率均自由估计（未限制）的 5 类别分性别多组潜在转变模型；模型 2 则是通过键入相关命令规定两个参数估计在组间相等的多组等值限定潜在转变模型。两个模型适配差异性显著（$\Delta G^2 = 202.14$，$df = 44$，$p < 0.000$），等值限定使得多组潜在转变模型适配性发生变化。AIC 值建议首选模型 1，而 BIC 值指示模型 2 拟合更优。进一步地分别限制初始潜在状态发生率和转变率作差异检验。

表 5-11　老年人躯体功能初始潜在状态发生率和转变概率性别差异整体检验

	G^2	df	BIC	AIC	l
模型 1：初始潜在状态发生率和转变概率组间自由估计	9 566.06	2 147 482 610	10 570.60	9 842.06	−12 697.95
模型 2：初始潜在状态发生率和转变概率组间相等	9 768.20	2 147 482 654	10 452.46	9 956.20	−12 799.02

$G_2^2 - G_1^2 = 202.14$，$df = 44$，$p < 0.000$

注：初始潜在状态指的是 2002 年老年人所处躯体功能潜在状态。

表 5-12 是两性老年人之间，躯体功能初始潜在状态发生率的差异性检验结果。

其中模型 1 表示初始潜在状态发生率和转变概率均自由估计(未限制)的 5 类别分性别多组潜在转变模型(即为表 5-11 中模型 1);模型 4 则是通过键入相关命令规定初始潜在状态发生率参数估计在性别组间相等的多组等值限定潜在转变模型。两个模型适配度差异性显著($\Delta G^2 = 74.59$,$df = 4$,$p < 0.000$),且 BIC 和 AIC 值均指示模型 1 拟合更优。这表明我国老年人的躯体功能潜在状态分布两性差异显著。

表 5-12   老年人躯体功能初始潜在状态发生率的性别差异检验

	G^2	df	BIC	AIC	l
		潜在状态转变概率组间自由估计			
模型 1:					
初始潜在状态发生率组间自由估计	9 566.06	2 147 482 610	10 570.60	9 842.06	−12 697.95
模型 4:					
初始潜在状态发生率组间相等	9 640.65	2 147 482 614	10 616.08	9 908.65	−12 735.25
$G_4^2 - G_1^2 = 74.59$,$df = 4$,$p < 0.000$					

注:初始潜在状态指的是 2002 年老年人所处的躯体功能潜在状态。

表 5-13 是两性老年人之间躯体功能潜在状态转变率的差异性检验结果。其中模型 1 表示初始潜在状态发生率和转变概率均自由估计(未限制)的 5 类别分性别多组潜在转变模型(即为表 5-11 和表 5-12 中的模型 1);模型 3 则是通过键入相关命令规定转变概率参数估计在性别组间相等的多组等值限定潜在转变模型。两个模型适配度差异性显著($\Delta G^2 = 110.86$,$df = 40$,$p < 0.000$),且 BIC 和 AIC 值均指示模型 1 拟合更优。这表明我国老年人躯体功能潜在状态转变两性差异显著。

表 5-13   老年人躯体功能潜在状态转变概率的性别差异检验

	G^2	df	BIC	AIC	l
		初始潜在状态发生率组间自由估计			
模型 1:					
潜在状态转变概率组间自由估计	9 566.06	2 147 482 610	10 570.60	9 842.06	−12 697.95
模型 3:					
潜在状态转变概率组间相等	9 676.92	2 147 483 650	10 390.29	9 872.92	−12 753.38
$G_2^2 - G_1^2 = 110.86$,$df = 40$,$p < 0.000$					

二、老年人躯体功能潜在状态分布及转变的两性差异

我国老年人躯体功能潜在状态分布及转变的两性差异均显著。接下来,根据 5 类别分性别多组潜在转变模型估计的潜在状态发生率和转变概率(表 5-10)作具体分析。

(一)老年人躯体功能潜在状态分布的两性差异

从 2002、2008、2014 年男性老年人和女性老年人躯体功能潜在状态发生率来看(表 5-10),总体而言,男性躯体健康水平高于女性。尽管随着年龄增长,两性老年人躯体健康水平均在不断下降,但女性老年人下降程度更明显。女性老年人中,躯体功能处于健康状态的人数占比下降显著,处于下肢功能障碍状态的人数明显增多,而男性老年人中,高强度动作受限状态人数增加明显。2002、2008、2014 年,男性老年人中健康状态占比均高于女性老年人,其他各状态占比均低于女性老年人;男性老年人中健康状态占比由 88.27% 下降至 49.29%,而女性老年人中健康状态占比则由 69.06% 下降至 27.21%;下肢功能障碍的女性老年人占比由 2.36% 上升至 26.39%;男性老年人中高强度动作受限状态占比由 6.68% 上升至 29.65%。无论男性老年人还是女性老年人,其躯体功能潜在状态变化趋势基本与总体情况相一致。即健康状态老年人占比持续减少,高强度动作受限和下肢功能障碍老年人明显增多,完全功能障碍老年人有所增加,上肢活动度受限的老年人占比小且轻微波动。

(二)老年人躯体功能潜在状态转变的两性差异

对比男性老年人和女性老年人的潜在转变概率(表 5-10),分初始状态、分时间段对老年人躯体功能潜在状态转变的两性差异进行详细分析。

(1) 2002—2008 年,处于完全功能障碍状态的男性老年人或女性老年人,均有好转趋势,女性老年人更有优势。男性和女性老年人向下肢功能障碍状态转变概率为 56.33% 和 57.82%,向高强度动作受限状态转变的概率接近,女性老年人康复概率高出男性老年人 4.26%;随时间推移,完全功能障碍男性老年人和女性老年人保持原状或向健康状态转变的概率均有提高,男性老年人尤为显著;男性囿于完全功能障碍的老年人从 0.06% 上升到 25.99%,向健康状态转变的概率由 3.64% 上升至 16.53%,完全功能障碍状态的女性老年人这两项指标则从 0 上升至 14.64%、从 7.9% 上升至 14.46%。高强度动作受限状态逐渐取代下肢功能障碍成为男性老年人主要的转变方向,女性仍旧最有倾向朝下肢功能障碍状态发展。完全功能障碍的男性老年人转为下肢功能障碍的概率由 56.33% 下降至 17.60%,该状态女性

老年人转变至高强度动作受限状态的概率也大幅下降。

（2）健康状态男性老年人较女性老年人而言，更容易保持健康状态。随着时间推移，保持率均有所下降且两性转变方向始终一致。2002—2008年男性老年人和女性老年人健康状态保持率为80.30％和58.61％，向下肢功能障碍转变率分别为1.26％和5.39％，向高强度动作受限状态转变率分别为13.31％和25.18％；2008—2014年男性老年人和女性老年人健康状态保持率分别下降至62.12％和39.45％，向下肢功能障碍状态转变率分别上升至8.38％和16.24％，向高强度动作受限状态转变率分别为27.61％和38.75％。

（3）处于下肢功能障碍状态的女性老年人稳定性更高。起初男性老年人好转概率高且女性转变多呈恶化方向。但这种差异随着时间推移不断缩小且有逆转趋势。2002—2008年，下肢功能障碍状态的男性老年人发生转变的概率为70.17％，其中有33.11％和23.17％向健康和高强度动作受限状态转变；女性维持原状态的概率为66.68％，而一旦转变则多恶化为完全功能障碍状态（24.19％）；2008—2014年，处于下肢功能障碍状态的男性和女性老年人维持原状态的概率分别为61.89％和60.77％，男性老年人中状态恶化率由13.89％增至31.74％，向高强度动作受限状态转变率下降至6.37％；女性老年人中状态恶化率由24.19％降低至19.85％，而向高强度动作受限状态转变率由9.13％提高至14.21％。

（4）高强度动作受限状态的两性老年人始终最容易维持原状态，女性老年人恶化概率始终高于男性老年人。随着时间推移，男性老年人较女性老年人更容易康复。2002—2008年，50.55％的男性老年人和46.66％的女性老年人会维持原状态，有27.60％的男性老年人和30.80％的女性老年人会康复，转变至下肢功能障碍状态的概率为8.64％和11.04％。2008—2014年，有36.63％和40.77％的男性老年人和女性老年人维持原状态，完全康复者分别占20.11％和13.91％，转变至下肢功能障碍状态的概率分别为28.58％和32.03％。

（5）上肢活动度受限的男性老年人发生转变且康复可能性更大，但这种优势随时间推移而缩小，伴随转为高强度动作受限状态的风险显著增加以及完全康复机会明显变小。在2个时间间隔内，期初处于上肢活动度受限的男性老年人无一例外地均发生了状态转变。2002—2008年有69.87％和49.42％的男性老年人和女性老年人恢复至健康状态，而2008—2014年，该指标为35.75％和30.43％；2002—2008年上肢活动度受限的男性老年人，转至高强度动作受限状态的为

22.27％，女性老年人该项指标则为 37.77％；而 2008—2014 年该两项指标为 49.02％和 40.40％。

（三）基于潜在状态分布及转变视角的两性躯体功能变化规律

根据上述分析，本研究得出两点结论：

（1）男性老年人容易维持在极端状态（完全功能障碍或健康），且恶化风险低、完全康复概率大，女性更容易从较好健康状态转变到较差健康状态，且易深陷中间状态并伴随高恶化风险。数据显示，健康状态的男性老年人较女性老年人而言更容易保持健康状态；完全功能障碍男性和女性老年人保持原状态或向健康状态转变的概率均有所提高，男性老年人尤为显著，若发生转变，高强度动作受限状态是健康男性老年人的主要转变方向，女性老年人仍旧最有可能向下肢功能障碍状态发展；高强度动作受限状态老年人中，女性老年人恶化率始终高于男性老年人，随着时间推移，男性老年人较女性老年人更容易完全康复。这可能源于男女两性存在的生理差异，以及两性健康不平等的累积性效应所致（魏蒙，2017）。

（2）男性老年人好转优势随着时间推移而变小。尤其体现为中间状态（下肢功能障碍状态）和不稳定状态（上肢活动度受限）。处于下肢功能障碍的女性老年人稳定性高于男性老年人，起初男性老年人好转概率高且女性老年人转变多呈恶化方向，但这种差异随着时间推移不断缩小且有逆转趋势。上肢活动度受限的男性老年人发生转变且康复可能性更大，但这种优势随时间推移而缩小，伴随转为高强度动作受限状态的风险显著增加，以及完全康复机会明显降低。这也许与健康两性死亡的性别选择以及健康不平等的年龄中和效应相关（将在第九章作具体讨论）。

第五节　老年人躯体功能潜在状态分布及转变的起始年龄组差异分析

年龄是老年人的健康风险因素，老化是不可避免及无法逆转的。有文献显示，我国老年人健康状况在每个年龄段的潜在发展趋势都是在变差，其中，73—76 岁这个年龄段在所有年龄段中的潜在发展趋势最差（高晓晖，2012）。

本节将使用多组潜在转变模型，将老年人群以 5 岁为间隔，以基期（2002 年）

年龄为标准,划分为 65—69 岁、70—74 岁、75—79 岁、80 岁及以上老年人组[①],进行不同年龄组老年人的躯体功能状态的潜在发生概率和转变概率参数估计,并基于验证性潜在类别分析方法,通过参数限制和不限制下的模型适配差异性检验,以及各年龄组老年人躯体功能潜在状态形貌结构的对比,判断我国老年人躯体功能潜在状态分布以及转变是否存在年龄差异。

一、分起始年龄组多组潜在转变模型

(一)模型构建与模型选择

依据研究假设,模型表达式如下:

$$P(Y=y \mid V=q) = \sum_{s_1=1}^{S} \sum_{s_2=1}^{S} \sum_{s_3=1}^{S} \delta_{s_1|q} \tau_{s_2|s_1,q} \tau_{s_3|s_2,q} \prod_{t=1}^{3} \prod_{j=1}^{11} \prod_{r_{j,t}=1}^{2} \rho_{j,r_{j,t}|s_t,q}^{I(y_{j,t}=r_{j,t})}$$

其中 q 表示 65—69 岁、70—74 岁、75—79 岁、80 岁及以上四个年龄组,式中其他各符号意义与常规的潜在转变模型相同。本研究共选取 11 个躯体功能指标在 2002、2008、2014 年 3 个时间点测量的数据。故 t 代表 2002、2008、2014 年 3 个时间点;j 表示"手触颈根""手触后腰""手臂上举""提约 5 公斤重物""连续步行 1 公里路""从椅子上站起来""连续蹲下站起 3 次""站着捡书""自转一圈不超过 10 步"、视力、听力 11 个躯体功能指标;r 表示各指标的 2 个响应类别,分别为"无法独立完成"和"独立完成",模型中编码分别为"1"和"2"。

$P(Y=y \mid V=q)$ 表示年龄分组下个体项目响应模式 $y=(r_{1,1}, r_{1,2}, \cdots, r_{11,2}, r_{11,3})$ 的概率。$r_{1,1}$ 表示 2002 年第一个躯体功能指标的项目响应类别。各年龄分组下的所有响应模式概率和为 1,即 $\sum P(Y=y \mid V=q)=1$;$\delta_{s_1|q}$ 表示各年龄分组内老年人 2002 年躯体功能潜在状态 s($s=1, \cdots, S$)的发生率,S 为潜在状态个数;$\tau_{s_2|s_1,q}$ 表示 2002 年躯体功能潜在状态 s 的各年龄分组内老年人在 2008 年测量时处于潜在状态 s 的概率,$\tau_{s_3|s_2,q}$ 表示 2008 年躯体功能潜在状态 s 的各年龄分组内老年人在 2014 年测量时处于潜在状态 s 的概率;$\rho_{j,r_{j,t}|s_t,q}$ 表示年龄分组下 t 时刻潜在状态 s 下 11 个指标的响应率。$I(y_{j,t}=r_{j,t})$ 是一个指示函数,当躯

---

① 75 岁是世界卫生组织划分年轻老人和老老人的标准,分组样本数量过小会影响多组潜在转变模型的运行,过于笼统的划分也损害了参数估计结果的年龄组区分度。故在 75 岁的划分基础上,以平均间隔 5 岁再作划分。划分后 65—69 岁、70—74 岁、75—79 岁、80 岁及以上老年人组样本占比分别为 37.96%、30.42%、18.82%、12.80%,分布相对平均。

体功能指标 j 的响应类别为 $r_{j,t}$ 时,该指示函数等于1,否则等于0。

为选择合适的多组潜在转变模型,明确最佳潜在类别个数,本研究率先假定老年人躯体功能状态只存在2个潜在类别[①],在 SAS 9.4 的 PROC LTA 中键入命令"NSTATUS 2"来设置潜在类别数目为2,运行软件得出模型适配指标和参数。随后以同样的方法,逐步设置潜在类别数目为3、4、5、6、7,依次运行相应模型,得到各模型的适配估计指标(表5-14)。

表5-14　不同潜在类别数目下分起始年龄组多组潜在转变模型的适配估计指标

潜在类别数目	BIC	AIC	G^2	1
2	14 250.43	14 039.25	13 959.25	−14 222.03
3	12 816.56	12 362.54	12 190.54	−13 337.67
4	12 352.21	11 470.87	11 174.87	−12 829.84
5	12 310.39	11 117.26	10 665.26	−12 575.03
6	12 825.38	12 480.85	10 574.26	−12 459.47
7	13 596.15	12 773.06	10 025.47	−1 234.22

由表5-14可知,随着潜在类别数目增多,BIC 值和 AIC 值不断变小,BIC 值和 AIC 值均指示潜在类别数目为5时模型最优,各潜在类别数目的模型统计检验均显著($p=0.000$)。故选择潜在类别数目为5的多组潜在转变模型。此时模型表达式为:

$$P(Y=y \mid V=q) = \sum_{s_1=1}^{5}\sum_{s_2=1}^{5}\sum_{s_3=1}^{5}\delta_{s_1|q}\tau_{s_2|s_1,q}\tau_{s_3|s_2,q}\prod_{t=1}^{3}\prod_{j=1}^{11}\prod_{r_{j,t}=1}^{2}\rho_{j,r_{j,t}|s_t,q}^{I(y_{j,t}=r_{j,t})}$$

(二)组间测量不变性检验

与性别差异性分析一致,在进行多组潜在转变结果分析之前,需要考察我国老年人躯体功能状态划分是否具有跨年龄的恒等性,即组间测量不变性的统计检验。这是后续进行群体比较的基础。检验结果见表5-15。项目响应概率限制后的分年龄的多组潜在转变模型适配性变化不显著($\Delta G^2=97.15$, $df=150$, $p=0.9997$),且 BIC 和 AIC 值均指示模型2更优。本研究认为我国老年人躯体功能状态潜在变量具有跨年龄组稳定性,即处于不同年龄段的老年人群,其躯体功能潜在状态划分无差异。从模型适配度来看,由5类别多组限定潜在状态转变模型运行得出的老年人躯体功能潜在状态更典型。

———————————

① 潜在类别数目为1指各心理健康状态外显变量之间完全独立,即不存在潜在类别变量,不符合模型假设。SAS 软件在运行探索性潜在转移模型时,要求潜在类别数目最低设置为2。

表 5-15　项目响应概率组间限制和不限制的 5 类别多组潜在转变模型拟合分析

	G^2	df	BIC	AIC	1
模型 1：					
项目响应概率组间不限制	10 568.11	2 147 483 560	12 489.52	10 504.49	−11 597.62
模型 2：					
项目响应概率组间限制	10 665.26	2 147 483 710	12 310.39	11 117.26	−12 575.03

$G_2^2 - G_1^2 = 97.15, df = 150, p = 0.999\ 7$

（三）5 类别分起始年龄组多组限定潜在转变模型参数结果

运行 SAS 9.4 得到 5 类别多组限定潜在转变模型的参数估计结果。表 5-16 是老年人表示"无法独立完成"（模型中编码为"1"）项目响应概率 $\rho_{j,\,1|q}$。其中，q 代表年龄段，j 代表 11 个躯体功能外显变量。

表 5-16　分起始年龄组多组限定潜在转变模型估计的项目响应概率

	完全功能障碍	健康	下肢功能障碍	高强度动作受限	上肢活动度受限
手触颈根	0.930 5	0.006 0	0.029 6	0.021 1	0.953 1
手触后腰	0.900 0	0.001 4	0.054 2	0.017 4	0.916 1
手臂上举	0.860 9	0.004 4	0.037 9	0.021 4	0.907 5
提约 5 公斤重物	0.947 9	0.010 3	0.883 5	0.496 3	0.160 0
连续蹲下站起 3 次	0.978 3	0.038 3	0.989 2	0.639 2	0.227 6
连续步行 1 公里路	0.962 3	0.010 8	0.955 1	0.493 9	0.135 4
从椅子上站起来	0.815 2	0.038 1	0.668 4	0.123 2	0.070 1
站着捡书	0.890 2	0.013 5	0.826 6	0.134 9	0.054 1
自转一圈不超过 10 步	0.746 9	0.047 8	0.653 6	0.177 8	0.146 8
视力	0.692 3	0.104 2	0.609 2	0.290 3	0.198 4
听力	0.541 0	0.040 3	0.380 0	0.153 8	0.052 1

注：表格中的数据是指标响应类别为"无法独立完成"的响应概率。

对比本章第二节常规潜在转变模型对于项目响应概率的估计（表 5-4），无论是基于分样本（分初始年龄段的）估计潜在状态类别还是基于整体样本估计的潜在状态类别，均有形貌上（5 个潜在状态类别）以及内涵上（各项目响应概率分布）的一致性。反映我国老年人躯体功能指标结构的稳定性以及 5 类别潜在状态的典型性。根据分年龄多组潜在转移模型的运行结果，得出各年龄段内，均包含"完全功能障碍""健康""下肢功能障碍""高强度动作受限""上肢活动度受限"5 种躯体功能潜在状态。

表 5–17 显示了各年龄组老年人分别在两个测量期间的转变概率 $\tau_{s_{2008}|s_{2002}}$、$\tau_{s_{2014}|s_{2008}}$。s 代表"完全功能障碍""健康""下肢功能障碍""高强度动作受限""上肢活动度受限"5 类躯体功能潜在状态。

表 5–17　5 类别分起始年龄组多组限定潜在转变模型估计的转变概率

	老年人躯体功能潜在状态				
	完全功能障碍	健康	下肢功能障碍	高强度动作受限	上肢活动度受限
65—69 岁					
转变概率(%)			2002—2008 年		
完全功能障碍	**0.00**	100.00	0.00	0.00	0.00
健康	0.71	**82.32**	1.67	9.95	5.35
下肢功能障碍	100.00	0.00	**0.00**	0.00	0.00
高强度动作受限	5.57	48.37	8.64	**46.05**	0.00
上肢活动度受限	6.02	83.44	0.00	10.35	**0.00**
转变概率(%)			2008—2014 年		
完全功能障碍	**0.00**	43.00	34.65	22.35	0.00
健康	2.88	**59.32**	8.13	26.06	3.61
下肢功能障碍	12.62	10.68	**25.89**	39.88	10.91
高强度动作受限	3.65	23.18	20.88	**51.72**	0.57
上肢活动度受限	7.17	48.05	15.55	25.48	3.74
70—74 岁					
转变概率(%)			2002—2008 年		
完全功能障碍	**0.00**	100.00	0.00	0.00	0.00
健康	1.08	**70.91**	1.58	20.90	5.53
下肢功能障碍	58.65	0.00	**41.35**	0.00	0.00
高强度动作受限	2.27	35.09	8.74	**49.22**	4.68
上肢活动度受限	0.00	60.49	0.00	24.86	**14.64**
转变概率(%)			2008—2014 年		
完全功能障碍	**57.77**	0.00	42.23	0.00	0.00
健康	3.69	**48.53**	10.64	35.78	1.36
下肢功能障碍	33.71	0.00	**52.63**	13.66	0.00
高强度动作受限	9.31	16.00	26.57	**47.29**	0.83
上肢活动度受限	4.11	43.68	7.68	44.53	0.00
75—79 岁					
转变概率(%)			2002—2008 年		
完全功能障碍	**0.00**	0.00	100.00	0.00	0.00
健康	1.94	**61.94**	7.46	23.48	5.18

续　表

	老年人躯体功能潜在状态				
	完全功能障碍	健康	下肢功能障碍	高强度动作受限	上肢活动度受限
下肢功能障碍	23.73	24.81	**26.52**	24.94	0.00
高强度动作受限	4.12	20.38	4.54	**61.63**	9.33
上肢活动度受限	0.00	56.60	0.00	36.86	**6.54**
转变概率(%)			2008—2014 年		
完全功能障碍	**0.00**	24.38	75.62	0.00	0.00
健康	2.57	**34.63**	18.28	44.52	0.00
下肢功能障碍	11.73	0.00	**78.19**	0.00	10.08
高强度动作受限	18.14	18.90	31.85	**28.28**	2.83
上肢活动度受限	18.48	5.42	0.00	76.10	**0.00**
80 岁及以上					
转变概率(%)			2002—2008 年		
完全功能障碍	**0.00**	0.00	61.73	38.27	0.00
健康	1.90	**34.83**	8.63	54.64	0.00
下肢功能障碍	7.50	18.35	**65.06**	9.09	0.00
高强度动作受限	11.95	20.58	21.92	**39.58**	5.97
上肢活动度受限	9.89	27.53	12.51	50.07	**0.00**
转变概率(%)			2008—2014 年		
完全功能障碍	**17.97**	0.00	60.79	21.24	0.00
健康	4.17	**27.01**	28.44	40.38	0.00
下肢功能障碍	25.56	0.00	**60.60**	13.84	0.00
高强度动作受限	18.71	9.55	39.93	**31.81**	0.00
上肢活动度受限	49.74	0.00	0.00	50.26	**0.00**

注：粗体部分显示时间间隔内该潜在状态保持率；列表示期初状态，行表示期末状态。

　　通过观察可推测，初始处于不同年龄段，老年人躯体功能潜在状态转变存在着明显差异。在进行具体的描述和分析之前，进行潜在状态分布和转变的组间差异性检验。

（四）初始潜在状态发生率和转变概率的组间差异性检验

　　同性别组间参数差异显著性检验类似，老年人躯体功能潜在状态分布及转变的年龄组间差异性检验方法，通过限制组间初始潜在状态发生率及转变概率的自由估计，比较限制前后模型适配变化。本研究提出以下三个假设：（1）时间 1 时潜在状态组间无差异；（2）潜在状态转变概率在组间无差异；（3）上述两组参数在组间均无差异。此后根据参数限制的类型和区域得出四种转变模型，各模型检验结果如下：

　　表 5-18 中，模型 1 表示各年龄组老年人群躯体功能初始潜在状态发生率和转变概率自由估计（未限制）的 5 类别分年龄组的多组潜在转变模型，模型 2 则是

通过键入相关命令规定两个参数估计在年龄组间相等的多组等值限定模型。两个模型适配差异性显著($\Delta G^2 = 827.46$，$df = 72$，$p < 0.000$)，说明参数限制后，分年龄组的多组潜在转变模型适配性变化显著，而 AIC 值建议首选模型 1，BIC 值指示模型 2 拟合更优。进一步分别限制初始潜在状态发生率和转变率作差异检验。

表 5‑18　老年人躯体功能初始潜在状态发生率
和转变概率起始年龄组差异整体检验

	G^2	df	BIC	AIC	1
模型 1：					
初始潜在状态发生率和转变概率组间自由估计	10 665.26	2 147 483 560	12 310.39	11 117.26	−12 575.03
模型 2：					
初始潜在状态发生率和转变概率组间相等	11 492.72	2 147 483 632	12 176.98	11 680.72	−12 988.76
$G_2^2 - G_1^2 = 827.46$，$df = 72$，$p < 0.000$					

表 5‑19 是各年龄组老年人躯体功能初始潜在状态发生率的差异性检验结果。其中模型 1 表示初始潜在状态发生率和转变概率均自由估计(未限制)的常规 5 类别老年人躯体功能状态分年龄组的多组潜在转变模型(即为表 5‑18 中模型 1)，模型 4 则是通过键入相关命令规定仅初始潜在状态发生率参数估计在组间相等的多组等值限定潜在转变模型。两个模型适配度差异性显著($\Delta G^2 = 523.61$，$df = 12$，$p < 0.000$)，且 BIC 和 AIC 值均指示模型 1 拟合更优。这表明躯体功能潜在状态分布在不同起始年龄组的老年人群中差异显著。

表 5‑19　老年人躯体功能初始潜在状态发生率的
起始年龄组差异检验

	G^2	df	BIC	AIC	1
	转变概率组间自由估计				
模型 1：					
初始潜在状态发生率组间自由估计	10 665.26	2 147 483 560	12 310.39	11 117.26	−12 575.03
模型 4：					
初始潜在状态发生率组间相等	11 188.87	2 147 483 572	12 164.29	11 456.87	−12 836.83
$G_4^2 - G_1^2 = 523.61$，$df = 12$，$p < 0.000$					

表5-20是起始年龄组老年人躯体功能潜在状态转变概率的差异性检验结果。其中模型1表示初始潜在状态发生率和转变概率均自由估计（未限制）的常规5类别老年人躯体功能状态分年龄组的多组潜在转变模型（即为表5-18和表5-19中模型1）；模型3则是通过键入相关命令规定转变概率参数估计在年龄组间相等的多组等值限定潜在转变模型。两个模型适配度差异性显著（$\Delta G^2 = 281.67$，$df = 60$，$p < 0.000$），且BIC和AIC值均指示模型1拟合更优。这表明躯体功能潜在状态转变情况在不同起始年龄组的老年人群中差异显著。

表5-20   老年人躯体功能潜在状态转变概率的起始年龄组差异检验

	G^2	df	BIC	AIC	l
初始潜在状态发生率组间自由估计					
模型1：					
潜在状态转变概率组间自由估计	10 665.26	2 147 483 560	12 310.39	11 117.26	−12 575.03
模型3：					
潜在状态转变概率组间相等	10 946.93	2 147 483 620	11 718.54	11 158.93	−12 715.87
$G_3^2 - G_1^2 = 281.67$，$df = 60$，$p < 0.000$					

二、老年人躯体功能潜在状态分布与转变的起始年龄组差异

不同起始年龄组中，我国老年人躯体功能潜在状态分布及转变情况差异均显著。接下来，根据5类别分起始年龄组的多组潜在转变模型估计的躯体功能潜在状态转变概率（表5-17）作具体分析。

（一）老年人躯体功能潜在状态分布的起始年龄组差异

表5-17是2002、2008、2014年各起始年龄组老年人躯体功能潜在状态的转变概率，显示了各起始年龄组老年人躯体功能潜在状态分布及变化趋势。

起始年龄65—69岁老年人隶属健康状态的概率始终最高。随着时间推移，高强度动作受限状态占比陆续提高6%和17.16%，上升趋势在组间最为明显；健康状态老年人占比加速下降，降幅在2008年和2014年分别为10.84%和26.58%。

起始年龄70—74岁组中，高强度动作受限状态人数占比上升趋势较明显，2014年较2002年上升了22.56%；健康状态人数占比下降趋势较明显，2008年和

2014 年陆续下降了 15.86％和 26.81％。

起始年龄 75—79 岁组中,健康状态老年人减少最为显著,占比由 2002 年的 72.4％到 2008 年的 52.33％,再到 2014 年的 25.13％;下肢功能障碍状态老年人占比上升较明显且在加速,由 2002 年的 1.37％上升至 2008 年的 7.04％,再到 2014 年的 25.85％。该组高强度动作受限人数波动较大。

起始年龄 80 岁及以上高龄老年人组的躯体功能状态变化趋势与其他年龄组差异明显:健康状态人群占比下降空间有限,下肢功能障碍状态的老年人占比提高了 31.28％,组间最为明显,高强度动作受限状态人数占比减少了 4.14％。

"上肢活动度受限"的人群占比在各年龄组变化趋势较一致,呈先升后降的轻微波动。

为此,本研究总结:

(1) 总体而言,年龄越低,躯体功能状态越好。

(2) 年轻老龄组(65—74 岁)高强度动作受限发生率高且增加明显,尤其是进入 70 岁之后。

(3) 75 岁及以上老年人易发展成下肢功能障碍状态者,尤其是进入 80 岁之后。

(4) 步入 75 岁之后,老年人躯体功能状态急剧下滑。具体体现为,65—69 岁年龄组老年人在第二个测量间隔内,健康状态占比加速下降 16％;75—79 岁年龄组中,健康状态人数减少最显著,完全功能障碍状态者占比上升最明显。

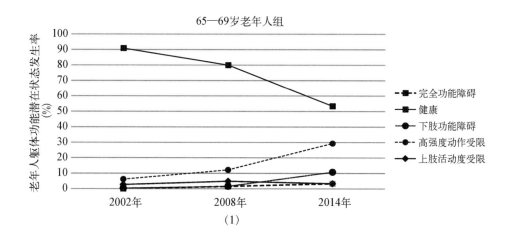

(1)

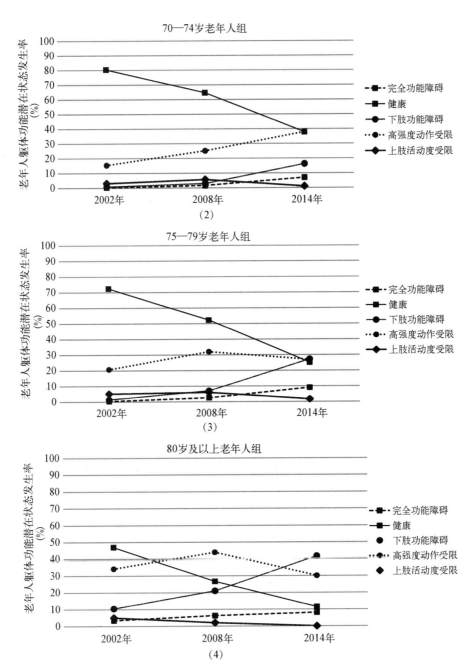

图 5 - 3　2002、2008、2014 年各起始年龄组的老年人躯体功能潜在状态分布及变化趋势

（二）老年人躯体功能潜在状态转变的起始年龄组差异

对比不同起始年龄组老年人的潜在转变概率（表 5 - 17），分初始状态、分时间

段对老年人躯体功能潜在状态转变的年龄组差异进行详细分析：

（1）期初处于健康状态的老年人群，年龄越大保持健康状态的概率越小，尤其是当步入 80 岁时。数据显示，2002 年 75—79 岁老年人在 4 年后仍有 61％的概率保持健康，而 80 岁及以上老年人该比例骤减至 27.01％；此外 75—79 岁老年人在第二个测量时间间隔内保持健康的比例较第一个时间间隔降低一半。

（2）无论处于哪个年龄组，健康状态的老年人最易向高强度动作受限状态转变，且年龄越大越容易发生转变，尤其当健康状态老年人群步入 80 岁后。数据显示，75—79 岁健康老年人于 2002—2008 年期间的转变概率为 23.48％，2008—2014 年期间的转变概率为 44.52％。80 岁及以上健康老年人中该转变概率高达 54.64％。

（3）健康状态的老年人向下肢功能障碍状态转变的概率随年龄增长稳步增加。在 85 岁之后增加愈发迅速。数据显示 80 岁及以上健康老年人在第一个时间间隔内转变概率为 8.63％，但随后的 4 年里，该比例增至 28.44％，超过保持健康状态的人数。

（4）高强度动作受限的老年人，期初年龄越低，越容易康复，一旦步入 75 岁，康复概率则降低。数据显示，2002 年 48.37％的 65—69 岁年龄组老年人在 4 年后康复，甚至超过保持原状态的人数。横向对比，该比例于 75—79 岁年龄组中为 20.38％。纵向来看 70—74 岁年龄组老年人该概率在两个时间间隔内也由 35.09％骤降至 16％。

（5）高强度动作受限的年轻老年人具有维持原状态的优势，期初年龄越低，优势越明显，而高龄老人则更容易恶化至下肢功能障碍状态。75—79 岁处于高强度动作受限的老人，其保持率由 2002—2008 年的 61.63％骤然下降至 2008—2014 年的 28.28％；而转变至下肢功能障碍的概率由 4.54％迅速上升至 31.85％。

（6）高强度动作受限的老年人直接恶化为完全功能障碍的概率一般较小，但步入 80 岁之后，该风险迅速提高。期初 65—69 岁年龄组的高强度动作受限老年人随着时间推移转变风险愈小；75—79 岁老年人由高强度动作受限转移为完全功能障碍的概率由 2002—2008 年的 4.12％迅速上升至 2008—2014 年的 18.14％；期初 80 岁及以上老年人在 2 个时间间隔内转变概率分别为 11.95％和 18.71％。

（7）处于下肢功能障碍状态的老年人的情况比较复杂。2002—2008 年，期初处于 70 岁以下和 70—75 岁年龄组老年人恶化风险高。数据显示，期初处于 65—69 岁老年人恶化概率达 100％，70—74 岁年龄组老年人该概率为 58.65％；在 2008—2014 年，这 2 个年龄组老年人中，下肢功能障碍者多为 2002—2008 年期间成为下肢功能障碍的新患者,故较易维持原始状态(70—74 岁年龄组:52.63%)或者转为仅高强度动作受限的状态(65—69 岁年龄组:39.88%)。本研究猜测:下肢功能障碍的自然演变较为缓慢且多出现在失能后期,老龄阶段早期的该类人群多为意外事故或疾病导致的程度较严重且不可逆的残疾。而步入 75 岁之后,该状态的老年人多处于慢性病蔓延反复及老化造成的躯体功能渐进式衰退的缓慢顽固过程。下肢功能障碍状态老年人保持原始状态以及好转或恶化的概率较平均,且随着时间推移越发呈现出维持趋势。80 岁及以上老年人保持率达到六成以上。

(8)同下肢功能障碍相似,在分析期初即为完全功能障碍的老年人时需考虑其患病原因。完全功能障碍的年轻老年人多为意外事故或疾病引发的急性情况,或者是年轻时顽疾所致,除去迅速恶化至死亡的人群,又由于样本抽样或者调查误差的影响,因此形成均康复的结果。2008—2014 年期初完全功能障碍的年轻老年人均为 2002—2008 年期间的新患者,由于其处于病程初期且年龄相对较轻,因此易发生好转。其向健康状态、下肢功能障碍状态、高强度动作受限状态转变的概率分别为 43%、34.65%和 22.35%。而进入中高龄的老年人,其完全功能障碍状态多为其他状态转变而来的新患者,维持原状态概率或恢复概率高,期初年龄越轻,恢复机会越大。期初 70—74 岁年龄组中,完全功能障碍的老年人在 2002—2008 年期间有 58.65%转变至健康状态,在后续 2008—2014 年期间该状态保持率为 57.77%,恢复至下肢功能障碍状态概率为 42.33%;期初 75—79 岁年龄组该类老年人在 2008—2014 年期间有 75.62%恢复至下肢功能障碍,24.38%完全恢复;期初处于 80 岁及以上老年人向下肢功能障碍转变的概率在 2 个时间间隔内分别为 61.73%和 60.79%,也存在恢复至高强度动作受限的情况(38.27%和 21.24%)。

(9)上肢活动度受限康复的概率普遍较高。期初年龄越大,向高强度动作受限状态转变的概率增加。4 个年龄组老年人群体在 2002—2008 年期间康复的概率分别为 83.44%、60.49%、56.60%、34.83%,而向高强度动作受限转变的概率分别为 10.35%、24.86%、36.86%、50.07%。尤其是高龄阶段老年人在 2008—2014 年向完全功能障碍转变的概率显著增加。也许源于复杂交叉的继发病理性情况,也可能跟上肢功能状态不稳定有关。

(三)基于潜在状态分布及转变视角的躯体功能的年龄变化规律

整体而言,当老年人进入 75 岁之后,躯体功能状态水平下滑趋势明显,而进入 80 岁后极易出现严重恶化现象。前者基于个体前后 2 个时间间隔差异对比,后者反映转变强度。从各年龄组的状态分布来看,75 岁以下年轻老年人多高强度动作受限,而 75 岁及以上老年人易成为下肢功能障碍者;65—69 岁年龄组老年人在第二个时间间隔内,健康状态人群占比快速下降 16%;75—79 岁年龄组中,健康状态人数减少最显著且呈持续减少趋势,完全功能障碍状态占比上升也最明显;从状态转变来看,高强度动作受限老年人期初年龄越低越容易康复,一旦步入 75 岁,康复概率则降低,保持原状态的优势也在进入 80 岁之后迅速下降,恶化成下肢功能障碍和完全功能障碍的风险显著提升。

在分析躯体损伤程度较严重的年轻老年人时,要考虑发病原因对病情发展的影响。特别是下肢功能障碍和完全功能障碍状态的年轻老年人。下肢功能障碍的自然演变较为缓慢且多出现在失能后期,老龄阶段早期的该类人群一般而言多为意外事故或疾病导致的程度较严重且不可逆的残疾。数据显示 70 岁以下和 70—74 岁有下肢功能损伤的老年人恶化风险高,年龄越大反而有保持原状态的优势。同样地,完全功能障碍的年轻老年人多为意外事故导致,或疾病引发的急性情况,或者是年轻时顽疾所致,除去迅速恶化至死亡的人群,又由于样本抽样或者调查误差的影响,显示易康复的结果;而在第二个期间的转变过程中,进入中高龄的老年人,其完全功能障碍状态多为其他状态转变而来的新患者,维持原状态或恢复的概率高,期初年龄越轻,恢复机会越大。

第六节　老年人躯体功能潜在状态分布及转变的城乡差异分析

一、分城乡多组潜在转变模型

(一) 模型构建与模型选择

文献综述显示,在健康的生理维度,老年人的城乡差异研究结果并不一致。本节将使用多组潜在转变模型,进行城市老年人和农村老年人躯体功能潜在状态发生率和潜在转变概率参数估计,并基于验证性潜在类别分析方法,通过参数限制和不限制下的模型适配差异性检验,以及各年龄组老年人躯体功能潜在状态形貌结构的对比,判断我国老年人躯体功能潜在状态分布以及转变是否存在城乡差异。多组潜在转变模型表达式如下:

$$P(Y=y \mid V=q) = \sum_{s_1=1}^{S} \sum_{s_2=1}^{S} \sum_{s_3=1}^{S} \delta_{s_1|q} \tau_{s_2|s_1, q} \tau_{s_3|s_2, q} \prod_{t=1}^{3} \prod_{j=1}^{11} \prod_{r_{j, t}=1}^{2} \rho_{j, r_{j, t}|s_t, q}^{I(y_{j, t}=r_{j, t})}$$

其中 q 表示城乡(镇)和农村,式中其他各符号意义与分性别或分年龄的多组潜在转变模型相同。本研究共选取 11 个躯体功能指标在 2002、2008、2014 年 3 个时间点测量的数据。故 t 代表 2002、2008、2014 年 3 个时间点;j 表示手触颈根、手触后腰、手臂上举、提约 5 公斤重物、连续步行 1 公里路、从椅子上站起来、连续蹲下站起 3 次、站着捡书、自转一圈不超过 10 步、视力、听力 11 个躯体功能指标;r 表示各指标的 2 个响应类别,分别为"独立完成"和"无法独立完成",模型中编码分别为"1"和"2"。

$P(Y=y \mid V=q)$ 表示城乡分组下个体项目响应模式 $y=(r_{1,1}, r_{1,2}, \cdots, r_{11,3})$ 的概率。$r_{1,1}$ 表示 2002 年第一个躯体功能指标的项目响应类别。各城乡分组下的所有响应模式概率和为 1,即 $\sum P(Y=y \mid V=q)=1$;$\delta_{s_1 \mid q}$ 表示城市老年人和农村老年人 2002 年躯体功能潜在状态 s($s=1, \cdots, S$)的发生率,S 为潜在状态个数;$\tau_{s_2 \mid s_1, q}$ 表示 2002 年躯体功能潜在状态 s 的城市或农村老年人在 2008 年测量时处于潜在状态 s 的概率,$\tau_{s_3 \mid s_2, q}$ 表示 2008 年躯体功能潜在状态 s 的城市或农村老年人在 2014 年测量时处于潜在状态 s 的概率;$\rho_{j, r_{j,t} \mid s_t, q}$ 表示性别分组下 t 时刻潜在状态 s 下 11 个指标的响应率。$I(y_{j,t}=r_{j,t})$ 是一个指示函数,当躯体功能指标 j 的响应类别为 $r_{j,t}$ 时,该指示函数等于 1,否则等于 0。

为选择合适的多组潜在转变模型,明确最佳潜在类别数目,本研究率先假定老年人躯体功能状态只存在 2 个潜在类别[①],在 SAS 9.4 的 PROC LTA 中键入命令"NSTATUS 2"来设置潜在类别数目为 2,运行软件得出模型适配指标和参数。随后以同样的方法,逐步设置潜在类别数目为 3、4、5、6、7,依次运行相应模型,得到各模型的适配估计指标(表 5 - 21)。

表 5 - 21　不同潜在类别数目下多组限定潜在转变模型的适配估计指标

潜在类别数目	BIC	AIC	G^2	l
2	12 979.62	12 821.24	12 761.24	−14 349.60
3	11 439.41	11 133.21	11 017.21	−13 477.58
4	10 767.44	10 271.18	10 083.18	−13 010.57
5	10 605.96	9 877.41	9 601.41	−12 769.69
6	10 759.45	9 756.38	9 376.38	−12 657.17
7	11 093.39	9 773.57	9 273.57	−12 605.76

① 潜在类别数目为 1 指各心理健康状态外显变量之间完全独立,即不存在潜在类别变量,不符合模型假设。SAS 软件在运行探索性潜在转移模型时,要求潜在类别数目最低设置为 2。

由表 5-21 可知,随着潜在类别数目的增多,BIC 值和 AIC 值不断变小,BIC 值提示潜在类别数目为 5 时模型最优,AIC 值指示潜在类别数目为 6 时模型最优。各潜在类别数目的模型统计检验均显著($p=0.000$)。综合考虑模型的简洁性和可解读性,最终选择潜在类别数目为 5 的多组潜在转变模型。此时模型表达式为:

$$P(Y=y \mid V=q) = \sum_{s_1=1}^{5}\sum_{s_2=1}^{5}\sum_{s_3=1}^{5}\delta_{s_1|q}\tau_{s_2|s_1,q}\tau_{s_3|s_2,q}\prod_{t=1}^{3}\prod_{j=1}^{11}\prod_{r_{j,t}=1}^{2}\rho_{j,r_{j,t}|s_t,q}^{I(y_{j,t}=r_{j,t})}$$

(二) 组间测量不变性检验

与潜在转变模型的跨性别组和跨年龄组测量一致性检验相似,在进行城乡分组的多组潜在转变分析模型拟合之前,需要考察我国老年人躯体功能状态划分是否具有跨地域的恒等性,即组间测量不变性的假设检验。这是后续进行群体比较的基础。检验结果见表 5-22。模型拟合差异性检验显著($\Delta G^2 = 76.37$, $df=50$, $p=0.0096$),且 BIC 和 AIC 值均指示模型 2 更优,从模型适配度来看,由 5 类别多组限定潜在状态转变模型运行得出的老年人躯体功能潜在状态更典型。

表 5-22　项目响应概率组间限制和不限制的
5 类别多组潜在转变模型拟合

	G^2	df	BIC	AIC	1
模型 1: 项目响应概率组间不限制	9 525.04	2 147 482 750	10 893.55	9 901.04	−12 731.50
模型 2: 项目响应概率组间限制	9 601.41	2 147 482 800	10 605.96	9 877.41	−12 769.69

$G_2^2 - G_1^2 = 76.37$, $df=50$, $p=0.009\,6$

但基于差异统计学上显著,具体城乡老年人的躯体功能状态形貌结构是否有差异还需观察异质性非限定 T 类别模型结果。表 5-23 展现了其项目响应概率估计结果。各躯体功能指标的项目响应概率分布在城市老年人和农村老年人之间是一致的。这表明躯体功能状态潜在变量在城市和农村老年人群间,不仅分类形貌相似,内涵也没有明显差异,我国老年人躯体功能状态潜在变量具有跨地域稳定性,即城市老年人和农村老年人躯体功能潜在状态划分无差异。

表 5‑23 分城乡多组非限定潜在转变模型估计的项目响应概率

	状态 1	状态 2	状态 3	状态 4	状态 5
男性老年人					
手触颈根	0.891 0	0.002 9	0.000 0	0.037 6	0.959 3
手触后腰	0.777 6	0.003 9	0.024 0	0.012 9	0.940 4
手臂上举	0.763 4	0.005 8	0.039 5	0.017 7	0.943 8
提约 5 公斤重物	0.940 5	0.011 6	0.878 0	0.545 2	0.125 7
连续蹲下站起 3 次	0.942 0	0.038 3	0.986 8	0.606 3	0.213 2
连续步行 1 公里路	0.983 9	0.008 8	0.932 1	0.532 4	0.173 1
从椅子上站起来	0.809 4	0.038 7	0.624 9	0.110 0	0.029 8
站着捡书	0.872 2	0.014 2	0.834 0	0.073 5	0.029 8
自转一圈不超过 10 步	0.785 1	0.040 2	0.632 6	0.161 5	0.130 5
视力	0.608 3	0.104 6	0.503 4	0.229 2	0.160 2
听力	0.552 9	0.045 8	0.230 7	0.143 8	0.014 3
女性老年人					
手触颈根	0.922 6	0.007 7	0.021 9	0.011 7	0.946 1
手触后腰	0.911 0	0.000 2	0.059 5	0.019 7	0.885 8
手臂上举	0.855 9	0.003 5	0.031 0	0.021 3	0.886 6
提约 5 公斤重物	0.944 3	0.009 9	0.896 0	0.479 9	0.169 0
连续蹲下站起 3 次	0.979 3	0.037 9	1.000 0	0.666 5	0.249 0
连续步行 1 公里路	0.949 0	0.010 9	0.975 0	0.484 5	0.102 1
从椅子上站起来	0.795 8	0.039 5	0.687 8	0.130 7	0.110 1
站着捡书	0.890 1	0.014 6	0.830 4	0.166 4	0.074 2
自转一圈不超过 10 步	0.710 6	0.053 5	0.657 8	0.190 1	0.157 0
视力	0.763 1	0.108 2	0.645 2	0.317 1	0.217 6
听力	0.537 5	0.041 1	0.423 8	0.157 8	0.081 3

注：表格中的数据是指标响应类别为"无法独立完成"的响应概率。

（三）5 类别分城乡多组限定潜在转变模型参数结果

运行 SAS 9.4 得到 5 类别分城乡多组限定潜在转变模型的参数估计结果。表 5‑24 是老年人表示"无法独立完成"（模型中编码为"1"）项目响应概率 $\rho_{j,1|q}$。其中，q 代表城市（镇）或城乡，j 代表 11 个躯体功能外显变量。

表 5‑24 5 类别分城乡多组限定潜在转变模型估计的项目响应概率

	完全功能障碍	健康	下肢功能障碍	高强度动作受限	上肢活动度受限
手触颈根	0.930 3	0.005 9	0.026 8	0.020 5	0.953 0
手触后腰	0.892 3	0.001 3	0.054 9	0.017 4	0.908 7

续　表

	完全功能障碍	健康	下肢功能障碍	高强度动作受限	上肢活动度受限
手臂上举	0.859 4	0.004 3	0.035 9	0.020 2	0.910 3
提约 5 公斤重物	0.945 9	0.009 9	0.882 9	0.493 1	0.154 3
连续蹲下站起 3 次	0.977 7	0.036 3	0.989 1	0.638 0	0.230 5
连续步行 1 公里路	0.805 6	0.039 2	0.664 0	0.118 9	0.075 3
从椅子上站起来	0.960 3	0.009 8	0.957 5	0.489 8	0.136 6
站着捡书	0.889 3	0.013 8	0.820 8	0.131 9	0.052 6
自转一圈不超过 10 步	0.735 5	0.048 1	0.647 7	0.177 7	0.145 7
视力	0.697 5	0.105 9	0.605 5	0.284 7	0.191 1
听力	0.539 9	0.042 4	0.372 6	0.149 7	0.050 3

注：表格中的数据是指标响应类别为"无法独立完成"的响应概率。

对比本章第二节常规潜在转变模型对于项目响应概率的估计(表 5 - 4)，无论是基于分样本(城市老年人和农村老年人)估计的潜在状态类别还是基于整体样本估计的潜在状态类别，均有形貌上(5 个潜在状态类别)以及内涵上(各项目响应概率分布)的一致性。反映我国老年人躯体功能指标结构的稳定性以及 5 类别躯体功能潜在状态的典型性。根据分城乡的多组潜在转移模型的运行结果，得出城乡分组中，均包含"完全功能障碍""健康""下肢功能障碍""高强度动作受限""上肢活动度受限"5 种躯体功能潜在状态。

表 5 - 25 显示了城市老年人和农村老年人分别在 2002、2008、2014 年 3 个时间点上潜在状态发生率 $\delta_{s_{2002}|q}\delta_{s_{2008}|q}\delta_{s_{2014}|q}$，以及 2 个测量期间的转变概率 $\tau_{s_{2008}|s_{2002}}$、$\tau_{s_{2014}|s_{2008}}$。s 代表"完全功能障碍""健康""下肢功能障碍""高强度动作受限""上肢活动度受限"5 类躯体功能潜在状态。

表 5 - 25　5 类别分城乡多组限定潜在转变模型估计的潜在状态发生率和转变概率

	老年人躯体功能潜在状态				
	完全功能障碍	健康	下肢功能障碍	高强度动作受限	上肢活动度受限
潜在状态发生率(%)					
城市(镇)					
2002 年	0.35	79.74	1.18	13.83	4.90
2008 年	3.33	63.50	4.19	22.28	6.70
2014 年	6.50	39.78	17.46	34.93	1.33

续　表

	老年人躯体功能潜在状态				
	完全功能障碍	健康	下肢功能障碍	高强度动作受限	上肢活动度受限
农村					
2002 年	0.68	77.57	2.13	16.72	3.00
2008 年	3.14	63.13	5.36	23.63	4.74
2014 年	8.04	36.61	20.70	32.40	2.25
城市(镇)					
转变概率(%)			2002—2008 年		
完全功能障碍	**0.00**	0.00	100	0.00	0.00
健康	2.71	**71.04**	1.90	17.79	6.56
下肢功能障碍	39.70	0.00	**60.30**	0.00	0.00
高强度动作受限	2.53	29.42	9.92	**48.84**	9.29
上肢活动度受限	7.30	56.84	4.85	27.36	**3.65**
转变概率(%)			2008—2014 年		
完全功能障碍	**25.95**	10.02	24.15	39.88	0.00
健康	1.27	**54.22**	15.19	27.61	1.71
下肢功能障碍	31.00	0.00	**61.89**	7.11	0.00
高强度动作受限	13.00	21.79	28.58	**36.63**	0.00
上肢活动度受限	9.46	30.08	7.80	49.02	**3.64**
农村					
转变概率(%)			2002—2008 年		
完全功能障碍	**0.00**	15.20	51.12	33.67	0.00
健康	0.45	**72.32**	3.83	19.43	3.97
下肢功能障碍	15.37	17.75	**52.24**	14.64	0.00
高强度动作受限	7.60	28.92	11.32	**48.39**	3.77
上肢活动度受限	0.00	60.50	0.00	32.20	**7.30**
转变概率(%)			2008—2014 年		
完全功能障碍	**11.64**	20.36	58.91	9.09	0.00
健康	4.09	**48.49**	13.39	31.57	2.46
下肢功能障碍	19.22	1.71	**59.40**	15.05	4.61
高强度动作受限	12.49	18.12	30.33	**37.41**	1.65
上肢活动度受限	9.70	26.25	10.07	53.98	**0.00**

注：粗体部分显示时间间隔内该潜在状态保持率；列表示期初状态，行表示期末状态。

通过观察可推测，城市老年人和农村老年人在不同躯体功能潜在状态分布及变化趋势以及潜在状态转变上存在的差异并不明显。在进行具体的描述和分析之前，需要进行老年人躯体功能潜在状态分布和转变的城乡组间差异性检验。

二、老年人躯体功能潜在状态分布与转变的城乡差异性检验

同性别组间和年龄组间参数差异显著性检验类似,老年人躯体功能潜在状态分布及转变的城乡差异性检验方法是通过限制组间初始潜在状态发生率及转变概率的自由估计,比较限制前后模型适配变化。本研究提出以下三个假设:(1) 时间 1 时潜在状态组间无差异;(2) 潜在状态转变概率在组间无差异;(3) 上述两组参数在组间均无差异。此后根据参数限制的类型和区域得出四种转变模型,各模型检验结果如下:

表 5 - 26 是城乡老年人之间躯体功能潜在状态分布和转变的整体差异性检验结果。模型 1 表示初始潜在状态发生率和转变概率自由估计(未限制)的常规 5 类别分城乡多组潜在转变模型;模型 2 则是通过键入相关命令规定躯体功能初始潜在状态发生率和转变概率在城乡老年人组间相等的等值限定潜在转变模型。两个模型适配差异性显著($\Delta G^2 = 63.86$,$df = 24$,$p < 0.000$),表明等值限定使得多组潜在转变模型适配性发生变化,且 BIC 和 AIC 值均指示模型 2 更加合适。进一步地,分别限制初始潜在状态发生率和转变概率进行差异检验。

表 5–26 老年人躯体功能初始潜在状态发生率和
转变概率城乡差异整体检验

	G^2	df	BIC	AIC	l
模型 1: 初始潜在状态发生率和转变概率组间自由估计	9 601.41	2 147 482 800	10 605.96	9 877.41	−12 769.69
模型 2: 初始潜在状态发生率和转变概率组间相等	9 665.27	2 147 482 824	10 349.53	9 853.27	−12 801.62
$G_2^2 - G_1^2 = 63.86$,$df = 24$,$p < 0.000$					

表 5 - 27 是城乡老年人初始躯体功能潜在状态发生率的差异性检验结果。其中模型 2 表示通过键入相关命令规定初始潜在状态发生率和转变概率进行组间相等的 5 类别多组限定潜在转变模型(即表 5 - 26 中模型 2);模型 3 则是只规定转变概率组间相等、初始潜在状态发生率自由估计的多组等值限定潜在转变模型。两个模型适配度差异性显著($\Delta G^2 = 15.28$,$df = 4$,$p = 0.004\ 2$),且 BIC 值指示模型 2 更优,AIC 值指示模型 3 更优。在本研究倾向取模型 2。原因在于大部分实证研究以 BIC 最小模型为最优(王孟成 等,2018)。又考虑到异质性非限定 T 类别模

型估计的项目响应概率在城乡老年人之间并无差异（表 5-23），故本研究认为，我国老年人的躯体功能潜在状态分布城乡差异不显著。

表 5-27　老年人躯体功能初始潜在状态发生率城乡差异检验

	G^2	df	BIC	AIC	1
		转变概率组间相等			
模型 2： 初始潜在状态发生率组间相等	9 665.27	2 147 482 824	10 349.53	9 853.27	−12 801.62
模型 3： 初始潜在状态发生率组间自由估计	9 649.99	2 147 482 820	10 363.36	9 845.99	−12 793.97

$G_2^2 - G_3^2 = 15.28$，$df = 4$，$p = 0.004\,2$

表 5-28 是城乡老年人之间躯体功能潜在状态转变的差异性检验结果。其中模型 2 表示通过键入相关命令规定初始潜在状态发生率和转变概率组间相等的 5 类别多组限定潜在转变模型（即表 5-26 中模型 2）；模型 3 则是只规定初始潜在状态发生率组间相等、转变概率自由估计的多组等值限定潜在转变模型。两个模型适配度差异性显著（$\Delta G^2 = 50.79$，$df = 20$，$p = 0.000\,2$），且 BIC 和 AIC 值均指示模型 2 拟合更优。这表明我国老年人躯体功能潜在状态转变的城乡差异不显著。

表 5-28　老年人躯体功能潜在状态转变概率城乡差异检验

	G^2	df	BIC	AIC	1
		初始潜在状态发生率组间相等			
模型 2： 转变概率组间相等	9 665.27	2 147 482 824	10 349.53	9 853.27	−12 801.62
模型 4： 转变概率组间自由估计	9 614.48	2 147 482 804	10 589.91	9 882.48	−12 776.22

$G_2^2 - G_4^2 = 50.79$，$df = 20$，$p = 0.000\,2$

第七节　本　章　小　结

一、我国老年人躯体功能状态划分及分布

根据老年人躯体功能状态潜在转变模型分析得出，我国老年人躯体功能状态

可划分为 5 种潜在类别：完全功能障碍、健康、下肢功能障碍、高强度动作受限、上肢活动度受限。

根据潜在转变模型估计潜在状态发生率，研究发现，随着年龄增长，老年人躯体功能水平不断下降，体现为隶属"健康"的老年人群占比下降显著，而"高强度动作受限"和"下肢功能障碍"老年人占比明显提高。至 2014 年，我国老年人各躯体功能潜在状态人群分布由多到少依次为：健康（38.01%）、高强度动作受限（33.35%）、下肢功能障碍（19.57%）、完全功能障碍（7.08%）、上肢活动度受限（1.99%）。

二、我国老年人躯体功能潜在状态转变情况

根据潜在转变模型估计的转变概率，本研究发现，5 个潜在状态中，下肢功能障碍状态的老年人群稳定性最强，但一旦发生转变，其恶化概率及程度最为严重。随着时间推移，高强度动作受限状态老年人主要转变方向由健康状态变成下肢功能障碍；完全功能障碍者始终最有可能向下肢功能障碍发展，但随着时间推移，其保持原状态或直接康复的比例增加；较下肢功能障碍而言，上肢活动度受限状态不稳定且恶化风险低，但随着时间推移该风险会增加。

总体而言，老年人躯体功能状态恶化的可能性随年龄的增长而增加。尽管如此，也存在躯体功能状态好转的情况，体现为上肢灵活性的恢复和下肢平衡性的改善。

三、躯体健康状态存在多功能限制且呈现一定的功能衰弱模式

综合各躯体功能潜在状态下项目响应概率分布和不同初始状态老年人随时间变化的转变情况，总结分析得出：我国老年人躯体功能下降以"室外行走""蹲下站起""负重"高强度动作受限为开端，"下肢功能障碍"潜在状态是连接躯体功能衰退早期与极端障碍的中间状态，且绵延难愈；伴随躯体功能下降，视听问题通常共存，随着时间推移，老年人视力障碍衰退趋势愈加明显，与听力功能变化方向一致，只是强度稍弱；上肢功能障碍很少单独存在。上臂灵活性（而非力量）是我国老年人躯体功能的明显区分要素；较下肢功能和视听功能，我国老年人上肢活动度更好也容易康复。

四、躯体功能状态分布和转变存在显著的两性差异、年龄组差异，而城乡差异不显著

通过多组潜在转变分析，本研究发现，总体上，男性老年人躯体健康水平高于

女性老年人。尽管随着年龄增长,男性老年人和女性老年人躯体健康水平均不断下降,但女性老年人下降程度更明显。女性老年人中,躯体功能处于健康状态的人数占比下降显著,处于下肢功能障碍状态的人数明显增多,而男性老年人中,高强度动作受限状态人数增加明显;从转变趋势来看,男性老年人容易维持在极端状态(完全功能障碍或完全健康),且状态恶化风险低、完全康复概率大,女性老年人更容易从较好状态转变到较差状态,且易深陷中间状态并伴随高恶化风险。但男性老年人好转优势随着时间推移在变小,尤其体现为中间状态(下肢功能障碍)和不稳定状态(上肢活动度受限)。

整体而言,当老年人进入 75 岁之后,躯体健康状态水平下滑趋势明显,而进入 80 岁或更高龄后,则易出现严重恶化现象。在分析躯体损伤程度较严重的年轻老年人时,要考虑发病原因对病情发展的影响。城市老年人和农村老年人之间,无论是躯体功能状态分布还是转变均无显著差异。

第六章　我国老年人心理健康状态转变分析

无法适应生活方式与社会角色的转变、躯体疾病发生、迁移和城市化进程带来鳏孀留守人群增多等因素使得老年人心理压力与日俱增，严重影响心理健康，使其成为各种心理问题的易感群体（卓雅淑，2013；李实 等，2011；邬姜，2014）。数据显示，我国老年人中有85％的比例存在不同程度的心理障碍，27％患有明显的焦虑和抑郁症（闫玉美，2011；林鑫，2011）。因此，老年人心理健康备受社会重视。

心理健康领域的研究，尤其要关注不同心理健康维度或要素（如正性情绪、负性情感、主观评价）复杂的相互作用以及对综合心理状态的共塑。各维度或要素对不同类型的影响因素反应各异。

本章将选取简要、典型的心理健康指标，采用潜在类别转移模型，构建我国老年人心理健康潜在状态类别，并分析不同心理健康状态的结构化特征及其转变规律。这些结构化特征及转变是正负性情绪、主观满意度与心理疾病等心理健康要素在不断交互和平衡过程中的诸多典型结果呈现，比研究计分测量的心理健康水平更能够分析出某单一情绪变化对整体心理状态的影响，以及处于某一心理健康状态下的人群转变倾向，有助于识别危险情绪指征和风险状态。在此基础上再纳入协变量进行多元多项 Logistic 回归分析，探究客观、主观、内在、外在各类型的影响因素究竟是作用于哪些心理健康要素，又如何影响整体心理健康的。

第一节　老年人心理健康潜在状态的构建

一、变量选择与描述性统计

本研究遵循拜斯尔（Beiser）（Wolinsky，1999）对心理健康内涵的解释，从"消极影响""处于愉快状态""长期满意"三方面出发,以心理健康和生活质量的综合性指标"主观幸福感"的衡量(认知评价、正性情感、负性情感)[①]为指标框架,结合CLHLS本身问卷设置,选取7项心理健康指标并进行所属心理健康维度和要素的归类(表6-1),来构建我国老年人心理健康潜在状态。

表6-1　心理健康指标及分类[②]

维　　度	要　　素	CLHLS条目
认知评价/长期满意	生活满意度	B11：您觉得生活怎么样？
正性情绪	处于愉快状态	B27：您是不是觉得与年轻时一样快乐？
	乐观	B21：遇到任何事您是不是都能想得开？
	决断	B25：您自己的事情是不是自己说了算？
负性情感/消极影响/消极感觉	焦虑	B23：您是不是经常感到紧张和害怕？
	孤独	B24：您是不是经常觉得孤独？
	无用感	B26：您是不是觉得越老越不中用？

　　其中,"长期满意"是认知评价,是对生活整体情况的评估,即满意度评价;"处于愉快状态"被视为正性情感中的"愉快",CLHLS问卷中对应条目是"您是不是觉得与年轻时一样快乐?";本研究还选取"乐观""决断"两项积极情感体验,扩充正性情绪维度内容;"消极影响"即"负性情绪",主要包括焦虑、孤独、无用感。

　　较拜斯尔对于心理健康定义较为笼统,本研究选取"乐观""决断"指标,突出积极态度的作用。其与"一般快乐"有差别,前者强调处事的行为选择,具有表达一种愿望的能动性色彩,以期对心理健康状态的整体塑造有重要影响,后者指个体处于整个环境(内在或外在)产生的普遍感受。

---

　　①　在老年心理卫生领域,主观幸福感(subjective well-being)或幸福感(happiness,well-being)是重要研究对象,该指标被认为是衡量心理健康和生活质量的综合性指标,包括三个方面:(1)认知评价,对生活整体情况评估,即满意度评价(幸福感的关键指标);(2)正性情感:愉快、高兴、生活有意义、情绪饱满等体验;(3)负性情感:忧虑、孤独等负性情绪体验。该概念提炼出结构化的心理健康抽象内涵,也指示心理健康要素间的相互作用关系。

　　②　幸福度是两种相互对立而同等重要的彼此独立的结构成分之间的平衡,即正性情感和负性情感之间的平衡。后来拜斯尔增加反映幸福度的心理素质特征的主观成分。基于此产生了纽芬兰纪念大学幸福度量表(MUNSH),该表由24个条目组成,其中5个反映正性情感(PA)、5个反映负性情感(NA)、7个条目反映正性体验(PE)、7个条目反映负性体验(NE),总幸福度得分=PA-NA+PE-NE。

相较传统以症状表征的心理量表,本研究将心理健康的衡量扩展至认知成分,即关注个体的主观幸福。这一部分也是区别于专业医学心理疾病研究的、人口社会学领域心理健康研究的一个重要议题。此外将各指标进行归类,为解释和分析老年人心理健康潜在状态内涵和转变提供结构化视角,以期提供各心理因素的相互关系及对个体心理状态的共同建构的相关信息。

该 7 个条目选项中,正性和负性情绪指标的选项均包括:(1)总是;(2)经常;(3)有时;(4)很少;(5)从不。结合布拉德伯恩(Bradburn,1969)的情感平衡论的理念,对不同性质的要素指标直接赋值,重新编码为二分类变量:总是、经常=1、有时、很少、从不=2。生活满意度要素相关条目的选项为:(1)很好;(2)好;(3)一般;(4)差;(5)很差,本研究中重新编码为二分类变量:很好、好=1,一般、差、很差=2。

上述心理健康状态相关变量的描述统计见表 6‐2,反映追踪样本中的老年人在 2002、2008、2014 年 3 个时间点时各心理健康指标表现:

(1)我国老年人生活满意度较高且随着时间变化呈上升趋势。评价"很好/好"的概率由 2002 年的 58.20% 上升至 2014 年的 65.10%。

(2)尽管乐观程度和决断性稍有下降,但总体来说我国老年人较积极向上。2014 年有 75.14% 和 64.60% 的老年人表示"总是/经常想的开"及"自己的事情总是/经常自己说了算"。尽管该两项指标较 2002 年分别下降了 4.54%、6.04%。

(3)快乐程度呈现较大波动,在被问道"是不是觉得与年轻时一样快乐"时,选择"总是/经常"的老年人数占比由 2002 年的 48.27% 下降至 2008 年的 24.19% 而后又上升至 2014 年的 49.64%。

(4)消极情绪中,无用感在老年人群中较突出。老年人孤独感和无用感随着年龄增大而增加,焦虑情绪变化不大。

表 6‐2　2002、2008、2014 年老年人心理健康指标概况[N(%)]

条　　目	2002 年	2008 年	2014 年
您觉得生活怎么样?	916(58.20)	906(58.30)	968(65.10)
遇到任何事您是不是都能想得开?	1 251(79.68)	1 225(79.19)	1 094(75.14)
您自己的事情是不是自己说了算?	1 109(70.64)	935(60.64)	927(64.60)
您是不是觉得与年轻时一样快乐?	740(48.27)	372(24.19)	685(49.64)

条 目	2002 年	2008 年	2014 年
您是不是经常感到紧张和害怕？	64(4.08)	79(5.12)	56(3.87)
您是不是经常觉得孤独？	78(7.93)	89(9.64)	101(11)
您是不是觉得越老越不中用？	268(17.15)	314(20.46)	358(24.83)

注：表格中统计数据表示老年人选择"很好/好""总是/经常"的概率；括号中的百分比指有效百分比。

二、心理健康潜在转变模型与假设检验

（一）模型构建与模型选择

本研究使用潜在转变模型，通过对上述各心理健康指标进行潜在类别分析，划分出典型的老年人心理健康潜在状态。依据研究假设，老年人心理健康潜在转变模型表达式如下：

$$P(Y=y) = \sum_{s_1=1}^{S} \sum_{s_2=1}^{S} \sum_{s_3=1}^{S} \delta_{s_1} \tau_{s_2|s_1} \tau_{s_3|s_2} \prod_{t=1}^{3} \prod_{j=1}^{7} \prod_{r_{j,t}=1}^{2} \rho_{j,r_{j,t}|s_t}^{I(y_{j,t}=r_{j,t})}$$

本研究共选取 7 个心理健康指标在 2002、2008、2014 年 3 个时间点测量的数据。故 t 代表 2002、2008、2014 年 3 个时间点；j 表示"生活满意度""处于愉快状态""乐观""决断""焦虑""孤独""无用感"7 个心理健康指标；r 表示各指标均有 2 个响应类别，分别为"很好/好、总是/经常"，以及"一般/差/很差、有时/偶尔/几乎不"，模型中编码分别为"1"和"2"。

$P(Y=y)$ 表示个体项目响应模式为 $y=(r_{1,1}, r_{1,2}, \cdots, r_{7,3})$ 时的概率。$r_{1,1}$ 表示 2002 年第一个心理健康指标的响应类别。所有响应模式概率和为 1，即 $\sum P(Y=y) = 1$；δ_{s_1} 表示 2002 年心理健康潜在状态 s $(s=1, \cdots, S)$ 的发生率，S 为潜在状态个数；$\tau_{s_2|s_1}$ 表示 2002 年心理健康潜在状态 s $(s=1, \cdots, S)$ 的老年人在 2008 年测量时处于潜在状态 s $(s=1, \cdots, S)$ 的概率，$\tau_{s_3|s_2}$ 表示 2008 年心理健康潜在状态 s $(s=1, \cdots, S)$ 的老年人在 2014 年测量时处于潜在状态 s $(s=1, \cdots, S)$ 的概率；$\rho_{j,r_{j,t}|s_t}$ 表示 2002、2008、2014 年心理健康潜在状态 $s(s=1, \cdots, S)$ 下 7 个指标项目响应率；$I(y_{j,t}=r_{j,t})$ 是一个指示函数，当心理健康指标 j 的响应类别为 $r_{j,t}$ 时，该指示函数等于 1，否则等于 0。

为选择合适的潜在类别模型，明确最佳潜在类别数目，本研究率先假定老年人

心理健康状态只存在 2 个潜在类别[①]，在 SAS 9.4 的 PROC LTA 中键入命令 "NSTATUS 2"来设置潜在类别数目为 2，运行软件得出模型适配指标和参数。随后以同样的方法，逐步设置潜在类别数目为 3、4、5、6、7，依次运行相应模型。各模型的适配估计指标见表 6-3。随着潜在类别数目的增多，当潜在类别为 4 时，BIC 值最小，而后又持续增大，而根据趋势判断，AIC 值最小时潜在类别数目将大于 7。各潜在类别数目的模型统计检验均显著（$p < 0.000$）。综合考虑模型的简洁性和可解读性，最终选择潜在类别数目为 4 的潜在转变模型，作为老年人心理健康潜在状态划分和转变的最优拟合模型。此时，模型表达式如下：

$$P(Y=y) = \sum_{s_1=1}^{4} \sum_{s_2=1}^{4} \sum_{s_3=1}^{4} \delta_{s_1} \tau_{s_2|s_1} \tau_{s_3|s_2} \prod_{t=1}^{3} \prod_{j=1}^{7} \prod_{r_{j,t}=1}^{2} \rho_{j,r_{j,t}|s_t}^{I(y_{j,t}=r_{j,t})}$$

表 6-3　不同潜在类别数目下老年人心理健康潜在转变模型的适配指标

潜在类别数目	BIC	AIC	G^2	df	l
2	8 466.47	8 364.55	8 326.55	2 097 132	−14 839.71
3	8 255.40	8 067.66	7 997.66	2 097 116	−14 675.27
4	8 221.52	7 926.51	7 816.51	2 097 096	−14 584.69
5	8 295.96	7 872.21	7 714.21	2 097 072	−14 533.54
6	8 430.66	7 856.72	7 642.72	2 097 044	−14 497.80
7	8 582.47	7 836.89	7 558.89	2 097 012	−14 455.88

（二）测量不变性假设检验

为稳定估计和模型可识别，形成对不同时点潜在状态分布及转变过程的有效解释，在运行上述各潜在转变模型时，通过使用相关命令对项目响应概率［Rho(ρ) 参数］进行跨时间限制处理。老年人心理健康状态潜在转变分析是建立在心理健康潜在状态类别不随时间发生改变，即各心理健康指标的项目响应概率在 2002、2008、2014 年均相等的基础上。为此，在进行最优模型参数结果的分析之前，要进行项目响应概率跨时间测量不变性的假设检验。

检验结果见表 6-4。模型 1 表示 3 个测量时间点上项目响应概率自由估计的老年人心理健康潜在转变模型，模型 2 是项目响应概率限制后的潜在转变模型。

———————————

[①]　潜在类别数目为 1 指各心理健康状态外显变量之间完全独立，即不存在潜在类别变量，不符合模型假设。SAS 软件在运行探索性潜在转移模型时，要求潜在类别数目最低设置为 2。

两个模型拟合差异性检验结果显著（$\Delta G^2 = 178.91$，$df = 56$，$p < 0.000$），表明项目响应概率的跨时间限制导致模型拟合优度发生改变。BIC 值和 AIC 值均指示限制后的模型 2 更加优化。

表 6 - 4   项目响应概率限制和不限制的 4 类别心理健康潜在转变模型拟合评价

	G^2	df	BIC	AIC	1
模型 1：					
项目响应概率不限制	7 637.60	2 097 040	8 455.00	7 859.60	−14 495.24
模型 2：					
项目响应概率限制	7 816.51	2 097 096	8 221.52	7 926.51	−14 584.69
$G_2^2 - G_1^2 = 178.91$，$df = 56$，$p < 0.000$					

故本研究认为，我国老年人心理健康潜在状态结构跨时间稳定，运行项目响应概率限制的 4 类别潜在转变模型，得出的老年人心理健康潜在状态更典型。

三、潜在状态划分及命名：基于模型估计的项目响应概率

运行 SAS 9.4 得到 4 类别老年人心理健康潜在状态转变模型的参数估计结果——项目响应概率 $\rho_{j, r_j, t|s_t}$。其中，t 代表 2002、2008、2014 年，j 代表 7 个心理健康指标，r 代表各指标"很好/好、总是/经常"，以及"一般/差/很差、有时/偶尔/几乎不"2 个响应类别，s 代表 4 个心理健康潜在状态。由于项目响应概率跨时间一致，也可以写为 $\rho_{j, r_j|s}$。各时刻、各潜在状态下，指标的 2 个响应类别的响应概率总和为 1，故有：

$$\sum_{r_j = 1}^{2} \rho_{j, r_j|s} = 1$$

表 6 - 5 显示的是老年人回答是"很好/好"或者"总是/经常"（模型中编码为"1"）的响应概率 $\rho_{j, 1|s}$。通过观察发现，各心理健康潜在状态下项目响应概率的分布存在一定规律。

表 6 - 5   4 类别老年人心理健康潜在转变模型估计的项目响应概率

	状态 1	状态 2	状态 3	状态 4
生活满意度	0.264 8	0.763 2	0.287 2	0.720 9
快乐	0.172 5	0.796 9	0.168 2	0.108 9

续　表

	状态 1	状态 2	状态 3	状态 4
乐观	0.502 2	0.928 9	0.408 7	0.932 4
决断	0.679 1	0.802 2	0.440 6	0.605 2
焦虑	0.251 8	0.010 9	0.046 7	0.031 4
孤独	0.734 4	0.037 2	0.000 0	0.038 6
无用感	0.726 3	0.095 2	0.277 2	0.167 7

注：表格中的数据是指标响应类别为"很好/好"或"总是/经常"的响应概率；小于 33% 为低概率，33%—66% 为中等概率，大于 66% 为高概率①。

潜在状态 1 较为特殊，对于"孤独""无用"相关指标的应答率较高，但焦虑的反应概率低，且"生活满意度""快乐"响应率也低。又考虑到其在"决断""乐观"等积极情感上反应尚且良好，该状态人群孤独感较明显，且伴随无用感、闷闷不乐、生活满意度低等抑郁表现。故将其命名为"孤独状态"。该状态是心理健康要素中孤独感引发抑郁风险的集中体现。

潜在状态 2 下的老年人，正性指标应答概率高而负性指标应答概率低，生活满意度高，表明是心理健康状态。

潜在状态 3 下的老年人的负性情绪指标如"焦虑""孤独""无用感"的应答概率普遍低，但满意度和愉悦状态指标，如"生活满意度""感到快乐"的响应概率也很低（<33%），且"决断""乐观"等正向情感响应度一般。该状态在以往心理健康状态的测量中较常见（Keyes，2008），被称为"易感状态"，指的是孤独和抑郁等心理疾病的易感。

潜在状态 4 下的老年人群突出表现为对于"快乐"指标响应率低，而其他正性情绪指标，如"乐观""决断"等响应率较高，且"焦虑""孤独""无用感"等消极情感指标应答率也十分低，为此将其命名为"不快乐状态"。这印证了心理压力模式下的观点：消极感觉和一般快乐并无简单的相反关系；消极影响和处于愉快状态无关联。这意味着两者可能共存。本研究还发现，满意度和一般快乐也可能没有简单的相反关系，主观满意度高且乐观者不一定就感到快乐。

综上，根据模型估计的项目响应概率的分布情况，可将老年人心理健康潜在状

① 该划分方法参见"Patterns of functional decline in very old age：an application of latent transition analysis"，斯劳等人通过潜在转变分析对瑞典和德国两个国家的老年人样本的躯体功能状态衰退模式进行探索分析。划分目的是便于各潜在状态内涵的界定和描述。

态划分为 4 种类型(图 6 - 1)。状态 1 至状态 4 依次命名为：

(1) 孤独状态：该心理健康潜在状态下,老人孤独情绪明显,且对老化态度消极、情绪低落,生活认知评价也不高。即具有较明显的孤独感,且伴随无用感、闷闷不乐、生活满意度低等抑郁表现,是心理健康要素中孤独感引发抑郁风险的典型状态体现。

(2) 健康状态：该状态下的老年人有高主观幸福度且低情绪困扰。

(3) 易感状态：该状态的老年人暂时没有心理疾病或负性情绪,但主观幸福感和愉快感较低。这类人群属于孤独抑郁的易感人群,根据祖若夫(Zuroff,2004)人格易感性的动力交互模型理论,自身的人际关系与外界压力事件均有可能致使该人群产生心理疾病问题。

(4) 不快乐状态：该状态下的老年人生活满意度高,且情绪问题或心理疾病少,但仍旧感到不快乐。这印证了心理压力模式下的观点：消极感觉和一般快乐并无简单的相反关系；消极影响和处于愉快状态无关联。甚至满意度和一般快乐也可能没有简单的相反关系,主观满意度高且乐观者不一定就感到快乐。

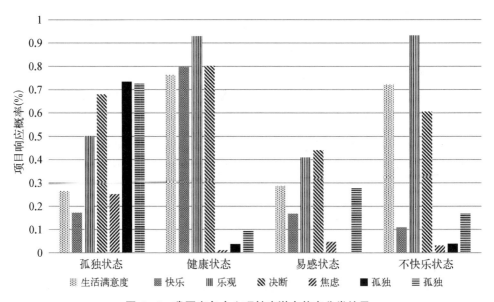

图 6 - 1　我国老年人心理健康潜在状态分类结果

凯斯等人(Keyes et al.,2007,2008)提出心理健康双因素模型,提供正性负性组合测量的视角,认为心理健康的测量存在心理疾病和心理健康两个维度。心理疾病维度包括抑郁、焦虑和一般心理问题,心理健康维度主要是主观幸福感的评估。他将人群划分为四种类型:完全心理健康者(高幸福感和低情绪问题)、完全病态(低幸福感和高情绪问题)、易感者(低情绪问题和低幸福感)以及部分病态者(高情绪问题和高幸福感)。

与凯斯双因素模型的 4 类心理健康状态对比:

(1)本研究中,健康状态和易感状态与双因素模型中的完全健康(高幸福感和低情绪问题)与易感状态(低情绪问题和低幸福感)相一致。

(2)但双因素模型中的完全病态(低幸福感和高情绪问题)、部分病态(高幸福感和高情绪问题)两个类型在本研究心理健康潜在类别分析结果中不典型。这表明我国老年人中"完全病态""部分病态"这两种心理健康状态并不典型,主要是心理健康中正性和负性情绪的相互作用以及情感平衡所致。具体在本章第四节有详细分析,在此暂不赘述。

(3)本研究通过潜在类别分析得出的另外两个老年人心理健康潜在状态分别是孤独状态和不快乐状态,该两个状态的形成反映出心理健康正性情感维度两个要素"一般快乐""积极态度"间的差异和对综合心理状态有不同塑造路径。对比双因素中的完全病态者,孤独状态老人在"决断""乐观"等正性指标上反应尚且良好,且在"焦虑"指标上反应概率也低。这反映出尽管孤独感能够引发无用感、不快乐心境、低满意度,但对于个体保持积极乐观态度本身影响并不大;而"一般快乐"体现一种心境或者普遍感受,在本研究中该指标通过潜在类别模型单独释出并由此定义了一个典型状态,体现了心理健康状态中"一般快乐"要素的重要性和特殊性。后续本章第四节将结合心理健康状态转变情况就两类正性指标对于心理状态的作用机制进行详细分析,在此暂不赘述。

第二节　老年人心理健康潜在状态分布及变化趋势分析

一、心理健康潜在状态发生率参数估计结果

表 6-6 显示了项目响应概率限制的 4 类别老年人心理健康潜在状态转变模型的另一个参数估计结果,潜在状态发生率 δ_{s_t}。其中,t 代表 2002、2008、2014 年,s 代表"孤独状态""健康状态""易感状态""不快乐状态"4 类心理健康潜在状态。

每一时刻各潜在状态均相互排斥和可穷尽,故有:

$$\sum_{s_t=1}^{4}\delta_{s_t}=1$$

表6-6 4类别潜在转变模型估计的老年人心理
健康潜在状态发生率和转变概率

	孤独状态	健康状态	不快乐状态	易感状态
潜在状态发生率(%)				
2002 年	6.54	51.23	21.70	20.53
2008 年	7.19	18.45	50.67	23.69
2014 年	10.00	50.55	16.10	23.35
转变概率(%)	2002—2008 年			
孤独状态	**21.97**	4.03	32.35	41.65
健康状态	5.23	**24.89**	57.97	11.91
不快乐状态	6.23	12.65	**57.70**	23.42
易感状态	8.40	13.17	30.78	**47.65**
转变概率(%)	2008—2014 年			
孤独状态	**27.87**	26.12	0.07	45.94
健康状态	1.37	**93.29**	1.22	4.12
不快乐状态	8.08	51.99	**21.55**	18.38
易感状态	15.40	21.66	20.87	**42.07**

注:粗体部分显示该潜在状态保持率;列表示期初状态,行表示期末状态。

二、心理健康潜在状态分布及变化趋势

心理健康潜在状态发生率反映我国老年人心理健康状态的分布及变化趋势(图6-2):2014年我国老年人心理健康潜在状态分布占比由多到少依次为健康状态(50.55%)、易感状态(23.35%)、不快乐状态(16.10%)、孤独状态(10.11%);健康状态和不快乐状态占比呈现一定波动,可能与这两者之间易相互转化有关。至2014年,不快乐状态人数占比下降约5%,健康状态占比基本与2002年相同;孤独状态人数和易感状态人数占比小幅度上升,分别由2002年的6.54%上升至2014年的10%、由2002年的20.54%上升至2014年的23.35%。

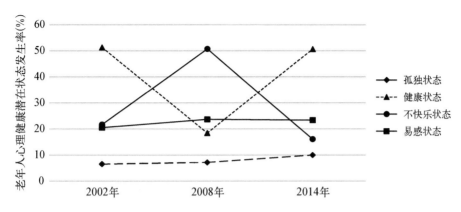

图 6‑2 2002、2008、2014 年老年人心理健康潜在状态分布及变化趋势

第三节 老年人心理健康潜在状态转变分析

一、心理健康潜在状态转变概率参数估计结果

表 6‑6 还显示了项目响应概率限制的 4 类别老年人心理健康潜在状态转变模型的另一个参数估计结果，随时间变化的潜在状态转变概率。2002—2008 年，期初处于某一心理健康潜在状态的老人，在期末处于其他状态或保持原状态的转变概率矩阵如下：

$$
\begin{bmatrix}
\tau_{1_{2008}|1_{2002}} & \tau_{2_{2008}|1_{2002}} & \tau_{3_{2008}|1_{2002}} & \tau_{4_{2008}|1_{2002}} \\
\tau_{1_{2008}|2_{2002}} & \tau_{2_{2008}|2_{2002}} & \tau_{3_{2008}|2_{2002}} & \tau_{4_{2008}|2_{2002}} \\
\tau_{1_{2008}|3_{2002}} & \tau_{2_{2008}|3_{2002}} & \tau_{3_{2008}|3_{2002}} & \tau_{4_{2008}|3_{2002}} \\
\tau_{1_{2008}|4_{2002}} & \tau_{2_{2008}|4_{2002}} & \tau_{3_{2008}|4_{2002}} & \tau_{4_{2008}|4_{2002}}
\end{bmatrix}
$$

2008—2014 年期初处于某一心理健康潜在状态的老人，在期末处于其他状态或保持原状态的转变概率矩阵如下：

$$
\begin{bmatrix}
\tau_{1_{2014}|1_{2008}} & \tau_{2_{2014}|1_{2008}} & \tau_{3_{2014}|1_{2008}} & \tau_{4_{2014}|1_{2008}} \\
\tau_{1_{2014}|2_{2008}} & \tau_{2_{2014}|2_{2008}} & \tau_{3_{2014}|2_{2008}} & \tau_{4_{2014}|2_{2008}} \\
\tau_{1_{2014}|3_{2008}} & \tau_{2_{2014}|3_{2008}} & \tau_{3_{2014}|3_{2008}} & \tau_{4_{2014}|3_{2008}} \\
\tau_{1_{2014}|4_{2008}} & \tau_{2_{2014}|4_{2008}} & \tau_{3_{2014}|4_{2008}} & \tau_{4_{2014}|4_{2008}}
\end{bmatrix}
$$

每一时刻各潜在状态均相互排斥和可穷尽,个体在 t 时刻之隶属一种潜在状态。因此,转变概率矩阵的每一行之和为 1。2002—2008 年的转变矩阵每一行:

$$\sum_{s_{2008}=1}^{4} \tau_{s_{2008}|s_{2002}} = 1$$

2008—2014 年的转变矩阵每一行:

$$\sum_{s_{2014}=1}^{4} \tau_{s_{2014}|s_{2008}} = 1$$

s 代表"孤独状态""健康状态""易感状态""不快乐状态"4 个心理健康潜在状态。

根据各转变矩阵的转变概率(表 6-6)可知:

期初为孤独状态:2002—2008 年,孤独状态老年人有 21.97% 的概率维持在原状态。向其他状态转变的概率由高到低依次是易感状态(41.65%)、不快乐状态(32.35%)、健康状态(4.03%);2008—2014 年,孤独状态老年人有 27.87% 的概率维持在原状态,向其他状态转变的概率由高到低依次是易感状态(45.94%)、健康状态(26.16%)、不快乐状态(0.07%)。

期初潜在状态为健康状态:2002—2008 年,处于健康状态老年人向其他状态转变的概率由高到低依次是不快乐状态(57.97%)、易感状态(11.91%)、孤独状态(5.23%),且有 24.89% 的概率维持原状态;2008—2014 年,健康状态老年人有 93.29% 的概率维持原状态,向其他状态转变的概率均较低,分别为易感状态(4.12%)、孤独状态(1.37%)、不快乐状态(1.22%)。

期初潜在状态为不快乐状态:2002—2008 年,不快乐状态老年人向其他状态转变的概率由高到低依次是易感状态(23.42%)、健康状态(12.65%)、孤独状态(6.23%),且有 57.70% 的概率维持原状态;2008—2014 年,向其他状态转变的概率由高到低依次是健康状态(51.99%)、易感状态(18.38%)、孤独状态(8.08%),有 21.55% 的概率维持原状态。

期初潜在状态为易感状态:2002—2008 年,易感状态老年人有 47.65% 的概率维持在原状态,向其他状态转变的概率由高到低依次是不快乐状态(30.78%)、健康状态(13.17%)、孤独状态(8.40%);2008—2014 年,则有 42.07% 的概率维持原状态,向其他状态转变的概率由高到低依次是健康状态(21.66%)、不快乐状态(20.87%)、孤独状态(15.40%)。

二、不同初始状态下随时间变化的心理健康潜在状态转变情况

根据上述潜在转变概率,对处于不同心理健康初始潜在状态的老年人群,在2002—2008 年、2008—2014 年 2 个期间的转变情况进行详细分析。

图 6-3 是我国老年人心理健康潜在状态转变路径图,更全面直观地体现我国老年人心理健康状态转变情况。

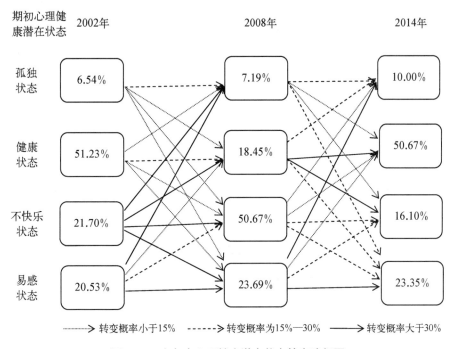

图 6-3 老年人心理健康潜在状态转变路径图

(1)孤独状态作为接收状态的概率较小,其首要转变方向始终是易感状态,随着时间推移,该状态趋于稳定和向健康状态转变。两个时间间隔内,均有超过40%的孤独状态老人转变至易感状态;向健康状态转变的概率由 4.03% 上升至26.16%,向不快乐状态的转变概率则下降了 32.35%。

(2)随着时间推移,健康状态成为主要转变接收方,且稳定性越来越高。2008—2014 年 93.35% 的老年人保持原状态,51.99% 的不快乐状态老年人转变至健康状态。较稳定的易感状态人群也有 21.67% 的该人群转变至健康状态。

(3)易感状态稳定性高,转变情况随时间变化小,也是其他状态较为稳定的接收方,随着时间推移,向其他状态转变的概率更加均衡。两个时间间隔内,分别有

47.65％和42.07％的易感状态老年人维持该在状态。易感状态始终是孤独状态老年人的首要转变方向,也是早期不快乐状态的主要转变方向。随着时间推移,其向不快乐状态转变概率由30.77％降低至20.85％,向健康状态和孤独状态转变的概率分别由13.17％上升至21.67％、由8.40％上升至15.40％。

(4)不快乐状态和健康状态之间容易相互转化但存在时间差,其中不快乐状态人群不稳定性占主导作用。2002—2008年,有57.97％的健康状态老年人转变至不快乐状态。2008—2014年,又有52％的不快乐状态老年人转变至健康状态。在第一个时间间隔内剔除了极为不稳定的转向不快乐状态的人群,第二个时间间隔内健康状态稳定性变强。而不快乐状态保持率在下降,更像是其输入状态发生进一步转变的过渡状态。

(5)有趣的是,相较易感状态人群向孤独状态转变,孤独状态人群向易感状态转变概率反而更高且稳定,这似乎有悖易感状态指"孤独、抑郁等心理疾病易感"的内涵。但易感人群向孤独状态转变概率增加较迅速。本研究分析认为,这源于正性情绪和负性情绪相互抵消作用:相较而言,乐观和决断的积极态度有助于消除孤独等负性情绪,使孤独状态向主观幸福感一般但负性情绪尚可的易感状态转变。

第四节　老年人心理健康各要素间相互作用及对整体状态的共塑

本小节将根据心理健康潜在状态转变率随着时间变化情况,结合潜在转变模型估计的心理健康指标项目响应概率与潜在状态发生率,分析不同心理要素之间是如何相互影响,又如何共同塑造整体心理状态的,以识别我国老年人心理健康的危险要素及风险状态。

一、老年人心理不健康最常见状态:易感状态的形成

本研究显示除健康状态之外,我国老年人中,易感状态人群占比最高,2002、2008、2014年分别为20.53％、23.69％、23.35％,且在4个心理健康潜在状态中,该状态下的老年人不容易发生转变,保持率随时间变化也稳定;即使发生转变,其转变方向也并未随着时间变化起伏不定,且转变至其他各状态的概率较均衡。这表明易感状态人群本身并未表现出向某方面特别强的转变倾向,与其他心理状态依

赖性不强。但易感状态是其他状态最为稳定的接收来源。这体现了正性情绪和负性情绪相互影响达到情感平衡。

一方面,积极生活态度和取向有利于抵御孤独、抑郁等心理问题(Fuentes,2014)。老年人心理健康潜在状态转变率显示,相较易感人群向孤独状态转变,孤独状态的老人向易感状态转变的概率反而更高且稳定。本研究中潜在类别模型得出的孤独状态老年人,其拥有较乐观和决断的积极情绪(项目响应率高),故而有助于其消除孤独和无用感,并向易感状态转变。吴国婷等(2018)也通过潜在转变研究发现,积极态度不仅使低孤独感老年人保持原有低孤独感,还能促使其他状态老年人转变为低孤独感状态。

另一方面,不良情绪、心境会产生认知偏差,使满意度降低(吴振云,2003)。就是说闷闷不乐的心境会影响生活满意度和积极心态。在本研究中体现为老年人的不快乐状态向易感状态转变,即主观幸福感下降,乐观、决断等积极情绪有一定程度损害。

此外,无严重心理疾病但幸福感不足、积极情绪一般的易感状态成为我国老年人心理健康出现问题时最为常见的状态。本研究在进行各状态划分和命名时发现,处于易感状态的老年人即使暂时没有心理疾病或负性情绪,但是主观幸福感较低,感到不快乐,乐观程度和决断力一般。这类人群属于孤独、抑郁等心理疾病的易感人群。根据祖若夫(Zuroff,2004)人格易感性的动力交互模型理论,自身人际关系与外界压力事件均有可能致使易感老年人产生心理疾病问题。譬如退休老人,随着生活方式与社会角色转变,其社交圈子迅速缩小,若其无法适应退休后的生活,便成为各种心理问题的易感者(方必基,2015)。

二、无用感:老年人产生负性情绪的指征

从单一指标发生率来看,2002、2008、2014 年分别有 17.15%、20.46%、24.33% 的老年人"觉得越老越不中用",而分别有 7.93%、9.64%、11% 的老年人经常觉得孤独,4.08%、5.12%、3.87% 的老年人"经常感到紧张和害怕"。就项目响应率来说,易感状态下负性情绪中无用感发生率凸显,其项目响应概率为 27.72%,远高于"孤独""焦虑"的 0 和 4.67%;在不快乐状态下其响应概率达到 16.77%,高于"孤独""焦虑"的 3.86% 和 3.14%;在孤独状态下其响应概率为 72.63%,与"孤独"指标本身不相上下。

不快乐状态是易感状态的常见转变来源,易感状态是心理问题的易感。老年人无用感增加,开始变得不快乐,进入易感状态的风险提高,在压力事件的作用下,

其他负性情绪或心理问题滋生。特殊的生命周期阶段以及迁移和城市化进程的加速，使得老年人中鳏孀人群占比较高且留守人群多、体力不足，脑力活动随之减少、脑功能减退，逐渐产生"老而无用"和消极养老的想法（刘占文，2002）。

三、部分病态状态和完全病态状态在我国老年人群中不典型

就其他维度健康状态而言，老年人的心理状态并不稳定。由于正负性情绪相互作用使得各心理状态之间的转变复杂多变。首先，相较于负性情感对于正性情感的损害，正性情感中乐观、积极的生活态度更能够消除负性情绪，帮助心理疾病康复，表现为老年人孤独状态向易感状态转变概率高。这与卡斯特利亚诺（Castellano，2014）的研究结果一致，有积极的老化态度和生活取向的老年人感受到的孤独水平更低；其次，不良情绪和心境，造成认知偏差，使满意度降低（吴振云，2003），表现为健康状态向易感状态、不快乐状态向易感状态转变。

正负性情绪交互和情感平衡的另一个结果是部分病态状态和完全病态状态在我国老年人中并不典型。本研究通过潜在类别模型，基于外显指标对我国老年人心理健康潜在状态进行构建时，并未出现凯斯双因素模型中部分病态状态（有症状但自我满足），以及完全病态状态（低幸福感和高情绪问题）。这体现负性情绪对认知评价有一定的影响，故存在情绪问题或心理疾病但不失主观幸福感或满意度的情况。此外，在本章第一节中关于单个心理健康指标的描述性统计显示，我国老年人生活满意度较高且随着时间变化呈上升趋势，且有75.14%和64.60%的老年人表示"总是/经常想得开"及"自己的事情总是/经常自己说了算"，积极乐观的生活态度有利于抵御消极情绪，使得我国老年人中处于心理"完全病态"状态的人很少。

四、正性情绪对心理健康状态的影响机制分析

本研究通过潜在类别分析得出的另外两个老年人心理健康潜在状态，分别是孤独状态和不快乐状态，这两个状态的形成反映出正性情绪维度的两类要素"一般快乐"和"积极态度"（乐观、决断）之间的差异和对综合心理状态的不同塑造路径。

积极的老化态度和生活取向，通过激发个体行为选择和主观能动性，使其面对负性情绪时保持独立，并与之对抗，实现心理健康的重塑。对比双因素中的完全病态者，孤独状态老人在"决断""乐观"等正性指标上反应尚且良好，且在"焦虑"指标上反应概率也低。这反映出尽管孤独感能够引发无用感、不快乐心境、低满意度，但对于个体保持积极乐观态度本身影响并不大；反过来积极生活态度

和取向有利于抵御和消除孤独、抑郁等消极情绪,形成孤独状态老人向易感状态转变。

"处于愉悦状态"或"一般快乐"是通过作用于其他正性情感来发挥作用的。不快乐心境会导致主观满意度降低,影响正性积极心态,引发健康人群向易感状态转移,"不快乐状态"也是孤独状态和健康状态的中间状态。只有消除不快乐,才能防止心理疾病的复发,提升主观幸福感,达到完全意义上的心理健康。

在本章第一节介绍心理状态构建指标时提到"乐观""决断"等正性情绪指标,与"一般快乐"的正性情绪指标有差别,前者强调处事的行为选择,具有强烈主观意愿色彩,后者指个体处于整个环境(内在或外在)产生普遍感受。前者能够抵御负性侵害,后者则是积极心态和正确认知的保障。只有通过改善心境,调动老年人积极情绪以及主观幸福感等积极力量,形成长期、稳定且乐观的生活及老化态度,才会从根本上提高心理疾病的干预和治疗效果,达到完全心理健康。

第五节　老年人初始心理健康潜在状态隶属的影响因素分析

潜在转变模型对于潜在状态分布及转变情况的参数估计,主要建立在时间 1 时潜在状态发生率以及不同时间间隔内的转变概率上。当进行参数组间异质性检验时,若时间 1 时类别发生率(δ 参数)或转变概率(ρ 参数)在群体间有等效性,即可认为不同群组在潜在状态分布和转变上无差异。

同样地,进行潜在状态分布和转变情况的影响因素分析时,主要观测对象是老年人在初始潜在状态归属和随后在各时间段的转变概率。

以上通过潜在转变模型,构建出 4 种老年人心理健康潜在状态:孤独状态、健康状态、不快乐状态、易感状态。本节以 2002 年老年人初始心理健康潜在状态为因变量,运行 Stata 13.1,使用多项 Logistic 回归模型进行初始潜在状态影响因素分析。

一、自变量选择和分类

从文献综述可知,心理健康相关影响因素的研究十分普遍且结论多样。不同类型影响因素对于正负性情绪、不同心理健康要素的影响均不同,故采取分类分析策略。首先对老年人心理健康相关影响因素进行分类,分别就各类型自变量进行模型拟合,再将所有自变量纳入进行整体分析。

参考唐丹等(2006)①的研究,将老年人心理健康相关影响因素划分为 4 类(表 6-7):(1) 内在客观因素:性别、年龄、婚姻状况、受教育程度、患病情况;(2) 外在客观因素:居住地、家庭人均收入、医保情况、房屋拥有情况、居住条件、客观社会支持;(3) 外在主观因素:主观社会支持;(4) 内在主观因素:个体对社会支持的利用程度、现在是否吸烟、现在是否常锻炼身体、参加的日常活动个数。

表 6-7　我国老年人心理健康初始潜在状态影响因素分析的自变量赋值

变量名称	变量赋值
内在客观因素	
性别	男性=0;女=1
年龄	连续变量,取值范围[65,104],均值和标准差(72.72±6.28)
婚姻状况	在婚,住在一起=0;离婚/分居/丧偶/未婚/其他=1
受教育程度	受教育年限<1 年=0;受教育年限≥1 年=1
患病情况②	未患病=0;患病=1
外在客观因素	
居住地	城市(镇)=0;农村=1
家庭人均收入	处于最低的五等分位数者=0;其他=1
医保情况	生病时医疗费用主要支付方式为医保支付=0;生病时医疗费用主要支付方式为自己/家庭子女/其他=1
房屋拥有情况	目前住房是以自己的名义购买或租住=0;目前住房不以自己的名义购买或租住=1
居住条件	自己(及配偶)有单独的卧室=0;自己(及配偶)没有单独卧室=1
客观社会支持	与家人住在一起=0;独居或住在养老院=1

① 在《老年人主观幸福感的影响因素》一文中,唐丹等学者将影响因素按照外在客观资源(经济水平)、外在主观资源(社会支持)、内在客观资源(健康状况、受教育水平、年龄、性别)、内在主观资源(一般自我效能感)进行划分,并指出内在因素是个体自身具有的,如健康状况、自我控制、受教育程度、自我效能感等;外在因素是指个体所处外界环境的特点,如社会支持、社会保障、居住地、家庭经济水平等。客观因素是指切实存在的、可清楚觉知并客观量化的因素,不以个体主观意志而转移,如年龄、受教育年限、健康状况、收入等;主观因素指由个体发挥能动性且主观感受到的,如社会支持、自我效能、个人目标实现程度等。

② 疾病范围包括高血压、糖尿病、心脏病、中风等脑血管疾病、眼疾(白内障和青光眼等)、癌症、关节炎、阿尔茨海默病、帕金森病、褥疮、肺部疾病、胃肠疾病等,罹患其中任何一种疾病即被认为“患病”。

续　表

变　量　名　称	变　量　赋　值
外在主观因素	
主观社会支持	当身体不舒服或生病时由直系亲属照顾＝0；
	当身体不舒服或生病时由其他亲属/邻居/朋友/社会服务/保姆/无人照料＝1
内在主观因素	
个体对社会支持的利用程度	如果遇到问题和困难,最先找直系亲属解决＝0；
	如果遇到问题和困难,最先找其他亲属/邻居/朋友/社会工作者/无人解决＝1
现在是否吸烟	无＝0；有＝1
现在是否常锻炼身体	否＝0；是＝1
参加的日常活动个数①	连续变量,取值范围[0, 10],均值和标准差(4.36±1.59)

注：初始潜在状态影响因素指标取 2002 年时各自变量的测量数据。

其中,社会支持(social support)是老年人心理健康的重要影响因素,分为三个部分：(1) 客观社会支持：包括物质上直接援助、团体关系的存在、社会网络的参与,如家庭、婚姻、朋友、同事等；(2) 主观社会支持：指与主观感受密切相关的,个体在社会中被尊重、被理解、被支持的情感感知；(3) 个体对社会支持的利用程度：个体主动寻求支持的行为和能力(汪向东,1999)。其中,客观社会支持属于外在客观因素,主观社会支持属于外在主观因素,对社会支持的利用程度则被视为内在主观因素。本研究参照社会支持评定量表(SSRS),使用 CLHLS 问卷中的"与谁住在一起?""当您身体不舒服时或生病时主要是谁来照料您?""如果遇到困难和问题,最先找谁来解决?"三个条目分别来表示客观社会支持、主观社会支持、个体对社会支持的利用程度。

二、初始潜在状态分类因变量的纳入与模型构建

在进行多项 Logistic 回归分析之前,要将老年人 2002 年心理健康潜在状态作为因变量纳入回归模型中。本研究将在前述已有潜在类别划分的基础上,根据贝叶斯后验概率(Posterior Probability)最大值获得个体的类别归属,即潜在类别分组变量,再将其作为观测分类因变量("孤独状态"赋值为 1,"健康状态"赋值为 2,

---

① 　根据 CLHLS 问卷设置内容,日常活动包括个人户外活动、种花养鸟、阅读书报、饲养家禽家畜、打牌或打麻将、看电视听广播、参加有组织的社会活动、旅游等。若对某项活动,老年人回答"不参加",那么则不计数。

"不快乐状态"赋值为 3,"易感状态"赋值为 4)连同自变量进行回归分析。

该方法是带有预测变量的潜在类别模型的常见建模方法,又称简单三步法[①]。贝叶斯后验概率是根据个体的作答类型,在潜在类别拟合后估计得来,其值表示个体属于某一类别的概率。2002 年个体在各潜在状态 s 的后验概率公式为:

$$P(L=s \mid Y=y) = \frac{(\prod_{j=1}^{7} \prod_{r_j=1}^{2} \rho_{j, r_j, 2002 \mid s_{2002}}^{I(y_{j, 2002}=r_{j, 2002})}) \delta_{s_{2002}}}{(\sum_{s_{2002}=1}^{4} \delta_{s_{2002}}) \prod_{j=1}^{7} \prod_{r_j=1}^{2} \rho_{j, r_j, 2002 \mid s_{2002}}^{I(y_{j, 2002}=r_{j, 2002})}}$$

$P(L=s \mid Y=y)$ 表示个体处于响应模式 y 时属于潜在状态 s 的概率。其中 $y=(r_1, r_2, \cdots, r_7)$ 指 2002 年个体在 7 个心理健康指标 j 上的作答模式,$\delta_{s_{2002}}$ 指 2002 年潜在状态 s 发生率,$\rho_{j, r_j, t \mid s_{2002}}$ 指 2002 年潜在状态 s 下,指标 j 中响应类别为 r 的项目响应率;$I(y_{j, 2002}=r_{j, 2002})$ 是一个指示函数,当心理健康指标响应类别为 $r_{j, 2002}$ 时,该指示函数等于 1,否则等于 0。

本研究中,s 代表"孤独状态""健康状态""不快乐状态""易感状态"4 个心理健康潜在状态;j 代表"生活满意度""处于愉快状态""乐观""决断""焦虑""孤独""无用感"7 个心理健康指标;r 代表"很好/好、总是/经常"和"一般/差/很差、有时/偶尔/几乎不"2 个响应类别,模型中分别编码为"1"和"2"。

三、初始心理健康潜在状态影响因素 Logistic 回归分析结果

以健康状态作为参照组,通过多项 Logistic 回归模型,运行 Stata 13.1,得出老年人属于孤独状态、不快乐状态、易感状态与属于健康状态的概率在协变量影响下的变化之比,即发生比(Odds Ratio, OR)。其大于 1 表示在协变量影响下,老年人隶属该潜在状态的概率增加,反之则减小。

(一)仅纳入内在客观因素的模型回归结果

首先考察以人口社会学变量为主的内在客观因素,包括性别、年龄、婚姻状况、受教育程度、患病情况等。表 6-8 是客观人口学因素下初始心理健康潜在状态概率发生比。

---

① 根据个体后验概率的最大值将其归入特定类别的个体分类方法被称为莫代尔分配法(Modal Assignment)。进行常规的潜在类别估计,根据后验概率获得个体的类别归属变量,再将其作为观测变量纳入回归模型的建模策略,被称为简单三步法或可能类别回归法(Most Likely Class Regression)。该方法作为纳入协变量的潜在类别模型[又称回归混合模型(Regression Mixture Modeling)]的建模策略,在实践中广为使用。

表 6-8　内在客观因素影响下老年人初始心理健康潜在状态概率发生比

	孤独状态	健康状态	不快乐状态	易感状态	p
性别(ref.=男)	0.841	Ref	0.919	1.308	>0.05
年龄	1.007	Ref	0.987	1.009	>0.05
婚姻情况(ref.=在婚,住在一起)	2.752***	Ref	1.474**	1.407*	<0.001
受教育程度(ref.=受教育年限<1年)	0.626	Ref	0.899	0.681*	>0.05
患病情况(ref.=未患病)	2.923***	Ref	0.916	1.112	<0.001

注:* $p<0.05$,** $p<0.01$,*** $p<0.001$。

其中,婚姻状况、患病情况与老年人心理健康初始潜在状态显著相关,而年龄和性别对于心理健康状态的关系不显著。婚姻状况良好的老年人隶属孤独状态(OR=2.75)、不快乐状态(OR=1.47)、易感状态的风险小(OR=1.41),尤其是前两者;是否患病对于罹患心理疾病的影响最大(OR=2.92);受教育程度高的老人易感风险低(OR=0.68)。

(二)仅纳入外在因素的模型回归结果

本研究中老年人心理健康相关的外在主观因素仅包含"主观支持",在实际操作中,将其与外在客观因素(居住地、家庭人均收入、医保情况、客观社会支持、主观社会支持、房屋拥有情况、居住条件)一起纳入 Logistic 回归模型分析。

模型结果如表 6-9 所示。居住地、家庭人均收入、医保情况、主观社会支持、居住条件与老年人心理健康潜在状态归属均显著相关。客观社会支持和房屋拥有情况的影响不显著。其中,农村老年人隶属不快乐状态和易感状态的概率高(OR=1.73,OR=1.83);生病时医疗费用主要支付方式非医保承担的老年人隶属易感状态和不快乐状态的风险大(OR=3.89,OR=1.67);生病时得不到直系亲属照料的老年人容易陷入孤独状态(OR=4.63)和易感状态(OR=2.61);家庭人均收入高的老年人成为易感者和孤独患者的概率小(OR=0.49,OR=0.57);无单独卧室的老年人孤独概率高(OR=2.46)。

表 6-9　外在因素影响下老年人初始心理健康潜在状态概率发生比

	孤独状态	健康状态	不快乐状态	易感状态	p
居住地[ref.=城市(镇)]	1.626	Ref	1.729***	1.834***	<0.001
家庭人均收入(ref.=最低的五等分位数者)	0.485**	Ref	0.828	0.569**	<0.01

续　表

	孤独状态	健康状态	不快乐状态	易感状态	p
医保情况（ref.＝生病时医疗费用主要支付方式为医保支付）	2.075	Ref	1.665**	3.886***	＜0.000
客观社会支持（ref.＝与家人住在一起）	0.633	Ref	0.776	1.351	＞0.05
主观社会支持（ref.＝生病时能得到直系亲属的照料）	4.630***	Ref	1.009	2.612**	＜0.001
房屋拥有情况（ref.＝目前住房是以自己的名义购买或租住）	1.177	Ref	1.008	1.034	＞0.05
居住条件［ref.＝自己（及配偶）有单独的卧室］	2.464**	Ref	1.209	0.804	＜0.05

注：$^*p<0.05$，$^{**}p<0.01$，$^{***}p<0.001$。

（三）仅纳入内在主观因素的模型回归结果

单独考察内在主观因素，包括个体对社会支持的利用程度、现在是否吸烟、现在是否常锻炼身体及参加的日常活动个数对我国老年人初始心理健康潜在状态的影响。Logistic 回归模型结果如表 6-10 所示，个体对社会支持的利用程度、现在是否吸烟、现在是否常锻炼身体、参加的日常活动个数均对老年人初始心理状态归属有显著影响，而客观社会支持的作用不显著。遇到困难时向直系亲属寻求帮助的老年人隶属孤独状态和易感状态概率低；吸烟的老年人隶属不快乐状态或易感状态的概率小（OR＝0.56，OR＝0.44）；有锻炼习惯的老年人隶属不快乐状态和易感状态的概率低（OR＝0.50，OR＝0.31）；日常活动丰富的老年人隶属孤独状态和易感状态的风险低（OR＝0.69，OR＝0.84）。

表 6-10　内在主观因素影响下老年人初始心理健康潜在状态概率发生比

	孤独状态	健康状态	不快乐状态	易感状态	p
个体对社会支持的利用程度（ref.＝生病时会向直系亲属寻求帮助）	3.820***	Ref	0.893	2.031**	＜0.001
现在是否吸烟（ref.＝否）	1.363	Ref	0.557**	0.438**	＜0.001
现在是否常锻炼身体（ref.＝否）	0.544	Ref	0.497**	0.314***	＜0.001
参加的日常活动个数	0.693***	Ref	0.925	0.836***	＜0.001

注：$^*p<0.05$，$^{**}p<0.01$，$^{***}p<0.001$。

（四）纳入所有影响因素的模型回归结果

纳入所有类型因素，包括性别、年龄、婚姻状况、受教育程度、患病情况、居住地、家庭人均收入、医保情况、房屋拥有情况、居住条件、客观社会支持、主观社会支持、个体对社会支持的利用程度、现在是否吸烟、现在是否常锻炼身体和参加的日常活动个数。Logistic 回归模型结果如表 6–11 所示。

表 6–11　所有因素影响下老年人初始心理健康潜在状态概率发生比

	孤独状态	健康状态	不快乐状态	易感状态	p
性别(ref.＝男)	1.232	Ref	0.727	1.076	＞0.05
年龄	1.010	Ref	0.985	1.012	＞0.05
婚姻状况(ref.＝在婚,住在一起)	2.407**	Ref	1.778***	1.405	＜0.001
受教育程度(ref.＝受教育年限＜1年)	0.933	Ref	1.052	0.987	＞0.05
居住地[ref.＝城市(镇)]	1.177	Ref	1.441*	1.162	＞0.05
患病情况(ref.＝未患病)	2.963***	Ref	0.924	1.106	＜0.001
家庭人均收入(ref.＝最低的五等分位数者)	0.600	Ref	0.951	0.692*	＞0.05
医保情况(ref.＝生病时医疗费用主要支付方式为医保支付)	1.159	Ref	1.016	2.127*	＞0.05
房屋拥有情况(ref.＝目前住房是以自己的名义购买或租住)	0.700	Ref	0.847	0.777	＞0.05
居住条件[ref.＝自己(及配偶)有单独的卧室]	2.361*	Ref	1.228	0.799	＜0.05
客观社会支持(ref.＝与家人住在一起)	0.447	Ref	0.590	1.126	＞0.05
主观社会支持(ref.＝生病时能得到直系亲属的照料)	2.849*	Ref	0.913	2.156	＞0.05
个体对社会支持的利用程度(ref.＝生病时会向直系亲属寻求帮助)	1.953	Ref	0.902	1.431	＞0.05
现在是否吸烟(ref.＝否)	1.311	Ref	0.641**	0.580**	＜0.001
现在是否常锻炼身体(ref.＝否)	0.586	Ref	0.558***	0.432**	＜0.001
参加的日常活动个数	0.767**	Ref	0.928	0.893*	＜0.01

注：*p＜0.05,**p＜0.01,***p＜0.001。

在纳入外在客观因素后,内在客观因素对老年人初始心理健康潜在状态所属的作用被稀释;教育的影响不再显著;婚姻状况对易感状态的影响不再显著,良好婚姻状态依旧是避免成为孤独者和不快乐者的有利因素;患病老年人隶属孤独状态的风险更高(OR＝2.96)。

在控制人口学因素和个人主观能动性作用下,外在客观因素如居住地、家庭人均收入、医保情况等对老年人初始心理健康潜在状态的影响均有所降低。农村老年人不快乐的概率稍高(OR＝1.44),城乡差异对于易感状态的影响不再显著;家庭人均收入水平高、生病时医疗费用主要由医保支付的老年人,其初始心理健康潜在状态为易感状态的风险低,而前者对孤独状态、后者对于不快乐状态的影响均不再显著;生病时得到直系亲属照料能抵御孤独,但作用程度降低,且主观支持降低易感风险的作用不再显著;拥有单独卧室依旧是避免孤独的有利因素。客观支持与老年人初始心理健康潜在状态的归属始终无关。

内在主观因素对老年人初始心理健康潜在状态归属依旧十分重要。有锻炼习惯的老年人心情愉悦的概率高且易感概率低,多参加日常活动有利于预防易感或孤独,而老年人对社会支持的利用程度的作用不再显著。

第六节　老年人心理健康潜在状态转变的影响因素分析

一、自变量选择和分类

上一小节探讨了老年人初始心理健康潜在状态归属的背景因素。接下来,以2002—2008 年、2008—2014 年老年人心理健康潜在状态转变情况为因变量,运行Stata 13.0,使用多项 Logistic 回归模型进行老年人心理健康潜在状态转变的影响因素分析。

同初始心理健康状态影响因素分析相似,在进行转变分析之前,将自变量分为"内在客观""外在客观""外在主观""内在主观"四个类别。在分析 2002—2008 年转变情况时,选取 2002 年的测量数据,在分析 2008—2014 年转变情况时,选取2008 年的测量数据。

表 6‑12　我国老年人心理健康潜在状态转变影响因素分析的自变量赋值

变　量　名　称	变　量　赋　值
内在客观因素	
性别	男性＝0;女＝1
年龄	连续变量,2002 年取值范围[65,104],均值和标准差(72.72 ±6.28);
婚姻状况	在婚,住在一起＝0;离婚/分居/丧偶/未婚/其他＝1
受教育程度	受教育年限<1 年＝0;受教育年限≥1 年＝1
患病情况①	未患病＝0;患病＝1

---

① 疾病范围包括高血压、糖尿病、心脏病、中风等脑血管疾病、眼疾(白内障和青光眼等)、癌症、关节炎、阿尔茨海默病、帕金森病、褥疮、肺部疾病、胃肠疾病等,罹患其中任何一种疾病即被认为"患病"。

续　表

变　量　名　称	变　量　赋　值
外在客观因素	
家庭人均收入	处于最低的五等分位数者＝0；其他＝1
医保情况①	生病时医疗费用主要支付方式为医保支付＝0；
	生病时医疗费用主要支付方式为自己/家庭子女/其他＝1
	有城镇职工基本医保/城镇居民基本医保/新农合/补充医疗保险/其他医疗保险＝0；
	无任何医疗保险＝1
房屋拥有情况	目前住房是以自己的名义购买或租住＝0；
	目前住房不以自己的名义购买或租住＝1
居住条件	自己（及配偶）有单独的卧室＝0；
	自己（及配偶）没有单独卧室＝1
客观社会支持	与家人住在一起＝0；独居或住在养老院＝1
外在主观因素	
主观社会支持	当身体不舒服或生病时由直系亲属照顾＝0；
	当身体不舒服或生病时由其他亲属/邻居/朋友/社会服务/保姆/无人照料＝1
内在主观因素	
个体对社会支持的利用程度	如果遇到问题和困难,最先找直系亲属解决＝0；
	如果遇到问题和困难,最先找其他亲属/邻居/朋友/社会工作者/无人解决＝1
现在是否吸烟	否＝0；是＝1
现在是否饮酒	否＝0；是＝1
现在是否常锻炼身体	否＝0,是＝1
参加的日常活动个数②	连续变量,2002 年取值范围[0, 10],均值和标准差(4.36±1.59);2008 年取值范围[0, 9],均值和标准差(3.71±1.69)

二、潜在状态转变相关因变量的赋值与模型构建

当使用协变量预测潜在状态转变时,转变概率矩阵的每一行都是一个独立的多项 Logistic 回归方程,各独立 Logistic 方程允许有各自参照组,使用期初协变

---

①　CLHLS 问卷在不同年份上设置有差异,在 2002 年使用"生病时医疗费用主要支付方式"条目来衡量,在 2008 年和 2014 年使用"是否有医保"条目来衡量。

②　根据 CLHLS 问卷设置内容,日常活动包括个人户外活动、种花养鸟、阅读书报、饲养家禽家畜、打牌或打麻将、看电视听广播、参加有组织的社会活动、旅游等。若对某项活动,老年人回答"不参加",那么则不计数。

量,对两个时间间隔内、各期初潜在状态下的这一行转变概率子集作单独分析。

与初始潜在状态影响因素回归分析相同,心理健康潜在状态转变分类因变量的纳入和 Logistic 模型的构建遵循简单三步法:在进行常规的潜在转变模型估计后,根据贝叶斯后验概率最大值获得 2002、2008、2014 年 3 个时间点的个体心理健康潜在状态类别归属;然后针对 2 个时间间隔的 4 种期初状态,构建 8 个转变分类因变量,对应着转变概率矩阵的每一行的独立的多项 Logistic 回归方程。

以 2002 年孤独状态的转变矩阵这一行为例,2002 年孤独状态的老年人,若 2008 年个体类别归属显示其为"孤独状态""健康状态""不快乐状态""易感状态",那么该行的转变因变量分别赋值为 1、2、3、4。依此对每一行矩阵的转变分类因变量赋值。

个体基于不同的作答模式,在不同测量时间时,各潜在状态的后验概率均不同,其公式为:

$$P(L=s \mid Y=y) = \frac{\left(\prod_{j=1}^{7} \prod_{r_j=1}^{2} \rho_{j, r_{j,t} \mid s_t}^{I(y_{j,t}=r_{j,t})}\right) \delta_{s_t}}{\left(\sum_{s_t=1}^{4} \delta_{s_t}\right) \prod_{j=1}^{7} \prod_{r_j=1}^{2} \rho_{j, r_{j,t} \mid s_t}^{I(y_{j,t}=r_{j,t})}}$$

$P(L=s \mid Y=y)$ 表示个体处于响应模式 y 时属于潜在状态 s 的概率。其中 $y=(r_{j,t}, r_{j,t}, \cdots, r_{j,t})$ 指 t 时刻个体的作答模式,δ_{s_t} 指 t 时刻潜在状态 s 发生率,$\rho_{j, r_{j,t} \mid s_t}$ 指 t 时刻,潜在状态 s 下,指标 j 中响应类别为 r 的项目响应率;$I(y_{j,t}=r_{j,t})$ 是一个指示函数,当心理健康指标响应类别为 $r_{j,t}$ 时,该指示函数等于 1,否则等于 0。

本研究中,t 代表 2002、2008、2014 年 3 个测量时间点,s 代表"孤独状态""健康状态""不快乐状态""易感状态"4 个心理健康潜在状态;j 代表"生活满意度""处于愉快状态""乐观""决断""焦虑""孤独""无用感"7 个心理健康指标;r 代表"很好/好、总是/经常"和"一般/差/很差、有时/偶尔/几乎不"2 个响应类别,模型中编码分别为"1"和"2"。

三、心理健康潜在状态转变影响因素 Logistic 回归分析结果

心理健康潜在状态转变的 Logistic 回归分析中,将保持原潜在状态作为参照组,对于转变矩阵的每一行,预测的是,老年人由期初潜在状态转变到其他各状态的概率与保持原状态概率的变化之比(Odds Ratio,OR),其大于 1 表示在协变量影响下,老年人发生该转变的概率增加,反之则减小。

（一）仅纳入内在客观因素的模型回归结果

性别、年龄、婚姻状况、受教育程度、患病情况对于我国老年人心理健康潜在状态转变的影响如表 6‑13 所示。

表 6‑13　内在客观因素影响下老年人心理健康潜在状态转变概率发生比

	时间间隔(年)	潜在状态	孤独状态	健康状态	不快乐状态	易感状态	p
性别 (ref.=男)	2002— 2008	孤独状态	Ref	0+	0.47	0.44	>0.05
		健康状态	1.70	Ref	1.19	2.37*	>0.05
		不快乐状态	2.43	0.84	Ref	1.46	>0.05
		易感状态	0.89	1.23	1.01	Ref	>0.05
	2008— 2014	孤独状态	Ref	2.33	0+	1.22	>0.05
		健康状态	0.39	Ref	/	/	>0.05
		不快乐状态	0.97	0.94	Ref	1.27	>0.05
		易感状态	0.41*	0.45*	0.35**	Ref	<0.01
年龄	2002— 2008	孤独状态	Ref	0+	0.91	1.05	>0.05
		健康状态	0.77	Ref	1.13	1.01	>0.05
		不快乐状态	0.98	1.10	Ref	1.03	>0.05
		易感状态	1.30	0.89	0.78	Ref	>0.05
	2008— 2014	孤独状态	Ref	0.72	0+	0.88	>0.05
		健康状态	1.02	Ref	/	/	>0.05
		不快乐状态	0.81	0.87	Ref	0.79*	>0.05
		易感状态	0.97	1.01	1.14	Ref	>0.05
婚姻状况 (ref.=在婚,住 在一起)	2002— 2008	孤独状态	Ref	0+	1.25	1.15	>0.05
		健康状态	1.69	Ref	0.91	1.22	>0.05
		不快乐状态	1.21	1.02	Ref	0.72	>0.05
		易感状态	0.80	0.63	1.17	Ref	>0.05
	2008— 2014	孤独状态	Ref	1.19	0+	1.14	>0.05
		健康状态	0.87	Ref	/	/	>0.05
		不快乐状态	1.30	1.24	Ref	1.19	>0.05
		易感状态	4.54**	1.90	1.38	Ref	<0.01
受教育程度 (ref.=受教育 年限<1 年)	2002— 2008	孤独状态	Ref	0+	1.54	2.17	>0.05
		健康状态	0.34*	Ref	0.64*	1.2	<0.05
		不快乐状态	1.24	0.55	Ref	0.76	>0.05
		易感状态	0.79	1.87	0.94	Ref	>0.05

续　表

	时间间隔(年)	潜在状态	孤独状态	健康状态	不快乐状态	易感状态	p
受教育程度 (ref.=受教育 年限<1年)	2008— 2014	孤独状态	Ref	2.83	0^+	2.51	>0.05
		健康状态	0.78	Ref	/	/	>0.05
		不快乐状态	0.87	0.98	Ref	1.03	>0.05
		易感状态	1.09	1.40	0.64	Ref	>0.05
患病情况 (ref.=未患病)	2002— 2008	孤独状态	Ref	0^+	0.53	0.60	>0.05
		健康状态	1.16	Ref	0.99	1.17	>0.05
		不快乐状态	2.02	1.32	Ref	0.96	>0.05
		易感状态	2.83	1.07	0.98	Ref	>0.05
	2008— 2014	孤独状态	Ref	0.94	0^+	0.93	>0.05
		健康状态	1.01	Ref	/	/	>0.05
		不快乐状态	0.86	0.96	Ref	0.76	>0.05
		易感状态	0.91	0.72	0.72	Ref	>0.05

注：(1) 考虑到样本量过小可能导致模型不可估计,故合并处理进行二元 Logistic 回归分析,"/"表示模型统计时该行转变矩阵中,转变到该状态与转变到孤独状态合并为一组;(2)"0^+"表示两个状态之间未发生转变,该转变情况未被纳入该转变矩阵行的 Logistic 分析中,没有估计相关参数;(3) $^*p<0.05$,$^{**}p<0.01$,$^{***}p<0.001$。

较男性而言,女性老年人更容易由健康状态转变为易感状态(OR=2.37);且随着时间推移,性别的作用依然显著,女性老年人更容易保持在易感状态;每增加一岁,不快乐状态老年人向易感状态转变概率会降低(OR=0.79);婚姻状况逐渐开始作用于易感状态老年人($p<0.01$),已婚的易感状态老年人转变至孤独状态的风险低;教育水平越高的健康状态老年人转变至孤独状态(OR=0.34)或不快乐状态(OR=0.64)的风险越小。

综上,女性健康老年人容易向易感状态转变并保持在此状态,年龄越大,不快乐老年人转变至易感状态的概率反而小;婚姻状况、受教育程度对健康状态及易感状态老年人影响尤为显著。良好的婚姻状态能够预防易感状态老年人孤独、抑郁等心理疾病的诱发,受教育程度高的健康老年人状态恶化的风险小,尽管该影响随着时间推移不再显著,患病与否对于老年人心理健康潜在状态的转变始终无显著影响。

(二) 仅纳入外在因素的模型回归结果

居住地、家庭人均收入、医保情况、客观社会支持等对老年人心理健康潜在状态转变的影响如表 6-14 所示。

表 6‑14　外在因素影响下老年人心理健康潜在状态转变概率发生比

	时间间隔(年)	潜在状态	孤独状态	健康状态	不快乐状态	易感状态	p
居住地〔ref. = 城市(镇)〕	2002—2008	孤独状态	Ref	0^+	0.96	1.27	>0.05
		健康状态	1.27	Ref	1.01	3.26***	<0.00
		不快乐状态	1.50	0.59	Ref	1.12	>0.05
		易感状态	0.70	1.14	0.87	Ref	>0.05
	2008—2014	孤独状态	Ref	0.63	0^+	1.37	>0.05
		健康状态	2.11	Ref	/	/	>0.05
		不快乐状态	1.17	0.87	Ref	1.62*	<0.05
		易感状态	1.02	0.48*	1.26	Ref	>0.05
家庭人均收入(ref. = 最低的五等分位数者)	2002—2008	孤独状态	Ref	0^+	0.61	0.50	>0.05
		健康状态	0.42	Ref	0.83	1.53	>0.05
		不快乐状态	0.58	1.59	Ref	1.05	>0.05
		易感状态	1.15	0.82	1.90*	Ref	>0.05
	2008—2014	孤独状态	Ref	0.48	0^+	0.56	>0.05
		健康状态	0.34	Ref	/	/	>0.05
		不快乐状态	1.56	1.32	Ref	0.93	<0.05
		易感状态	0.88	2.19*	0.87	Ref	>0.05
医保情况(ref. = 生病时费用主要支付方式为医保支付/有医保)	2002—2008	孤独状态	Ref	0^+	0.70	3.25	>0.05
		健康状态	2.05	Ref	1.13	3.35*	<0.05
		不快乐状态	2.79	1.17	Ref	2.89*	>0.05
		易感状态	(omitted)	0.83	0.66	Ref	>0.05
	2008—2014	孤独状态	Ref	0.31	0^+	0.21	>0.05
		健康状态	3.53	Ref	/	/	>0.05
		不快乐状态	1.24	1.38	Ref	1.42	>0.05
		易感状态	0.28**	0.37*	0.48	Ref	<0.05
客观社会支持(ref.=与家人住在一起)	2002—2008	孤独状态	Ref	0^+	0.22*	0.02*	<0.05
		健康状态	5.92	Ref	1.86	3.69	<0.05
		不快乐状态	0.78	0.25	Ref	0.91	>0.05
		易感状态	0.81	(omitted)	0.70	Ref	>0.05
	2008—2014	孤独状态	Ref	1.45	0^+	2.10	>0.05
		健康状态	4.40*	Ref	/	/	>0.05
		不快乐状态	1.61	1.50	Ref	1.33	>0.05
		易感状态	3.55**	1.24	0.79	Ref	<0.05

续 表

	时间间隔(年)	潜在状态	孤独状态	健康状态	不快乐状态	易感状态	p
主观社会支持 (ref.=生病时能 得到直系亲属 的照料)	2002— 2008	孤独状态	Ref	0^+	0.27	0.50	>0.05
		健康状态	4.62	Ref	2.43	0.68	>0.05
		不快乐状态	(omitted)	3.97	Ref	0.84	>0.05
		易感状态	1.24	0.83	1.58	Ref	>0.05
	2008— 2014	孤独状态	Ref	1.47	0^+	1.73	>0.05
		健康状态	2.14	Ref	/	/	>0.05
		不快乐状态	1.26	1.06	Ref	0.67	>0.05
		易感状态	0.93	0.81	1.97	Ref	>0.05
房屋拥有情况 (ref.=目前住 房是以自己的名 义购买或租住)	2002— 2008	孤独状态	Ref	0^+	9.98*	6.50	>0.05
		健康状态	0.42	Ref	0.82	0.67	>0.05
		不快乐状态	1.05	1.30	Ref	0.75	>0.05
		易感状态	0.89	0.79	0.79	Ref	>0.05
	2008— 2014	孤独状态	Ref	2.68	0^+	2.76	>0.05
		健康状态	0.24	Ref	/	/	>0.05
		不快乐状态	1.02	1.03	Ref	0.99	>0.05
		易感状态	1.28	0.75	1.24	Ref	>0.05
居住条件 [ref.=自己(及 配偶)有单独的 卧室]	2002— 2008	孤独状态	Ref	0^+	2.17	4.90	>0.05
		健康状态	0.90	Ref	0.96	0.88	>0.05
		不快乐状态	1.69	3.56**	Ref	0.60	<0.05
		易感状态	0.72	(omitted)	1.07	Ref	>0.05
	2008— 2014	孤独状态	Ref	2.68	0^+	2.76	>0.05
		健康状态	5.26	Ref	/	/	>0.05
		不快乐状态	0.70	1.04	Ref	0.64	>0.05
		易感状态	2.37	1.35	2.40*	Ref	>0.05

注：(1) 考虑到样本量过小可能导致模型不可估计,故合并处理进行二元 Logistic 回归分析,"/"表示模型统计时该行转变矩阵中,转变到该状态与转变到孤独状态合并为一组;(2)"0^+"表示两个状态之间未发生转变,该转变情况未被纳入该转变矩阵行的 Logistic 分析中,没有估计相关参数;(3)"omitted"表示该变量某一水平上样本量过小(或为 0)而看不到系数值;(4) $^*p<0.05$,$^{**}p<0.01$,$^{***}p<0.001$。

居住地对于健康状态和不快乐状态老年人影响显著。农村健康老年人更容易转变成易感状态(OR=3.62);随着时间推移,农村老年人也容易由不快乐状态转变成易感状态(OR=1.62),而城市易感状态康复的概率更高(OR=0.48);家庭人均收入越高,易感状态老年人恢复至健康状态(OR=2.19)或者不快乐状

态(OR=1.90)的概率越高;生病时的医疗费用主要方式不是由医保支付的健康
或不快乐状态老年人转变成易感状态的风险更高(OR=3.35,OR=2.89)。随着
时间推移,生病时的医疗费用的主要方式不是由医保支付的易感老年人康复概
率更低(OR=0.37),但其转变至孤独状态的概率也低(OR=0.28);客观支持对
于老年人心理健康潜在状态转变的影响最为显著且持续,与家人同住的孤独状
态老年人更容易转变至不快乐状态或者易感状态,随着时间推移,与家人同住也
是避免健康老年人和易感老年人转变至孤独状态的有利因素;主观社会支持对
老年人心理健康潜在状态转变的影响不显著;无单独卧室的不快乐状态老年人
更容易康复(OR=3.56),随着时间推移,这还是易感状态老年人转变至不快乐
状态的促进因素(OR=2.40),所住房屋不是由自己购买或租住的孤独状态老年
人转变至不快乐状态老年人的概率也更高(OR=9.98),尽管该作用随着时间推
移不再显著。

　　综上,居住在城市是避免由健康状态转变至易感状态、易感状态恢复至不快
乐状态的有利因素;家庭人均收入高、生病时医疗费用主要由医保支付是避免健
康老年人陷入易感状态、易感状态老年人恢复至不快乐状态和防止其恶化的有
利因素;与家人同住是孤独状态老年人恢复、避免转变至孤独状态的有利因素;
对心理状态非完全健康的老年人而言,无单独卧室、房屋非自己购买或租住的孤
独状态老年人更容易康复,孤独状态老年人更容易转变至不快乐状态,无单独卧
室的易感状态老年人更易恢复至不快乐状态;生病时有直系亲属照料对于老年
人心理健康状态转变的影响不显著。

　　(三)仅纳入内在主观因素的模型回归结果

　　社会支持的自我利用程度、吸烟、饮酒、锻炼及日常活动情况对老年人心理健
康潜在状态转变的影响如表6-15所示。随着时间推移,个体对社会支持的利用
程度低的健康状态老年人容易转变到其他非健康心理状态(OR=7.89);吸烟对于
易感状态老年人有持续影响,吸烟的易感状态老年人康复率高(OR=2.31),随着
时间推移,吸烟的易感状态老年人转变至不快乐状态的概率也高(OR=2.35);饮
酒的不快乐状态老年人转变至易感状态的概率小(OR=0.47),尽管随着时间推移
该作用不再显著;锻炼有利于预防易感以及促进易感状态的康复,有锻炼习惯的健
康状态老年人转变至易感状态的风险更低(OR=0.52),随着时间推移还有利于易
感状态老年人康复(OR=1.99);日常活动丰富的健康状态老年人不容易转变成孤
独状态(OR=0.67),尽管在第二个时间间隔内该作用不再显著。

表 6 - 15　内在主观因素影响下老年人心理健康潜在状态转变概率发生比

	时间间隔(年)	潜在状态	孤独状态	健康状态	不快乐状态	易感状态	p
个体对社会支持的利用程度(ref=.遇到困难会向直系亲属寻求帮助)	2002—2008	孤独状态	Ref	0^+	0.82	0.82	>0.05
		健康状态	2.16	Ref	1.03	0.79	>0.05
		不快乐状态	2.77	1.31	Ref	1.33	>0.05
		易感状态	1.27	0.42	0.86	Ref	>0.05
	2008—2014	孤独状态	Ref	2.05	0^+	1.52	>0.05
		健康状态	7.89**	Ref	/	/	<0.01
		不快乐状态	0.47	1.06	Ref	0.86	>0.05
		易感状态	1.10	2.03	1.73	Ref	>0.05
现在是否吸烟(ref.=否)	2002—2008	孤独状态	Ref	0^+	0.98	0.66	>0.05
		健康状态	0.56	Ref	0.86	0.60	>0.05
		不快乐状态	0.71	1.27	Ref	1.10	>0.05
		易感状态	0.70	2.31*	1.71	Ref	>0.05
	2008—2014	孤独状态	Ref	0.66	0^+	3.58	>0.05
		健康状态	0.55	Ref	/	/	>0.05
		不快乐状态	1.86	1.181	Ref	0.94	>0.05
		易感状态	1.00	2.18	2.35*	Ref	>0.05
现在是否饮酒(ref.=否)	2002—2008	孤独状态	Ref	0^+	0.83	0.78	>0.05
		健康状态	1.05	Ref	0.98	0.93	>0.05
		不快乐状态	0.66	0.78	Ref	0.47*	>0.05
		易感状态	0.80	0.74	0.97	Ref	>0.05
	2008—2014	孤独状态	Ref	0.54	0^+	0.34	>0.05
		健康状态	0.90	Ref	/	/	>0.05
		不快乐状态	0.54	0.77	Ref	0.90	>0.05
		易感状态	0.94	1.74	1.11	Ref	>0.05
现在是否常锻炼身体(ref.=否)	2002—2008	孤独状态	Ref	0^+	0.91	0.43	>0.05
		健康状态	0.84	Ref	0.70	0.52*	>0.05
		不快乐状态	0.98	0.97	Ref	1.30	>0.05
		易感状态	0.73	0.94	1.36	Ref	>0.05
	2008—2014	孤独状态	Ref	1.85	0^+	2.06	>0.05
		健康状态	1.29	Ref	/	/	>0.05
		不快乐状态	1.05	1.23	Ref	0.62	<0.01
		易感状态	0.62	1.99*	1.06	Ref	>0.05

续　表

	时间间隔(年)	潜在状态	孤独状态	健康状态	不快乐状态	易感状态	p
参加的日常活动个数	2002—2008	孤独状态	Ref	0^+	1.28	1.12	>0.05
		健康状态	0.67**	Ref	0.91	0.95	<0.05
		不快乐状态	0.89	1.19	Ref	0.92	>0.05
		易感状态	1.12	1.04	0.99	Ref	>0.05
	2008—2014	孤独状态	Ref	0.97	0^+	0.84	>0.05
		健康状态	0.96	Ref	/	/	>0.05
		不快乐状态	1.04	1.08	Ref	1.12	>0.05
		易感状态	0.98	1.01	0.90	Ref	>0.05

注:(1)考虑到样本量过小可能导致模型不可估计,故合并处理进行二元 Logistic 回归分析,"/"表示模型统计时该行转变矩阵中,转变到该状态与转变到孤独状态合并为一组;(2)"0^+"表示两个状态之间未发生转变,该转变情况未被纳入该转变矩阵行的 Logistic 分析中,没有估计相关参数;(3) *$p<0.05$,** $p<0.01$,*** $p<0.001$。

综上,个体对社会支持的利用程度越高、有锻炼习惯、日常生活丰富等能降低健康状态转变至易感状态和孤独状态的风险,也能提高易感状态康复概率。与此同时,吸烟和饮酒对于消除不良心境对生活满意度的影响、改善不良心境、提高身心愉悦感甚至幸福感有一定帮助。

（四）纳入所有影响因素的模型回归结果

纳入所有类型因素,包括性别、年龄、婚姻状况、受教育程度、居住地、患病情况、家庭人均收入、医保情况、客观社会支持、主观社会支持、个体对社会支持的利用程度、现在是否吸烟、现在是否饮酒、现在是否常锻炼身体和参加的日常活动个数。Logistic 回归模型结果如表 6‑16 所示。

表 6‑16　所有因素影响下老年人心理健康潜在状态转变概率发生比

	时间间隔(年)	潜在状态	孤独状态	健康状态	不快乐状态	易感状态	p
性别(ref.=男)	2002—2008	孤独状态	Ref	0^+	0.09	0.05*	<0.05
		健康状态	3.06	Ref	1.38	2.44*	>0.05
		不快乐状态	2.62	0.99	Ref	1.36	>0.05
		易感状态		0.75		Ref	>0.05
	2008—2014	孤独状态	Ref	0^+	1.01	0.65	>0.05
		健康状态	0.25	Ref	/	/	>0.05
		不快乐状态	1.23	1.00	Ref	1.16	>0.05
		易感状态	0.39*	0.55	0.35**	Ref	<0.05

续　表

	时间间隔(年)	潜在状态	孤独状态	健康状态	不快乐状态	易感状态	p
年龄	2002—2008	孤独状态	Ref	0^+	0.97	1.02	>0.05
		健康状态	0.96	Ref	1.02	1.01	>0.05
		不快乐状态	1.00	1.3	Ref	1.00	>0.05
		易感状态		1.01		Ref	>0.05
	2008—2014	孤独状态	Ref	0^+	0.88	0.92	>0.05
		健康状态	1.00	Ref	/	/	>0.05
		不快乐状态	0.98	0.98	Ref	0.97	>0.05
		易感状态	1.00	1.02	1.02	Ref	>0.05
婚姻状况 (ref. = 在婚, 住在一起)	2002—2008	孤独状态	Ref	0^+	0.38	0.59	>0.05
		健康状态	1.40	Ref	0.85	1.24	>0.05
		不快乐状态	1.06	0.97	Ref	0.95	>0.05
		易感状态		1.85		ref	>0.05
	2008—2014	孤独状态	Ref	0^+	0.42	0.23	>0.05
		健康状态	0.31	Ref	/	/	>0.05
		不快乐状态	0.98	1.03	Ref	1.16	>0.05
		易感状态	3.36*	2.44*	1.43	Ref	<0.05
受教育程度 (ref.=受教育 年限<1年)	2002—2008	孤独状态	Ref	0^+	1.18	2.73	>0.05
		健康状态	0.44	Ref	0.74	1.35	>0.05
		不快乐状态	1.34	0.45	Ref	0.84	>0.05
		易感状态		0.48		Ref	>0.05
	2008—2014	孤独状态	Ref	0^+	3.92	3.08	>0.05
		健康状态	0.59	Ref	/	/	>0.05
		不快乐状态	0.89	0.96	Ref	1.01	>0.05
		易感状态	1.21	1 11	0.54	Ref	>0.05
居住地 [ref. = 城市 (镇)]	2002—2008	孤独状态	Ref	0^+	0.54	0.34	>0.05
		健康状态	1.15	Ref	0.94	2.65**	<0.01
		不快乐状态	1.26	0.53	Ref	1.10	>0.05
		易感状态		0.95		Ref	>0.05
	2008—2014	孤独状态	Ref	0^+	0.62	1.51	>0.05
		健康状态	1.90	Ref	/	/	>0.05
		不快乐状态	1.09	0.84	Ref	1.59	<0.05
		易感状态	01.13	0.62	1.56	Ref	>0.05

续　表

	时间间隔(年)	潜在状态	孤独状态	健康状态	不快乐状态	易感状态	p
家庭人均收入 (ref.＝最低的 五等分位数 者)	2002— 2008	孤独状态	Ref	0⁺	1.38	2.28	>0.05
		健康状态	1.86	Ref	1.41	1.97	>0.05
		不快乐状态	1.77	0.70	Ref	0.88	>0.05
		易感状态		0.60		Ref	>0.05
	2008— 2014	孤独状态	Ref	0⁺	0.37	1.23	>0.05
		健康状态	0.38	Ref	/	/	>0.05
		不快乐状态	3.86*	1.19	Ref	1.62	>0.05
		易感状态	0.74	1.43	1.39	Ref	>0.05
医保情况 (ref.＝生病时 医疗费用主要 由医保支付/ 有医保)	2002— 2008	孤独状态	Ref	0⁺	1.26	11.40	>0.05
		健康状态	0.85	Ref	1.77	1.37	<0.05
		不快乐状态	2.65	1.79	Ref	3.01	>0.05
		易感状态		0.89		Ref	>0.05
	2008— 2014	孤独状态	Ref	0.31	1.32	0.44	>0.05
		健康状态	3.75	Ref	/	/	>0.05
		不快乐状态	1.16	1.54	Ref	1.27	>0.05
		易感状态	0.26**	0.31**	0.42*	Ref	<0.05
客观社会支持 (ref.＝与家人 同住)	2002— 2008	孤独状态	Ref	0⁺	0.01**	0.01**	<0.01
		健康状态	5.17	Ref	2.06	3.26	>0.05
		不快乐状态	0.63	0.28	Ref	0.85	>0.05
		易感状态		(omitted)		Ref	>0.05
	2008— 2014	孤独状态	Ref	0⁺	4.00	7.34*	>0.05
		健康状态	8.20*	Ref	/	/	<0.05
		不快乐状态	1.62	1.51	Ref	1.17	>0.05
		易感状态	2.22	0.76	0.67	Ref	>0.05
主观社会支持 (ref.＝生病时 能得到直系亲 属照料)	2002— 2008	孤独状态	Ref	0⁺	0.10	0.31	>0.05
		健康状态	5.96	Ref	3.51	1.14	>0.05
		不快乐状态	(omitted)	5.03	Ref	0.77	>0.05
		易感状态		0.64		Ref	>0.05
	2008— 2014	孤独状态	Ref	1.47	2.22	2.94	>0.05
		健康状态	0.23*	Ref	/	/	>0.05
		不快乐状态	2.11	1.12	Ref	0.87	>0.05
		易感状态	1.66	1.47	2.05	Ref	>0.05

续　表

	时间间隔(年)	潜在状态	孤独状态	健康状态	不快乐状态	易感状态	p
房屋拥有情况 (ref.=目前住 房是以自己的 名义购买或租 住)	2002— 2008	孤独状态	Ref	0+	51.19*	23.41	<0.05
		健康状态	0.24*	Ref	0.68	0.50*	<0.05
		不快乐状态	0.79	1.23	Ref	0.65	>0.05
		易感状态		0.87		Ref	>0.05
	2008— 2014	孤独状态	Ref	2.68	3.51	5.32	>0.05
		健康状态	0.25	Ref	/	/	>0.05
		不快乐状态	1.09	1.22	Ref	1.01	>0.05
		易感状态	1.09	0.71	1.19	Ref	>0.05
居住条件 [ref.=自己 (及配偶)有单 独的卧室]	2002— 2008	孤独状态	Ref	0+	6.12	14.67	>0.05
		健康状态	0.95	Ref	0.91	0.85	>0.05
		不快乐状态	1.72	3.49**	Ref	0.60	<0.05
		易感状态		(omitted)		Ref	>0.05
	2008— 2014	孤独状态	Ref	2.68	6.91	4.63	>0.05
		健康状态	6.42	Ref	/	/	>0.05
		不快乐状态	0.69	1.00	Ref	0.65	>0.05
		易感状态	2.37	1.41	2.38	Ref	>0.05
个体对社会支 持的利用程度 (ref.=遇到困 难时会向直系 亲属求助)	2002— 2008	孤独状态	Ref	0+	12.33	3.41	>0.05
		健康状态	0.89	Ref	0.92	0.62	>0.05
		不快乐状态	4.45	0.69	Ref	2.36	>0.05
		易感状态		2.47		Ref	>0.05
	2008— 2014	孤独状态	Ref	0+	1.22	0.68	>0.05
		健康状态	13.21*	Ref	/	/	<0.05
		不快乐状态	0.25	0.80	Ref	0.95	>0.05
		易感状态	0.28	1.11	1.31	Ref	>0.05
现在是否吸烟 (ref.=否)	2002— 2008	孤独状态	Ref	0+	0.36	0.21	>0.05
		健康状态	0.81	Ref	1.01	0.79	>0.05
		不快乐状态	1.08	1.59	Ref	1.16	>0.05
		易感状态		1.19		Ref	>0.05
	2008— 2014	孤独状态	Ref	0+	0.41	2.22	>0.05
		健康状态	0.27	Ref	/	/	>0.05
		不快乐状态	2.07	1.21	Ref	0.97	>0.05
		易感状态	0.74	1.77	1.17	Ref	>0.05

	时间间隔(年)	潜在状态	孤独状态	健康状态	不快乐状态	易感状态	p
现在是否饮酒 (ref.=否)	2002—2008	孤独状态	Ref	0+	0.31	0.18	>0.05
		健康状态	1.62	Ref	1.07	1.02	>0.05
		不快乐状态	0.77	0.88	Ref	0.47*	>0.05
		易感状态		0.50		Ref	>0.05
	2008—2014	孤独状态	Ref	0+	0.27	0.15	>0.05
		健康状态	0.82	Ref	/	/	>0.05
		不快乐状态	0.53	0.75	Ref	0.85	>0.05
		易感状态	0.80	1.78	0.90	Ref	>0.05
现在是否常锻炼身体 (ref.=否)	2002—2008	孤独状态	Ref	0+	0.40	0.15	>0.05
		健康状态	0.94	Ref	0.65*	0.66	>0.05
		不快乐状态	1.27	0.96	Ref	1.63	>0.05
		易感状态		1.43		Ref	>0.05
	2008—2014	孤独状态	Ref	0+	2.39	2.42	>0.05
		健康状态	1.52	Ref	/	/	>0.05
		不快乐状态	1.22	1.31	Ref	0.73	<0.05
		易感状态	0.69	1.68	1.11	Ref	>0.05
参加的日常活动个数	2002—2008	孤独状态	Ref	0+	1.45	1.16	>0.05
		健康状态	0.72*	Ref	0.96	1.01	>0.05
		不快乐状态	0.93	1.29	Ref	0.93	>0.05
		易感状态		1.03		Ref	>0.05
	2008—2014	孤独状态	Ref	0+	0.75	0.74	>0.05
		健康状态	0.90	Ref	/	/	>0.05
		不快乐状态	1.07	1.09	Ref	1.13	>0.05
		易感状态	1.05	1.03	0.98	Ref	>0.05

注:(1)考虑到样本量过小可能导致模型不可估计,"/"表示模型统计时该行转变矩阵中,转变到该状态与转变到孤独状态合并为一组;同样地,2002—2008 年易感状态转变矩阵这一行,将转变至其他状态视为一组,以保持原状态为参照组作二元 Logistic 回归分析;(2)"0+"表示两个状态之间未发生转变,该转变情况未被纳入该转变矩阵行的 Logistic 分析中,没有估计相关参数;(3)"omitted"表示该自变量某一水平上样本量过小(或为 0)而看不到系数值;(4)$^*p<0.05$,$^{**}p<0.01$,$^{***}p<0.001$。

在纳入经济支持、社会支持以及个体内在因素后,受教育程度对老年人心理健康潜在状态转变的作用不再明显。但性别和婚姻对于老年人心理健康转变的作用仍然显著。女性健康老年人转变至易感状态风险更大(OR=2.44),且女性孤独状态老年人转变至易感状态概率变小(OR＝0.05);随着时间推移,女性易感状态老年人大多维持原状态,转变至孤独状态(OR＝0.39)和不快乐状态(OR＝0.35)的概率低。婚姻状况的影响日益突出且比较复杂:良好的婚姻状况有利于降低易感老年人转变至孤独状态的风险,但易感老年人康复率也更低。年龄始终对老年人心理健康潜在状态转变无显著影响。

外在客观因素对于老年人心理健康潜在状态转变的影响较显著和复杂。在控制内在客观因素和个体主观因素后,城乡差异扩大,经济支持的作用凸显,客观社会支持始终发挥着作用,环境支持的影响渐弱,主观社会支持的影响始终不显著。在2002—2008年,农村健康老年人转变至易感状态风险高(OR＝2.65),在2008—2014年,居住地对于不快乐人群整体影响显著,农村的不快乐老年人心理健康潜在状态易恶化而不易康复;经济支持越来越重要,家庭人均收入高的不快乐老年人似乎更容易转变至孤独状态(OR＝3.86);与家人同住的孤独状态老年人转变至不快乐状态或者易感状态的概率高,随着时间推移其对降低健康老年人转变至孤独状态的风险的作用渐突出,但对于本就处于孤独状态的老年人而言,不与家人同住的老年人似乎更容易转变为易感状态(OR＝7.34);生病时医疗费用主要由医保支付的易感状态老年人保持率更高;房屋自有、有单独卧室的老年人似乎更容易变得孤独和不快乐,且恢复概率低,尽管该情况随着时间推移表现不再显著。但在一定程度上反映出相较客观物质条件保障而言,情感支持和紧密关系更能让老年人有安全感。

内在主观因素中,随着时间推移,锻炼对于不快乐状态的老年人整体有影响,是其恢复健康的有利因素和转变至易感状态的抑制因素,个体对社会支持的利用程度高的健康老年人转变至孤独状态的概率明显偏低。饮酒对于不快乐状态的老年人群向易感人群转变有一定抑制作用(OR＝0.65),日常活动丰富的健康老年人转变至孤独状态的概率低(OR＝0.72),但在第二个时间间隔内上述两种现象不再明显。吸烟促进易感状态恢复的作用不显著。

综上,女性老年人是易感状态的风险人群,婚姻对于易感状态的老年人状态转变的影响日益重要;年龄和教育的作用不再显著。城乡差异主要体现在不快乐状态的老年人群中,经济支持和客观社会支持、主观社会支持的影响尤为突出,主要体现为抵御负性情绪、预防心理疾病被诱发,但对于本就处于不快乐状态或者孤独状态老年人群的影响呈现较为复杂的结果;有锻炼习惯、个体对社会支持的利用程度高对于老年人改善不良心境、提升愉悦感、预防心理疾病的作用愈发明显。

第七节 本 章 小 结

一、我国老年人心理健康潜在状态划分及分布

根据潜在转变模型,得出我国老年人心理健康潜在状态可划分为 4 种类别:孤独状态、健康状态、不快乐状态、易感状态;而完全病态(低幸福感和高情绪问题)和部分病态(高幸福感和低情绪问题)在我国老年人群中不典型。

"孤独状态"指在"决断""乐观"等正性指标上反应尚可,且在"焦虑"指标上反应概率较低,更体现出明显的孤独感,伴随无用感、闷闷不乐、生活满意度较低等抑郁表现。该状态是心理健康要素中孤独感引发抑郁风险的集中体现,也反映出"积极态度和生活取向"的正性情绪,在面对消极情绪时,有较强的主观能动性,保持一定的独立性不受影响,且对抵抗甚至消除负性情绪有作用。

"健康状态"指生活满意度主观评价高,积极向上,无焦虑、孤独、无用等负性情绪。

"不快乐状态"指仅愉悦感不足,但总体满意度评价、正性情绪高、负性情绪少。该典型状态的形成,印证了"消极影响"和"处于愉快状态"可能并无关联(沃林斯基,1999)。满意度和一般快乐也可能没有简单的相反关系,主观满意度高且乐观不消极不一定就感到快乐。

"易感状态"指焦虑、孤独等负性情绪少,主观满意度和愉悦感也不足。这类老年人群是孤独、焦虑、抑郁等心理疾病的易感人群。

2014 年,我国老年人心理健康潜在状态分布占比由多到少依次为健康状态(50.55%)、易感状态(23.35%)、不快乐状态(16.10%)、孤独状态(10.11%)。从分布变化趋势而言,2002—2014 年,健康状态和不快乐状态占比呈现一定波动,可能与这两者之间易相互转化有关。至 2014 年不快乐组人数占比下降约 5%,健康组占比基本与 2002 年相同。孤独状态和易感状态占比小幅度上升,分别由 2002 年的 6.54%上升至 2014 年的 10%、由 2002 年的 20.54%上升至 2014 年的 23.35%。

二、我国老年人心理健康潜在状态转变情况

就其他维度健康状态而言,老年人的心理健康潜在状态并不稳定。正负性情绪的相互作用使得各心理状态之间的转变复杂且多变。一方面积极态度对消除负

性情绪、对抗心理疾病的帮助较明显,主要体现为孤独状态老年人向易感状态转变;另一方面,由于不良情绪、心境的影响,会产生认知偏差,使满意度降低,主要体现为不快乐状态向易感状态的转变。

不快乐状态是其他状态和健康状态之间的过渡状态。只有消除"不快乐",才能够防止心理疾病的复发,提升主观幸福感,达到完全意义上的心理健康。

三、无用感是老年人负性情绪或心理疾病的指征,易感状态是老年人心理不健康最常见的状态

除健康状态之外,我国老年人中易感状态人群占比最高,该状态人群保持率高且稳定;即使发生转变,其转变方向也并未随着时间变化起伏不定,转变至其他各状态的概率较均衡。这表明易感状态老年人群本身并未表现出向某方面特别强的转变倾向,与其他心理状态依赖性不强。与此同时,由于正性情绪和负性情绪相互抵消和平衡作用,易感状态是其他心理健康状态最为稳定的接收来源。易感者的老年人即使暂时没有心理疾病或负性情绪,但是主观幸福感较低,感到不快乐,乐观程度和决断力尚可。这类人群属于孤独、抑郁等心理疾病的易感人群。

从单一指标发生率来看,2002、2008、2014 年分别有 17.15%、20.46%、24.33%的老年人"觉得越老越不中用",远高于其他负性情绪发生率;就项目响应率来说,4个心理健康潜在状态中,易感状态和不快乐状态下,无用感响应率凸显;孤独状态中其响应概率为 72.63%,与"孤独"指标本身不相上下。不快乐状态是易感状态常见转变来源,易感状态是指心理问题的易感。老年人无用感增加,伴随着"不快乐"、进入易感状态的风险提高,继而在压力事件作用下,其他负性情绪或心理问题极易滋生。

四、我国老年人心理健康潜在状态分布及转移的影响因素分析

健康的体魄、家庭及社会支持、经济保障和良好的居住环境、丰富的日常生活有助于老年人负性情绪的消除及抵御心理疾病;老年人的心境与快乐感受则和个体生活习惯紧密相连;女性老年人是负性情绪的易感者;城市老年人更加快乐也更有自信,农村老年人常处于不快乐心境,且不易康复而影响主观认知甚至诱发负性情绪;年龄和受教育程度对于老年人心理健康状态归属及转变均无显著影响。

社会支持在心理健康领域具有突出的作用,尤其是预防和干预负性情绪方面,甚至有利于建立积极乐观的心态。客观社会支持和个体对社会支持的利用程度对

心理健康状态的转变作用显著,而主观社会支持与初始心理潜在状态归属有关。配偶支持是社会支持的重要方面,婚姻质量和家庭氛围比寡居与否更有预测意义。

经济保障对于老年人心理状态归属以及转变均有影响,且日趋显著且复杂。有经济保障的老年人愉悦感和主观满意度更高、更自信,处于易感状态的可能性低,其中医疗保障能够抵御突发压力事件对于孤独、抑郁等心理疾病的触发;但经济支持对于良好心境重塑的作用并不大,高收入的不快乐状态的老年人反而更容易转至孤独状态。

五、对老年人心理健康状况改善的启示

老年人心理健康状态的稳定性弱,需进行合适的引导和干预,促进其向不快乐及健康状态转变;充分发挥正性情绪对于心理疾病的对抗作用;建立统一全面的老年人心理健康评价体系,关注易感人群、不快乐心境以及无用感的滋生。

良好的家庭氛围、社会支持以及个体健康的生活习惯是心理健康的有利因素,建议可从营造良好家庭关系、充分利用社会支持系统、完善社区日常活动场所建设并开展丰富活动等方面入手改善老年人心理健康状况。

给予农村老年人、女性以及患病老年人善意、公正对待及更多的关注、关心。相对于男性老年人来说,女性老年人在生理上更加敏感,也更缺乏社会交际经验,自信感不足。女性老年人是易感状态的潜在人群,且孤独等负性情绪不易消除。农村老年人因其社会地位差异及文化环境影响,是不快乐状态的风险人群,继而转变至孤独状态和易感状态的概率均高于城市老年人。患病老年人易陷入无用、孤独、抑郁等负性情绪,是罹患心理疾病的风险人群。

第七章　我国老年人社会健康状态转变分析

躯体功能呈现累进式衰弱(Fried et al.，1994；Guralnik et al.，1994；Nagi，1964)，与之相关的残疾被认为遵循典型的序列进展模式(Kempen et al.，1995；Lammi et al.，1989；Verbrugge et al.，1989；Rosow et al.，1966；Katz et al.，1963)。若将残疾本身视作一个过程，其首先出现在某些特定活动领域，此时个体尚处于残疾早期、较不严重的状态，随后残疾波及其他领域，个体也进入了残疾更严重的阶段。这构成了老年人残疾相关社会健康状态构建及转变研究的生理基础。研究假设，老年人个体层面的残疾相关健康状态可由特定领域组合(而非领域数目)来表示，且随着残疾进程，失能领域增多，个体所呈现的健康状态随之发生改变。

诸多研究报告了一系列致残危险因素，包括特定的慢性病、健康相关行为因素和社会人口学特征(Guralnik et al.，1993；Boult et al.，1994；Mor et al.，1989；LaCroix et al.，1993)。其中，环境和文化的影响及其与个体功能的交互，受到广泛关注。一方面，较为成熟的疾病进展模型被提出，残疾被认为由疾病经由功能障碍等各阶段发展而来(Nagi，1965；World Health Organization，1980；Pope et al.，1992；Fried et al.，1991)，且有研究认为对于老年人特殊群体，IADLs表现主要取决于身体、心理和精神健康，与社会和经济资源相关性小(Fillenbaum，1985)；另一方面，更多研究强调文化要素对于残疾尤其是IADLs表现的重要作用。韦布吕热等人(Verbrugge et al.，1994)在纳吉模型(Nagi，1964)的基础上，加入加速或减缓失能过程的诸多社会经济因素，构成了较为完整的失能进展模型(Disability Progress Model)，国际功能分类框架(ICF)尤其强调健康状况(疾病和失调)与个人或社会背景因素之间的动态和交互关系。

第一节　老年人社会健康潜在状态的构建

一、变量选择与描述性统计

健康的社会模式强调个人与社会的互动,即个体处于完成任务和角色处于最适当的状态。在健康相关概念中,残疾是一个社会概念。为此,在社会维度上,本研究将聚焦老年人的残疾状态。纳吉(Nagi,1964)提出并使用"工作障碍因子"和"独立生活限制指数"两大指标来衡量残疾状态。由于老年人所处社会阶段和承担的社会角色特殊,考虑指标适用性和可获得性,本研究聚焦我国老年人独立生活状态,包括日常生活和基本社会交往。

本研究采用常见的 6 项日常生活活动能力(ADLs):沐浴、穿衣、如厕、室内移动、控制大小便、吃饭,以及 5 项工具性日常生活活动能力(IADLs):独自去邻居家串门、外出购物、做饭、洗衣服、乘坐公共交通工具出行①,来构建老年人日常生活活动相关的残疾状态。

6 项 ADLs 指标选项中,"洗澡时、如厕时不需要任何帮助""自己能找到衣服并穿上衣服,无须任何帮助""(使用辅助设施)能够室内活动(上下床、坐在椅子上或者凳子上、从椅子上站起来)""能控制大小便(不使用导管)""吃饭无须任何帮助"被认为日常生活活动能力正常,编码为 2,其他情况则编码为 1;当问及 5 项 IADLs 项目时,表示"能"被认为工具性日常生活活动能力正常,编码为 2,其他情况则编码为 1。

上述指标描述性统计见表 7-1。随着年龄增长,老年人日常生活和社会交往能力逐渐减弱,不仅体现为所有项目均能独立完成的人数占比降低近 60%,还体现在单项能够独立完成的比例均有所下降。相较日常生活活动能力,中国老年人

---

① 常见的 8 项 IADLs 包括使用电话的能力、上街购物、食物烹调、家务维持、洗衣服、外出活动(乘坐公共交通工具出行)、服用药物、处理财务的能力。基于指标可获得性,本研究未将"使用电话的能力""服务药物""处理财务的能力"纳入老年人残疾状态的构建中。这些项目被认为没有潜在生物学过程的以认知功能为主的活动。英国老龄化纵向研究(The English Longitudinal Study of Ageing,ELSA)是一项全英代表性人口研究,在此研究中对于老年人残疾状态自我评估项目(修剪指甲、做重活、干轻活、室外移动、行走至少 400 米、购买必需品、做饭、沐浴、使用阶梯、室内走动、使用厕所、穿脱衣、上下床、吃饭、洗漱)中不包含如管理金钱在内的活动;此外本研究纳入"独自去邻居家串门"指标,代表短距离行动能力也体现老年人的社会参与。

在工具性日常生活活动能力领域失能更为严重,洗衣服、做饭、购物、去邻居家串门等活动完成度下降明显,尤其是前3项。在工具性日常生活活动能力中,随着年龄增大,独立沐浴对于老年人来说难度增加最为显著。

表7-1 2002、2008、2014 年老年人社会健康指标概况[N(%)]

	2002 年		2008 年		2014 年	
	独立完成	无法独立完成	独立完成	无法独立完成	独立完成	无法独立完成
沐浴	1 534(97.34)	42(2.66)	1 538(97.47)	40(2.53)	1 280(81.12)	298(18.88)
穿衣	1 567(99.30)	11(0.70)	1 561(98.92)	17(1.08)	1 425(90.30)	153(9.70)
如厕	1 569(99.43)	9(0.57)	1 558(98.73)	20(1.27)	1 429(90.56)	149(9.44)
室内移动	1 570(99.49)	8(0.51)	1 566(99.24)	12(0.76)	1 447(91.70)	131(8.30)
控制大小便	1 572(99.62)	6(0.38)	1 573(99.68)	5(0.32)	1 505(95.37)	73(4.63)
吃饭	1 572(99.62)	6(0.38)	1 561(98.92)	17(1.08)	1 482(93.92)	96(6.08)
去邻居家串门	1 574(98.04)	31(1.96)	1 498(94.93)	98(5.07)	1 283(81.31)	295(18.69)
外出购物	1 491(94.49)	87(5.51)	1 402(88.85)	176(11.15)	1 131(71.67)	447(28.33)
做饭	1 502(95.18)	76(4.82)	1 411(89.42)	167(10.58)	1 156(73.26)	422(26.74)
洗衣服	1 478(90.30)	100(6.34)	1 412(89.48)	166(10.52)	1 142(72.37)	436(27.63)
乘坐公共交通工具出行	1 336(84.66)	242(15.34)	1 182(74.90)	396(25.10)	1 182(74.90)	396(25.10)
总体情况	1 257(79.66)	321(20.34)	1 119(70.91)	459(29.09)	816(51.71)	762(48.29)

注:括号中的百分比指有效百分比。

二、社会健康潜在转变模型与假设检验

(一)模型构建与模型选择

本研究使用潜在转变模型,通过对日常生活活动能力相关残疾指标进行潜在类别分析,划分出典型的老年人社会健康潜在状态。依据研究假设,老年人社会健康潜在转变模型表达式如下:

$$P(Y=y) = \sum_{s_1=1}^{S} \sum_{s_2=1}^{S} \sum_{s_3=1}^{S} \delta_{s_1} \tau_{s_2|s_1} \tau_{s_3|s_2} \prod_{t=1}^{3} \prod_{j=1}^{11} \prod_{r_{j,t}=1}^{2} \rho_{j,r_{j,t}|s_t}^{I(y_{j,t}=r_{j,t})}$$

本研究共选取 11 个社会健康指标在 2002、2008、2014 年 3 个时间点测量的数据。故 t 代表 2002、2008、2014 年 3 个时间点;j 代表"沐浴""穿衣""如厕""室内移动""吃饭""控制大小便""去邻居家串门""外出购物""做饭""洗衣服""乘坐公共交通工具出行"11 个 ADLs 和 IADLs 指标;r 表示各指标均有的两个响应类别,分别

为"无法独立完成"和"能独立完成",模型中编码分别为"1"和"2"。

$P(Y=y)$ 表示个体项目响应模式为 $y=(r_{1,1},r_{1,2},\cdots,r_{11,3})$ 时的概率。$r_{1,1}$ 表示 2002 年第一个社会健康指标的项目响应类别。所有响应模式概率和为 1,即 $\sum P(Y=y)=1$;δ_{s_1} 表示 2002 年社会健康潜在状态 $s(s=1,\cdots,S)$ 的发生率,S 为潜在状态个数;$\tau_{s_2|s_1}$ 表示 2002 年社会健康潜在状态 $s(s=1,\cdots,S)$ 的老年人在 2008 年测量时处于潜在状态 $s(s=1,\cdots,S)$ 的概率,$\tau_{s_3|s_2}$ 表示 2008 年社会健康潜在状态 $s(s=1,\cdots,S)$ 的老年人在 2014 年测量时处于潜在状态 s $(s=1,\cdots,S)$ 的概率;$\rho_{j,r_{j,t}|s_t}$ 表示 2002、2008、2014 年社会健康潜在状态 $s(s=1,\cdots,S)$ 下 11 个残疾指标项目响应率;$I(y_{j,t}=r_{j,t})$ 是一个指示函数,当社会健康指标 j 的响应类别为 $r_{j,t}$ 时,该指示函数等于 1,否则等于 0。

为选择合适的潜在类别模型,明确最佳潜在类别个数,研究率先假定老年人社会健康状态只存在 2 个潜在类别[①],在 SAS 9.4 的 PROC LTA 中键入命令 "NSTATUS 2"来设置潜在类别数目为 2,运行软件得出模型适配指标和参数。随后以同样的方法,逐步设置潜在类别数目为 3、4、5、6,依次运行相应潜在转变模型。各模型的适配估计指标见表 7-2。

表 7-2　不同潜在类别数目下老年人社会健康潜在转变模型的适配估计指标

潜在类别数目	BIC	AIC	G^2	df	l
2	7 178.12	7 034.34	6 980.34	16 777 194	−8 952.48
3	5 481.99	5 231.71	5 137.71	16 777 177	−8 031.17
4	4 465.44	4 087.35	3 945.35	16 777 156	−7 434.99
5	4 069.76	3 542.57	3 344.57	16 777 131	−7 134.60
6	4 191.18	3 493.59	3 231.59	16 777 102	−7 078.11

随着潜在类别数目的增多,当潜在类别为 5 时,BIC 值最小,而后又持续增大,根据趋势判断,AIC 值最小时潜在类别数目将大于等于 6。各潜在类别数目的模型统计检验均显著($p<0.000$)。综合考虑模型的简洁性和可解读性,最终选择潜在类别数目为 5 的潜在转变模型,作为老年人社会健康潜在状态划分和转变的最优拟合模型。此时,模型表达式可写作:

---

① 潜在类别数目为 1 指各社会健康状态外显变量之间完全独立,即不存在潜在类别变量,不符合模型假设。SAS 软件在运行探索性潜在转变模型时,要求潜在类别数目最低设置为 2。

$$P(Y=y) = \sum_{s_1=1}^{5} \sum_{s_2=1}^{5} \sum_{s_3=1}^{5} \delta_{s_1} \tau_{s_2|s_1} \tau_{s_3|s_2} \prod_{t=1}^{3} \prod_{j=1}^{11} \prod_{r_{j,t}=1}^{2} \rho_{j,r_{j,t}|s_t}^{I(y_{j,t}=r_{j,t})}$$

（二）测量不变性假设检验

为稳定估计和模型可识别，形成对不同时点潜在状态分布及转变过程的有效解释，在运行上述各潜在转变模型时，通过使用相关命令对项目响应概率[Rho(ρ)参数]进行跨时间限制处理。老年人社会健康状态潜在转变分析是建立在社会健康潜在状态类别不随时间发生改变，即各社会健康指标的项目响应概率在2002、2008、2014年均相等的基础上。为此，在进行最优模型参数结果的分析之前，要进行项目响应概率跨时间测量不变性的假设检验。

检验结果见表7-3。模型1表示在3个测量时间点上项目响应概率自由估计的老年人社会健康状态潜在转变模型，模型2是项目响应概率限制后的潜在转变模型。两个模型拟合差异性检验结果显著（$\Delta G^2 = 447.24$，$df = 110$，$p < 0.000$），表明项目响应概率的跨时间限制导致模型拟合优度发生改变。更重要的是BIC值和AIC值均指示限制后的模型2更加优化。

表7-3　项目响应概率限制和不限制的5类别社会健康潜在转变模型拟合评价

	G^2	df	BIC	AIC	l
模型1： 项目响应概率不限制	2 897.33	16 777 021	4 428.28	3 315.33	−6 910.98
模型2： 项目响应概率限制	3 344.57	16 777 131	4 069.76	3 310.57	−7 134.60
$G_2^2 - G_1^2 = 447.24$，$df = 110$，$p < 0.000$					

故认为，我国老年人社会健康潜在状态结构跨时间稳定，运行项目响应概率限制的5类别潜在转变模型，得出的老年人心理健康潜在状态更典型。

三、潜在状态划分及命名：基于模型估计的项目响应概率

运行SAS 9.4得到5类别老年人社会健康潜在状态转变模型的参数估计结果——项目响应概率$\rho_{j,r_{j,t}|s_t}$。其中，t代表2002、2008、2014年，j代表11个社会健康指标，r代表各指标"无法独立完成"以及"能独立完成"2个响应类别，s代表5个社会健康潜在状态。由于项目响应概率跨时间一致，也可以写为$\rho_{j,r_j|s}$。各时

刻、各潜在状态下,指标的 2 个响应类别的响应概率总和为 1,故有:

$$\sum_{r_j=1}^{2}\rho_{j,\,r_j|s}=1$$

表 7 - 4 显示老年人回答"无法独立完成"的概率(模型中编码为"1"),即 $\rho_{j,1|s}$。通过观察发现,各社会健康潜在状态下,项目响应概率的分布存在一定规律。

表 7 - 4　5 类别老年人社会健康潜在转变模型估计的项目响应概率

	状态 1	状态 2	状态 3	状态 4	状态 5
沐浴	0.320 4	0.013 6	0.029 3	0.249 7	0.947 7
穿衣	0.058 5	0.000 1	0.000 0	0.056 6	0.910 5
如厕	0.057 9	0.000 0	0.000 0	0.026 2	0.954 0
室内移动	0.029 5	0.001 5	0.000 0	0.026 0	0.776 5
控制大小便	0.014 8	0.000 9	0.001 5	0.042 1	0.393 3
吃饭	0.024 0	0.000 5	0.000 0	0.018 5	0.646 5
去邻居家串门	0.489 3	0.001 0	0.023 8	0.316 1	0.993 5
外出购物	0.825 8	0.010 9	0.179 1	0.574 5	1.000 0
做饭	0.861 2	0.007 5	0.040 5	0.753 6	1.000 0
洗衣服	0.861 0	0.015 3	0.055 8	0.742 0	1.000 0
乘坐公共交通工具出行	1.000 0	0.000 0	1.000 0	0.000 0	0.597 4

注:表格中的数据是指标响应类别为"无法独立完成"的响应概率;小于 33% 为低概率,33%—66% 为中等概率,大于 66% 为高概率①。

潜在状态 2 和状态 5 是典型的处于极端的两种状态。状态 2 下的老年人对于各项 ADLs 和 IADLs "无法独立完成"的响应概率均不足 5%,而状态 5 下绝大多数指标"无法独立完成"的响应概率处于中高水平。故将该 2 个潜在状态命名为"健康"和"完全失能"。

潜在状态 3 和潜在状态 4 下,"无法独立完成"响应分布集中体现在 IADLs 项目上。前者"无法独自乘坐交通工具出行"的响应率十分高,"无法独自外出购物"的响应率约为 17%,其他 IADLs 项目响应率均不足 10%。为此将该社会健康潜

---

①　该划分方法参见"Patterns of functional decline in very old age:an application of latent transition analysis",斯劳等人通过潜在转变分析对瑞典和德国两个国家的老年人样本的躯体功能状态衰退模式进行探索分析。划分目的是便于各潜在状态内涵的界定和描述。

在状态命名为"长距离出行困难";而后者在"无法独自做饭""无法独自洗衣服""无法独自外出购物"的响应率分别为 75.36％、74.20％、57.45％。结合本章第二节中各项指标描述性统计结果,这 3 个 IADLs 项目失能发生率最高。为此将该潜在状态命名为"核心 IADLs 受限"。

潜在状态 1 下的老年人群在所有 IADLs 中"无法独立完成"的响应率均处于中高概率,ADLs 中"洗澡时需要帮助"的响应概率接近中等概率,故将该潜在状态命名为"初始 ADLs 受限"。

综上,根据模型估计的项目响应概率的分布情况,可将老年人社会健康潜在状态划分为 5 种类型(见图 7-1),状态 1 至状态 5 依次命名为:

(1) 初始 ADLs 受限:该状态下的老年人 IADLs 失能伴随着无法独立沐浴。

(2) 健康:该状态下的老年人各项日常生活和基本社会交往活动独立性较好。

(3) 长距离出行困难:该状态下的老年人独自乘坐公共交通工具出行受限且有无法独自购物的趋势。

(4) 核心 IADLs 受限:该状态下的老年人独自做饭、洗衣服、外出购物受限,而其他 IADLs 和 ADLs 独立性较好。

(5) 完全失能:该状态下的老人无法独立完成各项日常生活和基本社会活动。

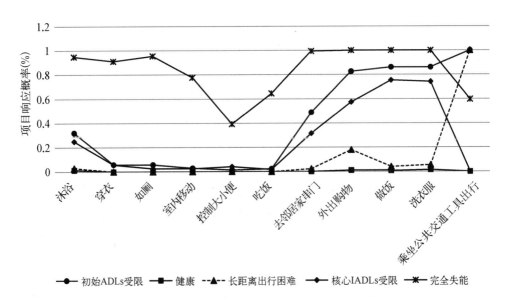

图 7-1　我国老年人社会健康潜在状态分类结果

第二节　老年人社会健康潜在
状态分布及转变分析

一、社会健康潜在状态发生率与潜在状态分布情况

表 7-5 显示了项目响应概率限制的 5 类别老年人社会健康潜在状态转变模型的另一个参数估计结果,潜在状态发生率 δ_{s_t}。其中, t 代表 2002、2008、2014 年, s 代表"初始 ADLs 受限""健康""长距离出行困难""核心 IADLs 受限""完全失能" 5 类社会健康潜在状态。每一时刻各潜在状态均相互排斥和可穷尽,故有:

$$\sum_{s_t=1}^{5} \delta_{s_t} = 1$$

表 7-5　5 类别潜在转变模型估计的老年人社会
健康潜在状态发生率和转变概率

	初始 ADLs 受限	健康	长距离出行困难	核心 IADLs 受限	完全失能
潜在状态发生率(%)					
2002 年	2.93	83.28	11.91	1.51	0.37
2008 年	7.48	72.91	16.55	2.00	1.07
2014 年	7.37	56.44	12.98	14.32	8.89
转变概率(%)		2002—2008 年			
初始 ADLs 受限	**41.15**	29.56	20.01	2.74	6.54
健康	4.50	**78.30**	14.63	1.80	0.77
长距离出行困难	16.59	50.55	**30.06**	1.37	1.43
核心 IADLs 受限	28.30	43.49	11.14	**17.07**	0.00
完全失能	32.15	50.57	0.00	0.00	**17.28**
转变概率(%)		2008—2014 年			
初始 ADLs 受限	**44.16**	0.00	26.64	0.00	29.20
健康	0.00	**76.44**	0.00	18.22	5.34
长距离出行困难	24.32	0.00	**64.12**	0.00	11.56
核心 IADLs 受限	0.00	35.41	0.00	**51.84**	12.75
完全失能	4.33	0.00	35.57	0.00	**60.04**

注:粗体部分显示该潜在状态保持率;列表示期初状态,行表示期末状态。

根据潜在状态发生率,分析我国老年人社会健康潜在状态分布及变化趋势:

随着年龄增长,我国老年人的社会健康水平不断下降。各潜在状态中,健康状态老年人占比持续快速下降,2002 年为 83.28%,2008 年为 72.91%,2014 年为 56.44%;核心 IADLs 受限状态的老年人增长趋势明显,由 2002 年的 1.51% 迅速上升为 2014 年的 14.32%;完全失能状态的老年人占比增长 8% 左右;长距离出行困难的老年人占比呈现先升后降的趋势,整体变化幅度不大;初始 ADLs 受限的老年人占比在 2002—2008 年期间上升较明显而后趋于平稳。至 2014 年,我国老年人社会健康潜在状态人群占比由高到低依次为:健康(56.44%)、核心 IADLs 受限(14.32%)、长距离出行困难(12.98%)、完全失能(8.89%)、初始 ADLs 受限(7.37%)。

二、社会健康潜在状态转变概率与潜在状态转变分析

表 7-5 还显示了项目响应概率限制的 5 类别老年人社会健康潜在转变模型的另一个参数估计结果,即随时间变化的潜在状态转变概率,2002—2008 年,期初处于某一社会健康潜在状态的老年人,在期末处于其他状态或保持原状态的转变概率矩阵如下:

$$\begin{bmatrix} \tau_{1_{2008}|1_{2002}} & \tau_{2_{2008}|1_{2002}} & \tau_{3_{2008}|1_{2002}} & \tau_{4_{2008}|1_{2002}} & \tau_{5_{2008}|1_{2002}} \\ \tau_{1_{2008}|2_{2002}} & \tau_{2_{2008}|2_{2002}} & \tau_{3_{2008}|2_{2002}} & \tau_{4_{2008}|2_{2002}} & \tau_{5_{2008}|2_{2002}} \\ \tau_{1_{2008}|3_{2002}} & \tau_{2_{2008}|3_{2002}} & \tau_{3_{2008}|3_{2002}} & \tau_{4_{2008}|3_{2002}} & \tau_{5_{2008}|3_{2002}} \\ \tau_{1_{2008}|4_{2002}} & \tau_{2_{2008}|4_{2002}} & \tau_{3_{2008}|4_{2002}} & \tau_{4_{2008}|4_{2002}} & \tau_{5_{2008}|4_{2002}} \\ \tau_{1_{2008}|5_{2002}} & \tau_{2_{2008}|5_{2002}} & \tau_{3_{2008}|5_{2002}} & \tau_{4_{2008}|5_{2002}} & \tau_{5_{2008}|5_{2002}} \end{bmatrix}$$

2008—2014 年,期初处于某一社会健康潜在状态的老人,在期末处于其他状态或保持原状态的转变概率矩阵如下:

$$\begin{bmatrix} \tau_{1_{2014}|1_{2008}} & \tau_{2_{2014}|1_{2008}} & \tau_{3_{2014}|1_{2008}} & \tau_{4_{2014}|1_{2008}} & \tau_{5_{2014}|1_{2008}} \\ \tau_{1_{2014}|2_{2008}} & \tau_{2_{2014}|2_{2008}} & \tau_{3_{2014}|2_{2008}} & \tau_{4_{2014}|2_{2008}} & \tau_{5_{2014}|2_{2008}} \\ \tau_{1_{2014}|3_{2008}} & \tau_{2_{2014}|3_{2008}} & \tau_{3_{2014}|3_{2008}} & \tau_{4_{2014}|3_{2008}} & \tau_{5_{2014}|3_{2008}} \\ \tau_{1_{2014}|4_{2008}} & \tau_{2_{2014}|4_{2008}} & \tau_{3_{2014}|4_{2008}} & \tau_{4_{2014}|4_{2008}} & \tau_{5_{2014}|4_{2008}} \\ \tau_{1_{2014}|5_{2008}} & \tau_{2_{2014}|5_{2008}} & \tau_{3_{2014}|5_{2008}} & \tau_{4_{2014}|5_{2008}} & \tau_{5_{2014}|5_{2008}} \end{bmatrix}$$

根据各转变概率(表 7-5)可知:

期初潜在状态为初始 ADLs 受限：2002—2008 年，相较转变至其他状态，初始 ADLs 受限状态的老年人保持率最高，为 41.15％，康复率为 29.56％，20.01％的概率转变至长距离出行困难状态，恶化成完全失能的风险为 6.54％，还有 2.74％的少部分人群转变至核心 IADLs 受限状态。2008—2014 年，相较转变至其他状态，初始 ADLs 受限状态的老年人保持率仍最高，其次向完全失能转变的概率增长至 29.20％，向长距离出行困难状态转变的概率小幅增长至 26.64％。

期初潜在状态为健康状态：2002—2008 年，处于健康状态的老年人有 78.30％的概率保持原状态，向长距离出行困难状态转变概率为 14.63％，极少数健康状态老年人转变为初始 ADLs 受限（4.50％）和核心 IADLs 受限（1.80％）。2008—2014 年，健康状态老年人维持率有 76.44％，而向核心 IADLs 受限状态转变的概率提高幅度较大，增至 18.22％，向完全失能状态转变率小幅度增加至 5.34％。

期初潜在状态为长距离出行困难：2002—2008 年，长距离出行困难的老年人，转变概率由高到低分别是健康状态（50.55％）、保持原状态（30.06％）、初始 ADLs 受限（16.59％）、完全失能（1.43％）、核心 IADLs 受限（1.37％）。2008—2014 年，维持原状态的概率最高（64.12％），其次是向初始 ADLs 受限（24.32％）和完全失能（11.56％）转变，无人转变至健康状态及核心 IADLs 受限状态。

期初潜在状态为核心 IADLs 受限：2002—2008 年，核心 IADLs 受限的老年人转变概率较平均，分别有 43.49％、28.30％、17.07％、11.14％的老人转变至健康、初始 ADLs 受限、维持原状态、转变至长距离出行困难状态。无人转变至完全失能状态。2008—2014 年，核心 IADLs 受限的老年人最有可能维持原状态（51.84％），分别有 35.41％和 12.75％的可能性恢复至健康状态和直接恶化至完全失能状态。

期初潜在状态为完全失能：2002—2008 年，50.57％的完全失能老人恢复健康。有 32.15％的概率好转至初始 ADLs 受限状态，有 17.28％的概率维持原状态。2008—2014 年，完全失能的老年人好转至初始 ADLs 受限状态明显下降，转变概率仅为 4.33％，有 35.57％的比例转变至长距离出行困难状态，60.04％的老年人则维持原状态，康复或转变至核心 ADLs 受限状态的人数极少。

综上，研究总结：

（1）社会健康潜在状态较稳定，相较转变至其他状态，各状态老年人维持率最高。

（2）初始 ADLs 受限状态稳定性高，但随着年龄增长，该状态恶化风险也显著提升。

（3）随着时间推移，健康老年人恶化风险提高，且转变方向由仅长距离出行困难状态转变为核心 IADLs 状态。

（4）出行困难状态老年人较容易康复，但随着时间推移，康复概率迅速下降，恶化风险提高显著，初始 ADLs 受限成为其主要转变方向，与此同时稳定性也在提高；该状态与核心 IADLs 失能状态之间几乎无相互转化。

（5）随着时间推移，核心 IADLs 受限状态的稳定性提高最为明显，该状态下的老年人要么维持原状态，要么向极端状态发展，但康复概率有所降低，恶化风险增加。

（6）随着年龄增长，完全失能状态维持率提高而康复概率尽失，长距离出行困难是其完全康复的最主要障碍。

第三节　老年人日常生活活动相关的残疾模式的探索

综合上述社会健康潜在状态的项目响应概率分布、潜在状态发生率以及潜在状态之间随时间变化的转变情况，本研究试图就我国老年人独立生活能力丧失的表现形式，以及相关的残疾进展模式作以下分析归纳：

一、随着年龄增长和进程发展，我国老年人日常生活活动相关的残疾愈发不可逆

具体体现为各社会健康潜在状态随时间变化的转变情况：

（1）老年人社会健康潜在状态恶化趋势明显：相较 2002—2008 年，2008—2014 年间，除期初为核心 IADLs 受限状态的老年人之外，其他三组老年人康复率显著下降；期初处于初始 ADLs 受限状态的老年人恶化趋势尤为明显，其次是核心 IADLs 受限状态的老年人。

（2）随着时间推移，超过一半的老年人易困于某一残疾状态，绵延难愈。相较 2002—2008 年、2008—2014 年间各社会健康潜在状态的稳定性均有所增加，其中核心 IADLs 受限状态稳定性提高最明显。2008—2014 年，长距离出行困难状态、完全失能状态、核心 IADLs 受限状态、初始 ADLs 受限状态的老年人保持率分别为 64.12%、60.04%、51.84%、44.16%。

（3）无论期初处于何种潜在状态下的老年人，其状态转变方向越来越单一：相较 2002—2008 年、2008—2014 年间健康状态老年人转变方向由长距离出行困难转变为核心 IADLs 受限状态，长距离出行困难状态和初始 ADLs 受限状态始终保持着日益频繁的相互转变频率；核心 IADLs 受限状态和初始 ADLs 受限状态之间的转变减少，长距离出行困难状态和核心 IADLs 受限状态之间未发生转变。

二、我国老年人日常生活活动相关残疾始于工具性日常生活活动领域，尤其是做饭、洗衣服和外出购物

（1）以往的众多量表层次性检验或因子分析已表明 ADLs 和 IADLs 在统计上可作为失能的两个独立子标度（Kempen et al., 1995）。本研究通过潜在类别模型得出的社会健康潜在状态中，ADLs 和 IADLs 项目的响应概率有明显分布差异，表明两者异质性强。尤其体现为"核心 IADLs 受限"和"初始 ADLs 受限"两类典型潜在状态的析出：前者是健康老年人的主要转变方向，表明"独自做饭""独自洗衣服""独自外出购物"这三项 IADLs 是失能最早发生的领域；后者表示在 IADLs 领域失能后，ADLs 项目才被波及且最先发生在"沐浴"领域。这些均体现了 ADLs 和 IADLs 较为明显地被区分且有一定进展顺序。本研究在本章第二节对各社会健康状态指标的描述性统计也显示，相较 ADLs 领域，中国老年人在 IADLs 领域失能更为严重。

（2）需尤其关注"IADLs 核心受限"潜在状态。该状态下的老年人无法独自做饭、洗衣服、外出购物，而其他 IADLs 和 ADLs 独立性较好；做饭、洗衣服、购物三个项目均属于个体化小范围密集活动，与老年人日常生活关系密切且是失能最开始的领域。该状态的老年人人数占比增加最快，人群规模仅次于健康状态的老年人，逐渐成为健康状态转变的首要方向，随着年龄增长，该状态的老年人易深陷其中（稳定性提升最为明显），康复率下降且转变至完全失能状态的风险显著增加。

三、IADLs 项目中"乘坐公共交通工具出行"与其他指标异质性强，长距离出行困难是完全失能者和初始 ADLs 受限者康复的最大阻碍

（1）IADLs 项目中，"乘坐公共交通工具出行"与其他 IADLs 异质性强。具体体现为：本研究通过潜在类别分析，得出了"长距离出行困难"的典型社会健康潜在状态，该状态被此指标单一构建。该状态下的老年人仅对"无法乘坐公共交通工

具出行"这一项响应率极高,指示 IADLs 指标体系中该条目的独特性。本研究认
为"乘坐公共交通工具出行"更倾向于长线的、社会性活动,具有区别于其他 IADLs
个体性、小范围密集项目的潜在构念。

（2）本研究无法得出"乘坐公共交通工具出行"和其他 IADLs 两类项目领域,
或者说"长距离出行困难"和"核心 IADLs"两个社会健康潜在状态的残疾次序。从
描述统计结果来看,"乘坐公共交通工具出行"失能率由 2002 年的独占鳌头逐渐被
"无法独自做饭、洗衣服、外出购物"赶上并反超,2014 年 IADLs 失能率由高到低分
别是外出购物（28.33％）、洗衣服（27.63％）、做饭（26.74％）、乘坐公共交通工具出
行（25.10％）、去邻居家串门（18.69％）;且健康状态老年人首先由"长距离出行困
难"转变为"核心 IADLs 受限"。这印证了"无法独自做饭、洗衣服、外出购物"是失
能伊始。但是"长距离出行困难"和"核心 IADLs"两个潜在状态之间几乎无转换,
为此本研究倾向两类 IADLs 项目或者两个典型状态并非递进而是平行关系,但仍
需进一步研究。

（3）"长距离出行困难"潜在状态情况复杂。该状态在非健康状态的 4 个社会健
康潜在状态中稳定性最高,2014 年达到 62.12％,表明老年人易囿于其中。与此同时,
长距离出行也是完全失能者和初始 ADLs 受限者康复的最大阻碍,该状态是两者的
主要接收方向,但该状态康复率在 2008—2014 年间接近为零而保持率高达六成,这
表明诸多失能中后期状态若发生好转,则多止步于此并囿于其中,无法完全康复。

四、残疾一旦波及 IADLs 深层次,则很难有个别领域好转的情况发生

除长距离出行困难,失能一旦波及 IADLs 深层次,则很难有个别领域好转的
情况发生。这主要体现在期初为初始 ADLs 受限状态（该状态下残疾涉及各
IADLs 领域及沐浴领域）时的老年人转变情况。

该状态稳定性最高且伴有一定恶化趋势,2014 年保持率达到 44.16％,恶化至
完全失能的风险率显著增长至 30％左右,若发生好转,则易向仅长距离出行困难
状态转变,2014 年转移率为 26.64％。这说明 IADLs 各项目之间结构稳定,具有黏
合性,各个 IADLs 项目恶化或好转方向一致。

五、无法独立沐浴是中国老年人进入 ADLs 失能的标志和关键环节

残疾在 ADLs 中最先出现在"沐浴"领域。在"初始 ADLs 受限"潜在状态下的
项目响应概率中,各 IADLs 项目"无法独立完成"的响应概率均达到 50％及以上,

绝大多数达到高响应概率(＞66％),此外 ADLs 中仅"独立沐浴"一项"无法独立完成"的响应概率达到 32.04％,接近中等概率。该潜在状态最主要的两个转移方向是"长距离出行困难"和"完全失能"。意指伴随着 IADLs 失能深入,残疾在 ADLs 中最先出现在"沐浴"领域,若发生恶化,则易转变至 ADLs 项目均失能的完全失能状态。此外本章第一节对各社会健康指标的描述性统计也显示 2014 年 ADLs 失能发生率最高的是沐浴项目(18.88％)且无法独自沐浴的老年人数占比自 2002 年提高了约 16 个百分比,涨幅最大。

ADLs 和 IADLs 各项目领域中,残疾最晚发生的是控制大小便和进食,一方面,在完全失能状态下这两个项目"无法独立完成"响应概率相对最低,分别为 39.33％ 和 64.65％;另一方面,描述性统计也显示这两个项目的失能率最低,分别为 4.63％ 和 6.08％。

关于 ADLs 失能领域先后次序,本研究结果与卡茨量表(1976)的设计相一致[①],何文炯(2013)运用中国城乡老年人口状况追踪数据也得出,中国老年人失能问题最早发生是洗澡,最晚发生是进食。相似地,卡茨在 1963 年对住院患者独立性的研究也发现,95％的患者独立性恢复领域依次是进食、自制力,随后是移动和如厕,最后是沐浴更衣。与此同时,也有国外其他研究认为,失能始于室内移动能力的丧失(何文炯,2013)。这可能源于所选样本差异。残疾序列产生的生理学基础是躯体功能累积型衰弱模式。其深层次理论源于人类学所解释的功能的生物学优先性(Murdock,1934;Miller,1928;Warner,1937)。无论是原始或先进的民族无一例外率先发展有自我调节作用的饮食和消化功能;随后发展独立的运动,以适应环境转变的需要;然而,洗澡和穿衣并不是日常生理功能的必需品,而是被赋予更多的文化意义,如表达力量、等级、勇气、魅力、消除邪恶等。为此,不仅在老年人领域,儿童初级功能的发展也有相似显著的顺序。自然的老化过程也是儿童功能发展的回归过程。最复杂和最不基本的功能先行退化,而最基础、简单的功能则更易保留至最后。那么针对背后反映的生理性基础不够明朗的 IADLs 项目,研究者往往通过因子分析或考察是否契合格特曼(Guttman)尺度来检验 IADLs 各条目间的层次等级结构(Ferrucci,1998)。

———————————

①　卡茨量表(Katz Index)即 ADL 指数(the Index of ADL),根据人体功能发育学的规律制定,反映了有组织的神经和运动反应,是对初级生物和心理社会功能的真实测量,其六项评定内容依次为:洗澡、穿着、如厕、转移、大小便控制、进食。六项评定内容按照难易的顺序进行排列,被认为不宜随意改变次序。

第四节　老年人初始社会健康潜在
状态隶属的影响因素分析

潜在转变模型对于潜在状态分布及转变情况的参数估计,主要建立在时间1时潜在状态发生率以及不同时间间隔内的转移概率上。当进行参数组间异质性检验时,若时间1时类别发生率或转变概率在群体间有等效性,即可认为不同群组在潜在状态分布和转变上无差异。

同样地,进行潜在状态分布和转变情况的影响因素分析时,主要观测对象是老年人在初始时间的潜在状态归属和随后在各时间段内的转变概率。

以上通过潜在转变模型,构建出5种老年人日常生活活动残疾相关的社会健康潜在状态:初始ADLs受限、健康、长距离出行困难、核心IADLs受限、完全失能。本节以2002年老年人初始社会健康潜在状态为因变量,使用多项Logistic回归模型进行老年人社会健康潜在状态分布的影响因素分析。此时自变量取2002年指标值。

一、自变量选择与赋值

健康的社会模式强调个人与社会的互动,残疾被认为是个体功能置于环境中最终呈现的一种结果。从文献综述可知,环境和文化的影响,以及其与个体健康状况本身对于残疾的交互作用受到广泛关注。为此采取分类分析策略,区分出个体功能因素和风险因素两大类,就各类型因素进行模型拟合,再将所有自变量纳入进行整体分析。

参考张立龙(2017)[①]研究中的指标选取,选择上肢功能、下肢功能、认知功能、情绪、疾病个数作为个体健康及功能因素;选择性别、年龄、婚姻状况、受教育程度、居住地、家庭人均收入、医保情况作为风险及环境因素(表7-6)。

---

① 在《中国老年人失能过程研究——基于Verbrugge模型的考察》一文中,张立龙将中国老年人失能过程划分为身体损伤(疾病)、功能性限制[上肢活动能力(手触颈根、手触后腰、手臂上举)、下肢活动能力(从椅子上站起来、自转一圈)、认知能力]、失能三个阶段,并假设内在个体因素(经常觉得孤独)和外在个体因素(生活来源够用、医疗服务可及)、风险因素(性别、受教育程度、年龄、居住地等)对该过程有显著影响,构建风险因素、疾病与功能性限制和失能之间的路径关系。

表 7-6 我国老年人社会健康初始潜在状态影响因素分析的自变量赋值

变 量 名 称	变 量 赋 值
风险及环境因素	
性别	男性＝0；女＝1
年龄	连续变量，取值范围[65，104]，均值和标准差(72.72±6.28)
婚姻状况	在婚，住在一起＝0；离婚/分居/丧偶/未婚/其他＝1
受教育程度	受教育年限＜1 年＝0；受教育年限≥1 年＝1
居住地	城市(镇)＝0；农村＝1
家庭人均收入	处于最低的五等分位数者＝0；其他＝1
医保情况	生病时医疗费用主要支付方式为医保支付＝0； 生病时医疗费用主要支付方式为自己/家庭子女/其他＝1
个体健康及功能因素	
上肢活动	双手均能触颈根、双手均能触后腰、双臂均能上举＝0；其他情况＝1
下肢活动	无须任何依靠或搀扶从椅子上站起来且自转一圈不超过 10 步[①]＝0；其他情况＝1
认知能力	≥27 分＝0；＜27 分＝1[②]
情绪	(经常)与年轻时候一样快乐＝0；有时/很少/从不觉得/无法回答＝1
疾病个数[③]	连续变量，取值范围[0，5]，均值和标准差(0.86±0.96)

注：老年人社会健康初始潜在状态指 2002 年个体所处的社会健康潜在状态，相应初始潜在状态的影响因素取 2002 年时的测量数据。

二、初始潜在状态分类因变量的纳入与模型构建

在进行多组 Logistic 回归分析之前，要将老年人 2002 年社会健康潜在状态作为因变量纳入回归模型中。本研究将在前述潜在类别划分的基础上，根据贝叶斯后验概率最大值获得个体的状态归属，即潜在类别分组变量，再将其作为观测分类因变量，连同协变量纳入 Logistic 回归模型中。该方法是带有预测变量的潜在类

---

① 为简化结果，本研究统计 2002、2008、2014 年老年人自转一圈所需步数的直方图(见附录 1)，显示绝大部分老年人能在 10 步之内完成独立自转。为此将老年人独立自转一圈的步数大于 10 或者不能转圈的视为下肢功能受限，赋值为 1，能在 10 步之内独立自转一圈的视为功能正常，赋值为 0。

② 本研究关于老年人认知能力的测量，根据简易智力状态检查量表(MMSE)，在 CLHLS 问卷中对照选取相应条目，进行计分(见附录 2)。MMSE 量表计分在 27—30 分为正常，低于 27 分为认知功能障碍。由于不同时间点上测量问卷有细微差异，对于某一测量时刻没有进行评估的项目，按照分性别分组的平均水平作数据补齐。

③ 疾病范围包括高血压、糖尿病、心脏病、中风等脑血管疾病、眼疾(白内障和青光眼等)、癌症、关节炎、阿尔茨海默病、帕金森病、褥疮、肺部疾病、胃肠疾病等，罹患其中任何一种疾病，疾病个数则加 1。考虑到疾病的累进影响，纳入疾病个数(而非患病与否)因素，以示患病严重程度。

别模型的常见建模方法,又称简单三步法①。

当老年人 2002 年归属于完全失能状态或者初始 ADLs 受限状态时②,回归分析的分类因变量赋值为 1;若归属于健康状态,则赋值为 2;若归属于长距离出行困难状态,则赋值为 3;若归属于核心 IADLs 受限状态,则赋值为 4。

其中,贝叶斯后验概率是根据个体的作答类型,在潜在类别拟合后估计得来,其值表示个体属于某一类别的概率。2002 年个体在各潜在状态 s 的后验概率公式为:

$$P(L=s \mid Y=y) = \frac{\left(\prod_{j=1}^{11} \prod_{r_j=1}^{2} \rho_{j, r_{j, 2002} \mid s_{2002}}^{I(y_{j, 2002}=r_{j, 2002})}\right) \delta_{s_{2002}}}{\left(\sum_{s_{2002}=1}^{5} \delta_{s_{2002}}\right) \prod_{j=1}^{11} \prod_{r_j=1}^{2} \rho_{j, r_{j, 2002} \mid s_{2002}}^{I(y_{j, 2002}=r_{j, 2002})}}$$

$y=(r_1, r_2, \cdots, r_{11})$ 指 2002 年个体在 11 个社会健康指标 j 上的作答模式。$P(L=s \mid Y=y)$ 则表示个体处于响应模式 y 时属于潜在状态 s 的概率。$\delta_{s_{2002}}$ 指 2002 年潜在状态 s 发生率,$\rho_{j, r_{j, t} \mid s_{2002}}$ 指 2002 年潜在状态 s 下,指标 j 中响应类别为 r 的项目响应率;$I(y_{j, 2002}=r_{j, 2002})$ 是一个指示函数,当社会健康状态指标响应类别为 $r_{j, 2002}$ 时,该指示函数等于 1,否则等于 0。

其中,s 代表"初始 ADLs 受限""健康""长距离出行困难""核心 IADLs 受限""完全失能"5 个社会健康潜在状态;j 表示"沐浴""穿衣""如厕""室内移动""吃饭""控制大小便""去邻居家串门""外出购物""做饭""洗衣服""乘坐公共交通工具出行"11 个日常生活活动能力指标;r 代表各指标的 2 个响应类别"无法独立完成"和"能独立完成",模型中编码分别为"1"和"2"。

三、老年人初始社会健康潜在状态影响因素 Logistic 回归分析

以健康状态作为参照组,运行 Stata 13.1,通过多项 Logistic 回归模型,得出老年人属于初始 ADLs 受限或完全失能状态、长距离出行困难状态、核心 IADLs 受限状态的概率与属于健康状态的概率在协变量影响下的变化之比,即发生比（Odds Ratio, OR）。其大于 1 表示在协变量影响下,老年人隶属该潜在状态的概

---

① 根据个体后验概率的最大值将其归入特定类别的个体分类方法被称为莫代尔分配法（Modal Assignment）。进行常规的潜在类别估计,根据后验概率最大值获得个体的类别归属变量,再将其作为观测变量纳入回归模型的建模策略,被称为简单三步法或可能类别回归法（Most Likely Class Regression）。该方法作为纳入协变量的潜在类别模型〔又称回归混合模型（Regression Mixture Modeling）〕的建模策略,在实践中广为使用。

② 2002 年完全失能潜在状态下的老年人数较少,为避免样本量过小导致模型不可估计,在进行数据预处理时,将之与健康损害较严重的初始 ADLs 受限状态划分为一组。

率增加,反之则减小。

（一）仅纳入风险及环境因素的模型回归结果

年龄、家庭人均收入水平与医保支持与老年人初始社会健康潜在状态的分布显著相关（表7-7）。每增加一岁,老年人隶属初始ADLs受限潜在状态的相对概率增加4%,隶属长距离出行困难状态的概率增加2%;家庭人均收入水平高的老年人初始潜在状态为核心IADLs受限风险更小（OR＝0.35）;生病时医疗费用主要由医保支付的老年人初始社会健康潜在状态隶属核心IADLs受限的风险低。

表7-7　风险及环境因素影响下老年人初始社会健康潜在状态概率发生比

	初始ADLs受限或完全失能	健康	长距离出行困难	核心IADLs受限	p
性别（ref.＝男）	1.076	Ref	1.220	0.377	＞0.05
年龄	1.043*	Ref	1.026*	1.042	＜0.05
婚姻状况（ref.＝在婚,住在一起）	0.980	Ref	0.869	1.155	＞0.05
受教育程度（ref.＝接受教育年限＜1年）	0.863	Ref	0.693	0.811	＞0.05
居住地［ref.＝城市（镇）］	1.342	Ref	0.891	0.596	＞0.05
家庭人均收入（ref.＝最低的五等分位数者）	1.338	Ref	0.901	0.351*	＜0.05
医保情况（ref.＝生病时医疗费用主要由医保支付）	0.803	Ref	1.785	0.504	＜0.05

注：2002年完全失能潜在状态老年人数较少,为避免样本量过小导致模型不可估计,在进行数据预处理时,将之与健康损害较严重的初始ADLs受限状态划分为一组,编码为1。

（二）仅纳入个体健康及功能因素的模型回归结果

下肢活动能力和认知能力是老年人社会健康初始潜在状态的显著影响因素（表7-8）。下肢功能受限的老年人初始社会健康状态隶属长距离出行困难的风险显著高（OR＝2.03）;失智老年人更容易成为初始ADLs受限者（OR＝1.95）。

表7-8　个体健康及功能因素影响下老年人初始社会健康潜在状态概率发生比

	初始ADLs受限或完全失能	健康	长距离出行困难	核心IADLs受限	p
上肢功能（ref.＝正常）	1.531	Ref	0.491	1.386	＞0.05
下肢功能（ref.＝正常）	1.733	Ref	2.029**	2.455	＜0.01
认知能力（ref.＝正常）	1.951*	Ref	1.357	0.671	＜0.05

	初始 ADLs 受限或完全失能	健康	长距离出行困难	核心 IADLs 受限	p
情绪(ref.=与年轻时一样快乐)	0.882	Ref	1.095	0.625	＞0.05
疾病个数	1.229	Ref	0.976	1.135	＞0.05

注：2002 年完全失能潜在状态下的老年人数较少，为避免样本量过小导致模型不可估计，在进行数据预处理时，将之与健康损害较严重的初始 ADLs 受限状态划分为一组，编码为 1。

（三）纳入所有因素的模型回归结果

风险及环境因素、个体健康及功能因素均纳入的模型运行结果如表 7-9。年龄、认知能力对于老年人的初始社会健康潜在状态分布影响不再显著，下肢功能和家庭人均收入水平的作用依旧明显。家庭人均收入水平低的老年人隶属核心 IADLs 受限状态的概率高，下肢功能受限是长距离出行困难的风险因素（OR=1.86）。

表 7-9　所有因素影响下老年人初始社会健康潜在状态概率发生比

	初始 ADLs 受限或完全失能	健康	长距离出行困难	核心 IADLs 受限	p
性别(ref.=男)	0.957	Ref	1.113	0.429	＞0.05
年龄	1.027	Ref	1.018	1.027	＞0.05
婚姻状况(ref.=在婚,住在一起)	0.908	Ref	0.904	1.077	＞0.05
受教育程度(ref.=接受教育年限＜1 年)	0.963	Ref	0.691	0.882	＞0.05
居住地[ref.=城市(镇)]	1.327	Ref	0.796	0.569	＞0.05
家庭人均收入(ref.=最低的五等分位数者)	1.582	Ref	0.855	0.269*	＜0.05
医保情况(ref.=生病时医疗费用主要由医保支付)	0.780	Ref	1.728	0.516	＞0.05
上肢功能(ref.=正常)	1.510	Ref	0.461	1.217	＞0.05
下肢功能(ref.=正常)	1.531	Ref	1.862**	2.639	＜0.05
认知能力(ref.=正常)	1.879	Ref	1.106	0.705	＞0.05
情绪(ref.=与年轻时一样快乐)	0.909	Ref	1.069	0.668	＞0.05
疾病个数	1.225	Ref	0.984	1.125	＞0.05

注：2002 年完全失能潜在状态下的老年人数较少，为避免样本量过小导致模型不可估计，在进行数据预处理时，将之与健康损害较严重的初始 ADLs 受限状态划分为一组，编码为 1。

四、老年人初始社会健康潜在状态影响因素组间差异检验

上述研究发现,诸多个体健康及功能因素如认知功能、上肢功能、情绪对于老

年人日常生活活动残疾相关的初始社会健康潜在状态分布统计学上不显著,年龄、性别、患病情况似乎也与老年人初始社会健康潜在状态无关。基于各类型因素显著性和作用强度的变化,研究猜测这可能是一个"混淆"的结果,生理性功能水平和人口社会学因素间可能存在没有阐明的"交互"作用。

风险及环境因素影响着疾病—功能性限制—残疾进程。上一节 Logistic 回归模型结果显示,风险及环境因素中,家庭人均收入水平对于老年人社会健康潜在状态影响突出。为此,本节以家庭人均收入水平高低将老年人群作划分,比较不同收入水平分组中其他自变量对老年人初始社会健康潜在状态的影响。

组间系数差异的对比检验基于似无相关模型的检验方法(suest),该方法假设各组的干扰项彼此相关,假设条件更为宽松,灵活易操作。通过 Stata 13.1,首先分别对家庭人均收入最低的五分位组和其他组进行 Logistic 模型估计,两个估计结果存储于两个临时文件中,使用 suest 命令,将两个样本组联合起来,采用广义最小二乘法执行似无相关估计(SUR),再使用 test 命令检验组间系数差异。

模型运行结果如表 7-10,主要得出老年人初始社会健康潜在状态隶属初始 ADLs 和完全失能状态、长距离出行困难状态、核心 IADLs 受限状态在各分组间的协变量影响下的回归系数 β。组间系数差异性检验显示,性别($p<0.001$)、年龄($p<0.01$)、受教育程度($p<0.01$)、医保情况($p<0.001$)、下肢功能($p<0.05$)对于老年人社会健康潜在状态的隶属有显著的经济水平差异,且主要作用于失能程度较严重的社会健康潜在状态。具体表现为以下几个方面。

(1)收入对于年龄的调节作用受"选择性死亡"的影响。家庭人均收入最低的五分位组,年龄越大,初始 ADLs 受限和完全失能风险反而减小,该情况的产生可能由于在经济条件有限情况下,存活越长的老年人身体素质更好而失能更少。另一分组中,每增加一岁,初始 ADLs 受限或完全失能风险增加 0.05 个单位。

(2)收入水平高能够弱化男性老年人易中高程度失能的劣势。家庭人均收入最低的五分位组老年人群中,较女性老年人而言,男性老年人更容易隶属初始 ADLs 受限或完全失能状态。而收入水平较高组中,性别差异不显著。

(3)收入水平高同样可以弥补教育的缺失。家庭人均收入最低的五分位组老年人群中,教育水平越高,越不容易处于初始 ADLs 受限或完全失能状态,而在较高收入组中,该差异不显著。

(4)医保对于低收入水平老年人来说是抵御风险的重要保障。家庭人均收入最低的五分位组老年人中,生病时主要支付方式非医保支付的老年人隶属初始

ADLs 受限或完全失能状态或者核心 IADLs 的概率显著高。收入水平较高组中，有无医保支持的差异不显著。

（5）收入水平高可以调节下肢功能障碍对于社会健康状态的负面影响。家庭人均收入最低的五分位组老年人中，下肢功能障碍者隶属初始 ADLs 受限或完全失能风险更大，而在较高收入组中该差异不显著。

（6）尽管认知因素只在家庭人均收入高的老年人群中发挥作用。但系数差异性检验显示长距离出行困难状态的两组系数差异并不显著（$p > 0.05$），上肢功能指标亦是如此。故有待进一步研究探讨。

表 7－10　收入水平分组下协变量对老年人初始社会健康潜在状态的影响系数

	初始 ADLs 受限或完全失能	健康	长距离出行困难	核心 IADLs 受限	p
家庭人均收入最低的五分位组					
性别（ref.＝男）	−3.097***	Ref	0.252	−0.919	<0.05
年龄	−0.344*	Ref	0.016	0.005	<0.05
婚姻状况（ref.＝在婚，住在一起）	0.728	Ref	0.053	−0.087	>0.05
受教育程度（ref.＝接受教育年限<1 年）	−2.065**	Ref	−0.249	−0.497	>0.05
居住地[ref.＝城市（镇）]	−1.532	Ref	0.569	−1.402	>0.05
医保情况（ref.＝生病时医疗费用主要由医保支付）	13.281***		−0.758	13.098***	>0.05
上肢功能（ref.＝正常）	0.321	Ref	0.434	0.905	>0.05
下肢功能（ref.＝正常）	2.255*	Ref	0.799	1.520	>0.05
认知能力（ref.＝正常）	2.173	Ref	−0.375	0.396	>0.05
情绪（ref.＝与年轻时一样快乐）	−0.660	Ref	−0.120	−1.190	>0.05
疾病个数	0.334	Ref	−0.056	0.086	>0.05
其他					
性别（ref.＝男）	0.290	Ref	0.080	−0.925	>0.05
年龄	0.049*	Ref	0.020	0.038	>0.05
婚姻状况（ref.＝在婚，住在一起）	−0.191	Ref	−0.153	0.292	>0.05
受教育程度（ref.＝接受教育年限<1 年）	0.188	Ref	−0.391	0.187	>0.05
居住地[ref.＝城市（镇）]	0.456	Ref	−0.374	−0.248	>0.05
医保情况（ref.＝生病时医疗费用主要由医保支付）	−0.389	Ref	0.651	−0.906	>0.05
上肢功能（ref.＝正常）	0.291	Ref	−1.304**	−0.195	>0.05
下肢功能（ref.＝正常）	0.201	Ref	0.541**	0.865	>0.05
认知能力（ref.＝正常）	−0.272	Ref	0.180	−0.796	>0.05

续　表

	初始 ADLs 受限 或完全失能	健康	长距离 出行困难	核心 IADLs 受限	p
情绪(ref.＝与年轻时一样快乐)	0.899 **	Ref	0.168	0.249	＞0.05
疾病个数	0.167	Ref	−0.013	0.091	＞0.05

注：2002 年完全失能潜在状态下的老年人数较少，为避免样本量过小导致模型不可估计，在进行数据预处理时，将之与健康损害较严重的初始 ADLs 受限状态划分为一组，编码为 1。

第五节　老年人社会健康潜在状态
转变的影响因素分析

一、自变量选择与赋值

同初始社会健康潜在状态影响因素分析相似，将自变量分为"风险及环境因素"和"个体健康及功能因素"两个类别。就各类型自变量进行模型拟合，再将所有自变量纳入进行整体分析。本研究在分析 2002—2008 年间转变情况时，选取 2002 年的测量数据；本研究在分析 2008—2014 年间转变情况时，选取 2008 年的测量数据。

表 7‑11　我国老年人社会健康潜在状态转变影响因素分析的自变量赋值

变 量 名 称	变 量 赋 值
风险及环境因素	
性别	男性＝0；女＝1
年龄	连续变量，2002 年取值范围[65，104]，均值和标准差(72.72±6.28)
婚姻状况	在婚，住在一起＝0；离婚/分居/丧偶/未婚/其他＝1
受教育程度	受教育年限＜1 年＝0；受教育年限≥1 年＝1
居住地	城市(镇)＝0；农村＝1
家庭人均收入	处于最低的五等分位数者＝0；其他＝1
医保情况①	生病时医疗费用主要支付方式为医保支付＝0； 生病时医疗费用主要支付方式为自己/家庭子女/其他＝1 有城镇职工基本医保/居民基本医保/新农合/补充医疗保险/其他医疗保险＝0； 无任何医疗保险＝1

---

① CLHLS 问卷在不同年份上设置有差异，在 2002 年使用"生病时医疗费用主要支付方式"条目来衡量，在 2008 年和 2014 年使用"是否有医保"条目来衡量。

变　量　名　称	变　量　赋　值
个体健康及功能因素	
上肢活动	双手均能触颈根、双手均能触后腰、双臂均能上举＝0； 其他情况＝1
下肢活动	无须任何依靠和搀扶从椅子上站起来且自转一圈不超过10步①＝0； 其他情况＝1
认知能力	≥27分＝0；＜27分＝1②
情绪	（经常）与年轻时候一样快乐＝0；有时/很少/从不觉得/无法回答＝1
疾病个数③	连续变量，2002年取值范围[0，5]，均值和标准差(0.86±0.96)，2008年取值范围[0，6]，均值和标准差(0.87±1.01)

二、潜在状态转变相关分类因变量赋值与模型构建

以 2002—2008 年、2008—2014 年老年人社会健康潜在状态转变情况为因变量，使用多项 Logistic 回归模型进行老年人社会健康潜在状态转变的影响因素分析。

当使用协变量预测潜在状态转变时，转变概率矩阵的每一行都是一个独立的多项 Logistic 回归方程，各独立方程允许有各自参照组，使用期初协变量，对两个时间间隔内、各初始潜在状态下的这一行子集的转变情况单独分析。

与初始社会健康潜在状态影响因素分析相同，潜在状态转变分组因变量的纳入和 Logistic 模型的构建遵循简单三步法：在进行常规的潜在转变模型估计后，根据贝叶斯后验概率最大值获得 2002、2008、2014 年 3 个时间点的个体社会健康潜在状态的类别归属；个体基于不同的作答模式，在不同测量时间，各潜在状态的后验概率均不同，其公式为：

$$P(L=s \mid Y=y)=\frac{(\prod_{j=1}^{11}\prod_{r_j=1}^{2}\rho_{j,\,r_j,\,t\mid s_t}^{I(y_{j,\,t}=r_{j,\,t})})\delta_{s_t}}{(\sum_{s_t=1}^{5}\delta_{s_t})\prod_{j=1}^{11}\prod_{r_j=1}^{?}\rho_{j,\,r_j,\,t\mid s_t}^{I(y_{j,\,t}=r_{j,\,t})}}$$

---

①　为简化结果，本研究统计 2002、2008、2014 年老年人自转一圈所需步数的直方图（见附件3）显示绝大部分老年人能在 10 步之内完成独立自转。为此将老年人独立自转一圈的步数大于 10 或者不能转圈的视为不独立，赋值为1，能在 10 步之内独立自转一圈的视为独立，赋值为 0。

②　本研究关于老年人认知能力的测量，根据简易智力状态检查量表（MMSE），在 CLHLS 问卷中对照选取相应条目，进行计分（见附件 2）。简易智力状态检查量表计分在 27—30 分为正常，低于 27 分为认知功能障碍。

③　疾病范围包括高血压、糖尿病、心脏病、中风等脑血管疾病、眼疾（白内障和青光眼等）、癌症、关节炎、阿尔茨海默病、帕金森病、褥疮、肺部疾病、胃肠疾病等，罹患其中任何一种疾病，疾病个数则加 1。考虑到疾病的累进影响，纳入疾病个数（而非患病与否）因素，以示患病严重程度。

$P(L=s\mid Y=y)$ 表示个体处于响应模式 y 时属于潜在状态 s 的概率。$y=(r_{j,t},r_{j,t},\cdots,r_{j,t})$ 指 t 时刻个体的作答模式，δ_{s_t} 指 t 时刻潜在状态 s 发生率，$\rho_{j,r_{j,t}\mid s_t}$ 指 t 时刻，潜在状态 s 下，指标 j 中响应类别为 r 的项目响应率；$I(y_{j,t}=r_{j,t})$ 是一个指示函数，当社会健康状态指标响应类别为 $r_{j,t}$ 时，该指示函数等于 1，否则等于 0。

其中，t 代表 2002、2008、2014 年 3 个测量时间点，s 代表"初始 ADLs 受限""健康""长距离出行困难""核心 IADLs 受限""完全失能"5 个社会健康潜在状态；j 表示"沐浴""穿衣""如厕""室内移动""吃饭""控制大小便""去邻居家串门""外出购物""做饭""洗衣服""乘坐公共交通工具出行"11 个日常生活活动能力指标；r 表示各指标的 2 个响应类别，分别为"无法独立完成"和"能独立完成"，模型中编码分别为"1"和"2"。

然后根据个体社会健康潜在状态的类别归属，针对 2 个时间间隔的 5 种期初状态，构建 10 个转变分类因变量，对应着转变概率矩阵的每一行的独立的多项 Logistic 回归方程。以 2002 年健康状态的转变矩阵这一行为例，2002 年健康状态的老年人，若 2008 年个体类别归属显示其为"初始 ADLs 受限""健康""长距离出行困难""核心 IADLs 受限""完全失能"，那么该行的转变因变量对应赋值为 1、2、3、4、5。依此对每一行矩阵的转变分类因变量作赋值。

处于样本量和统计有效性的考虑，依据各潜在状态代表的失能严重程度，就各转变情况合并编码进行解释。

2002—2008 年，初始 ADLs 受限老年人转变至长距离出行困难状态、核心 IADLs 受限状态、完全失能状态的人数均较少。研究将转变至初始 ADLs 受限和转变至完全失能状态合并为一组，赋值为 1；将转变至健康状态，赋值为 2；将转变至核心 IADLs 受限状态和出行困难状态视为一组，赋值为 3。

2002—2008 年，长距离出行困难状态转变至核心 IADLs 受限和完全失能状态的人数均较少，将两者转变至初始 ADLs 受限状态合并赋值为 1、转变至健康状态赋值为 2、转变至核心 IADLs 受限状态赋值为 3。

初始状态为核心 IADLs 受限状态和完全失能状态的转变人数过少，故转变矩阵此四行未进行 Logistic 回归分析。

三、老年人社会健康潜在状态转变影响因素 Logistic 回归分析

社会健康潜在状态转变的 Logistic 回归分析中，将保持原潜在状态（或保持原

状态在内的分组)作为参照组,对于转变矩阵的每一行,预测的是,老年人由期初潜在状态转变到其他各状态的概率与参照组的变化之比,即发生比(Odds Ratio, OR),其大于 1 表示在协变量影响下,老年人发生该转变的概率增加,反之则减小。使用 Stata 13.1,运行结果如下所示:

(一)仅纳入风险及环境因素的模型回归结果

考察初始社会健康状态转变的风险因素(表 7 - 12),本研究发现,性别、年龄、受教育程度、医保情况对老年人社会健康潜在状态转变有显著影响。但除了受教育程度,随着时间推移这些因素的影响程度均在降低。

表 7 - 12　风险及环境因素影响下老年人社会健康潜在状态转变概率发生比

	时间间隔(年)	潜 在 状 态	初始 ADLs 受限	健康	长距离出行困难	核心 IADLs 受限	完全失能	p
性别(ref.＝男)	2002—2008	初始 ADLs 受限	Ref	1.039	0.209		/	＞0.05
		健康	1.387	Ref	1.477*	0.636	0.760	＞0.05
		长距离出行困难	1.180	0.844	Ref	/	/	＞0.05
	2008—2014	初始 ADLs 受限	Ref	0+	0.735	0+	1.121	＞0.05
		健康	0+	Ref	0+	0.871	1.319	＞0.05
		长距离出行困难	0.853	0+	Ref	0+	1.275	＞0.05
年龄	2002—2008	初始 ADLs 受限	Ref	0.933	0.972		/	＞0.05
		健康	1.052*	Ref	1.025	0.990	1.024	＞0.05
		长距离出行困难	1.031	0.938*	Ref	/	/	＜0.01
	2008—2014	初始 ADLs 受限	Ref	0+	0.921*	0+	1.010	＜0.05
		健康	0+	Ref	0+	0.999	1.007	＞0.05
		长距离出行困难	1.017	0+	Ref	0+	0.982	＞0.05
婚姻状况(ref.＝在婚,住在一起)	2002—2008	初始 ADLs 受限	Ref	3.35		0.542	/	＞0.05
		健康	0.874	Ref	0.742	0.803	1.547	＞0.05
		长距离出行困难	0.734	1.006	Ref	/	/	＞0.05
	2008—2014	初始 ADLs 受限	Ref	0+	1.293	0+	1.006	＞0.05
		健康	0+	Ref	0+	1.038	1.340	＞0.05
		长距离出行困难	0.762	0+	Ref	0+	1.026	＞0.05
受教育程度(ref.＝受教育年限＜1 年)	2002—2008	初始 ADLs 受限	Ref	2.319	0.398		/	＞0.05
		健康	0.948	Ref	1.115	0.816	0.721	＞0.05
		长距离出行困难	0.812	1.363	Ref	/	/	＞0.05

续　表

	时间间隔(年)	潜在状态	初始ADLs受限	健康	长距离出行困难	核心IADLs受限	完全失能	p
受教育程度(ref.=受教育年限<1年)	2008—2014	初始ADLs受限	Ref	0+	1.656	0+	1.089	>0.05
		健康	0+	Ref	0+	0.674*	0.775	>0.05
		长距离出行困难	0.719	0+	Ref	0+	0.784	>0.05
居住地[ref.=城市(镇)]	2002—2008	初始ADLs受限	Ref	10.347	0.991		/	>0.05
		健康	0.695	Ref	0.991	1.962	0.322	>0.05
		长距离出行困难	0.734	1.160	Ref	/	/	>0.05
	2008—2014	初始ADLs受限	Ref	0+	0.434	0+	0.901	>0.05
		健康	0+	Ref	0+	1.014	0.681	>0.05
		长距离出行困难	1.007	0+	Ref	0+	1.621	>0.05
家庭人均收入(ref.=最低的五等分位数者)	2002—2008	初始ADLs受限	Ref	0.964	0.363		/	>0.05
		健康	0.704	Ref	0.761	0.879	1.592	>0.05
		长距离出行困难	0.397	0.521	Ref	/	/	>0.05
	2008—2014	初始ADLs受限	Ref	0+	0.590	0+	2.019	>0.05
		健康	0+	Ref	0+	0.924	2.105	>0.05
		长距离出行困难	1.272	0+	Ref	0+	0.991	>0.05
医保情况(ref.=生病时医疗费用主要由医保支付/有医保)	2002—2008	初始ADLs受限	Ref	0.681	0.922		/	>0.05
		健康	1.073	Ref	1.177	2.683	0.355	>0.05
		长距离出行困难	6.437	3.794*	Ref	/	/	>0.05
	2008—2014	初始ADLs受限	Ref	0+	3.299	0+	0.634	>0.05
		健康	0+	Ref	0+	0.668*	0.583	>0.05
		长距离出行困难	0.94	0+	Ref	0+	2.01	>0.05

注：(1)考虑到样本量过小可能导致模型不可估计，"/"表示模型统计时该行转变矩阵中，将转变到该状态与转变到初始ADLs状态合并编码，2002—2008年初始ADLs受限状态转变到核心IADLs受限状态与转变到长距离出行困难状态合并编码；(2)"0+"表示两个状态之间未发生转变，该转变情况未被纳入该转变矩阵行的Logistic分析中，没有估计相关参数；(3) $*p<0.05$, $**p<0.01$, $***p<0.001$。

2002—2008年，较男性健康老年人，女性健康老年人转变至出行困难状态的风险更高（OR=1.48）。尽管这种差异随着时间推移不再显著；每增加一岁，健康状态老年人转变至初始ADLs受限状态的概率增加（OR=1.05），长距离出行困难状态的老年人恢复至健康状态的概率降低（OR=0.94）；生病时主要支付方式非医保或无医保的出行困难状态老年人康复的概率似乎更高（OR=3.79）。

2008—2014 年,年龄、医保情况对于健康状态和出行困难状态的影响不再显著,初始 ADLs 受限状态恢复至出行困难状态的可能性随着年龄增加而减小(OR＝0.92);受教育程度高的老年人转变至 IADLs 核心受限状态的概率显著低(OR＝0.67)。

婚姻、居住地、家庭人均收入水平对于老年人社会健康潜在状态转变无显著影响。

(二)仅纳入个体健康及功能因素的模型回归结果

上肢功能、认知功能、情绪对于老年人社会健康潜在转变影响显著,下肢功能和疾病个数的作用不显著(表 7－13)。上肢功能障碍的健康状态老年人转变至出行困难的概率增加(OR＝2.06),尽管该作用随着时间推移不再显著;2002—2008 年期初认知功能障碍的老年人反而在期末康复概率大(OR＝2.11);情绪差的健康老年人转变至核心 IADLs 受限状态的概率大(OR＝1.50)。

表 7－13 个体健康及功能因素影响下老年人社会健康潜在状态转变概率发生比

	时间间隔(年)	潜在状态	初始 ADLs 受限	健康	长距离出行困难	核心 IADLs 受限	完全失能	p
上肢功能(ref.＝正常)	2002—2008	初始 ADLs 受限	Ref	(omitted)	33.79		/	＞0.05
		健康	0.659	Ref	2.063*	0.811	0^+	＞0.05
		长距离出行困难	0^+	0.460	Ref	/	/	＞0.05
	2008—2014	初始 ADLs 受限	Ref	0^+	2.331	0^+	1.365	＞0.05
		健康	0^+	Ref	0^+	1.188	0.964	＞0.05
		长距离出行困难	0.894	0^+	Ref	0^+	0.951	＞0.05
下肢功能(ref.＝正常)	2002—2008	初始 ADLs 受限	Ref	0^+	0.681		/	＞0.05
		健康	0.704	Ref	0.827	2.024	3.375	＞0.05
		长距离出行困难	0.553	0.838	Ref	/	/	＞0.05
	2008—2014	初始 ADLs 受限	Ref	0^+	0.352	0^+	1.086	＞0.05
		健康	0^+	Ref	0^+	0.700	1.167	＞0.05
		长距离出行困难	0.579	0^+	Ref	0^+	0.705	＞0.05
认知(ref.＝正常)	2002—2008	初始 ADLs 受限	Ref	1.189	0.274		/	＞0.05
		健康	1.220	Ref	0.878	0.760	1.094	＞0.05
		长距离出行困难	1.194	2.109*	Ref	/	/	＞0.05

续　表

	时间间隔 (年)	潜 在 状 态	初始 ADLs 受限	健康	长距离 出行困难	核心 IADLs 受限	完全 失能	p
认知 (ref.=正常)	2008— 2014	初始 ADLs 受限	Ref	0+	0.531	0+	0.942	>0.05
		健康	0+	Ref	0+	0.988	1.455	>0.05
		长距离出行困难	1.019	0+	Ref	0+	1.188	>0.05
情绪 (ref.=与年轻 时一样快乐)	2002— 2008	初始 ADLs 受限	Ref	1.715	3.074		/	>0.05
		健康	1.417	Ref	1.141	0.948	1.340	>0.05
		长距离出行困难	0.960	0.678	Ref	/		>0.05
	2008— 2014	初始 ADLs 受限	Ref	0+	1.161	0+	0.592	>0.05
		健康	0+	Ref	0+	1.496*	1.224	>0.05
		长距离出行困难	0.781	0+	Ref	0+	0.555	>0.05
疾病个数	2002— 2008	初始 ADLs 受限	Ref	0.605	0.408		/	>0.05
		健康	1.278	Ref	0.970	1.231	1.276	>0.05
		长距离出行困难	1.082	0.811	Ref	/		>0.05
	2008— 2014	初始 ADLs 受限	Ref	0+	0.899	0+	1.152	>0.05
		健康	0+	Ref	0+	0.889	1.129	>0.05
		长距离出行困难	1.145	0+	Ref	0+	0.864	>0.05

注:(1) 考虑到样本量过小可能导致模型不可估计,"/"表示模型统计时该行转变矩阵中,将转变到该状态与转变到初始 ADLs 状态合并编码,2002—2008 年初始 ADLs 受限状态转变到核心 IADLs 受限状态与转变到长距离出行困难状态合并编码;(2)"0+"表示两个状态之间未发生转变,该转变情况未被纳入该转变矩阵行的 Logistic 分析中,没有估计相关参数;(3)"omitted"表示自变量某一水平上样本量过小(或为 0)而看不到系数值;(4) *p<0.05,**p<0.01,***p<0.001。

(三) 纳入所有因素的模型回归结果

当所有因素均被纳入 Logistic 回归模型后(表 7 - 14),性别、年龄、受教育程度、居住地、家庭人均收入、医保情况、上肢功能、认知功能对于老年人社会健康状态转变均有显著影响。主要作用于期初为健康状态和出行困难状态的老年人。婚姻状况、下肢功能、情绪、疾病个数的作用始终不显著。

表 7 - 14　所有因素影响下老年人社会健康潜在状态转变概率发生比

	时间间隔 (年)	潜 在 状 态	初始 ADLs 受限	健康	长距离 出行困难	核心 IADLs 受限	完全 失能	p
性别 (ref.=男)	2002— 2008	初始 ADLs 受限	Ref	1.183	0.170		/	>0.05
		健康	1.308	Ref	1.557*	0.714	0.561	>0.05
		长距离出行困难	1.172	0.653	Ref	/	/	>0.05

续　表

	时间间隔(年)	潜在状态	初始ADLs受限	健康	长距离出行困难	核心IADLs受限	完全失能	p
性别 (ref.＝男)	2008—2014	初始ADLs受限	Ref	0⁺	1.014	0⁺	0.921	＞0.05
		健康	0⁺	Ref	0⁺	0.920	1.298	＞0.05
		长距离出行困难	0.749	0⁺	Ref	0⁺	1.524	＞0.05
年龄	2002—2008	初始ADLs受限	Ref	0.921	0.860		/	＞0.05
		健康	1.065**	Ref	1.025	1.003	1.001	＜0.05
		长距离出行困难	1.057	0.927*	Ref	/	/	＜0.00
	2008—2014	初始ADLs受限	Ref	0⁺	0.915*	0⁺	0.995	＞0.05
		健康	0⁺	Ref	0⁺	1.003	1.008	＞0.05
		长距离出行困难	1.024	0⁺	Ref	0⁺	0.986	＞0.05
婚姻状况 (ref.＝在婚, 住在一起)	2002—2008	初始ADLs受限	Ref	13.93	0.670		/	＞0.05
		健康	0.823	Ref	0.812	0.732	1.799	＞0.05
		长距离出行困难	0.865	1.015	Ref	/	/	＞0.05
	2008—2014	初始ADLs受限	Ref	0⁺	1.381	0⁺	0.934	＞0.05
		健康	0⁺	Ref	0⁺	1.060	1.365	＞0.05
		长距离出行困难	0.719	0⁺	Ref	0⁺	1.037	＞0.05
受教育程度 (ref.＝接受教 育年限＜1 年)	2002—2008	初始ADLs受限	Ref	12.11	0.425		/	＞0.05
		健康	0.919	Ref	1.165	1.024	0.822	＞0.05
		长距离出行困难	0.842	1.764	Ref	/	/	＞0.05
	2008—2014	初始ADLs受限	Ref	0⁺	1.724	0⁺	0.889	＞0.05
		健康	0⁺	Ref	0⁺	0.663*	0.673	＞0.05
		长距离出行困难	0.524	0⁺	Ref	0⁺	0.844	＞0.05
居住地 [ref.＝城市 (镇)]	2002—2008	初始ADLs受限	Ref	3.36	0.397		/	＞0.05
		健康	0.747	Ref	1.139	2.163	0.256	＞0.05
		长距离出行困难	0.631	1.046	Ref	/	/	＞0.05
	2008—2014	初始ADLs受限	Ref	0⁺	0.245*	0⁺	0.704	＞0.05
		健康	0⁺	Ref	0⁺	1.072	0.813	＞0.05
		长距离出行困难	0.950	0⁺	Ref	0⁺	1.622	＞0.05
家庭人均收入 (ref.＝最低的 五等分位者)	2002—2008	初始ADLs受限	Ref	22.37	0.897		/	＞0.05
		健康	0.775	Ref	0.757	0.686	1.512	＞0.05
		长距离出行困难	0.274*	0.467	Ref	/	/	＜0.05

续　表

	时间间隔（年）	潜 在 状 态	初始 ADLs 受限	健康	长距离出行困难	核心 IADLs 受限	完全失能	p
家庭人均收入（ref.＝最低的五等分位者）	2008—2014	初始 ADLs 受限	Ref	0^+	1.145	0^+	1.104	＞0.05
		健康	0^+	Ref	0^+	0.897	2.238	＞0.05
		长距离出行困难	1.257	0^+	Ref	0^+	1.184	＞0.05
医保情况（ref.＝生病时医疗费用主要由医保支付）	2002—2008	初始 ADLs 受限	Ref	0.288	0.322		/	＞0.05
		健康	1.081	Ref	1.240	2.926	0.327	＞0.05
		长距离出行困难	6.686	4.500*	Ref	/	/	＞0.05
	2008—2014	初始 ADLs 受限	Ref	0^+	2.753	0^+	0.724	＞0.05
		健康	0^+	Ref	0^+	0.687	0.566	＞0.05
		长距离出行困难	1.086	0^+	Ref	0^+	2.101	＞0.05
上肢功能（ref.＝正常）	2002—2008	初始 ADLs 受限	Ref	(omitted)	60.80**		/	＜0.01
		健康	0.643	Ref	2.243**	0.935	(omitted)	＜0.05
		长距离出行困难	(omitted)	0.464	Ref	/	/	＞0.05
	2008—2014	初始 ADLs 受限	Ref	0^+	2.369	0^+	1.386	＞0.05
		健康	0^+	Ref	0^+	1.199	0.897	＞0.05
		长距离出行困难	0.805	0^+	Ref	0^+	0.949	＞0.05
下肢功能（ref.＝正常）	2002—2008	初始 ADLs 受限	Ref	(omitted)	1.58		/	＞0.05
		健康	0.539	Ref	0.746	2.062	3.985	＞0.05
		长距离出行困难	0.389	1.152	Ref	/	/	＞0.05
	2008—2014	初始 ADLs 受限	Ref	0^+	0.328	0^+	1.038	＞0.05
		健康	0^+	Ref	0^+	0.671	1.078	＞0.05
		长距离出行困难	0.545	0^+	Ref	0^+	0.685	＞0.05
认知能力（ref.＝正常）	2002—2008	初始 ADLs 受限	Ref	31.092	2.181		/	＞0.05
		健康	1.025	Ref	0.749	0.748	1.466	＞0.05
		长距离出行困难	0.974	2.884*	Ref	/	/	＜0.05
	2008—2014	初始 ADLs 受限	Ref	0^+	0.662	0^+	0.933	＞0.05
		健康	0^+	Ref	0^+	0.916	1.247	＞0.05
		长距离出行困难	0.863	0^+	Ref	0^+	1.132	＞0.05
情绪（ref.＝与年轻时一样快乐）	2002—2008	初始 ADLs 受限	Ref	3.637	3.185		/	＞0.05
		健康	1.441	Ref	1.080	0.869	1.545	＞0.05
		长距离出行困难	1.363	0.536	Ref	/	/	＞0.05

续　表

	时间间隔(年)	潜在状态	初始ADLs受限	健康	长距离出行困难	核心IADLs受限	完全失能	p
情绪(ref.=与年轻时一样快乐)	2008—2014	初始ADLs受限	Ref	0^+	1.309	0^+	0.523	>0.05
		健康	0^+	Ref	0^+	1.474	1.153	>0.05
		长距离出行困难	0.711	0^+	Ref	0^+	0.527	>0.05
疾病个数	2002—2008	初始ADLs受限	Ref	1.118	0.369		/	>0.05
		健康	1.267	Ref	0.962	1.303	1.213	>0.05
		长距离出行困难	1.090	0.833	Ref	/	/	>0.05
	2008—2014	初始ADLs受限	Ref	0^+	0.747	0^+	1.116	>0.05
		健康	0^+	Ref	0^+	0.898	1.134	>0.05
		长距离出行困难	1.211	0^+	Ref	0^+	0.862	>0.05

注：(1) 考虑到样本量过小可能导致模型不可估计，"/"表示模型统计时该行转变矩阵中，将转变到该状态与转变到初始ADLs状态合并编码，2002—2008年初始ADLs受限状态转变到核心IADLs受限状态与转变到长距离出行困难状态合并编码；(2) "0^+"表示两个状态之间未发生转变，该转变情况未被纳入该转变矩阵行的Logistic分析中，没有估计相关参数；(3) "omitted"表示自变量某一水平上样本量过小（或为0）而看不到系数值；(4) $^*p<0.05$，$^{**}p<0.01$，$^{***}p<0.001$。

控制个体健康及功能因素后，性别和年龄对于老年人社会健康潜在状态转变的影响变化不大。2002—2008年，女性健康老年人易转变至长距离出行困难状态（OR=1.56）。每增加一岁，健康老年人转变至初始ADLs受限状态的风险提高（OR=1.07），而长距离出行困难状态康复的概率则降低（OR=0.93）；随着时间推移，仅年龄对于初始ADLs受限老年人转变有作用，每增加一岁其恢复至长距离出行困难状态的机会降低近10%。

控制个体健康及功能因素后，社会经济因素影响愈加显著。体现为伴随时间推移，受教育程度、居住地的作用显现。2002—2008年无医疗保险或生病时主要支付方式非医保的长距离出行困难状态老年人似乎更容易恢复健康（OR=4.50），收入水平高的出行困难组老年人转变至初始ADLs受限的概率更低（OR=0.27），尽管上述两项影响随着时间推移不再显著。2008—2014年，受教育程度高的健康老年人转变至核心IADLs受限状态的风险低（OR=0.66），初始ADLs受限的农村老年人好转至出行困难状态的概率小（OR=0.25）。

在控制风险及环境因素后，情绪对于健康状态老年人影响不再显著，上肢功能和认知功能对老年人社会健康潜在状态转变的影响变化不大。2002—2008年上肢功能差依旧是健康老年人转变至出行困难状态的风险因素（OR=2.24）；期初认知功能障碍的出行困难组老年人反而在 2008—2014 年期间康复的概率高（OR＝2.88）。这有可能是因为认知功能障碍引发的出行困难状态较躯体损伤引发的更不稳定。但随着时间推移，这些影响统计上显示均不再显著。

第六节　本 章 小 结

一、老年人社会健康状态划分及分布

根据潜在类别分析，我国老年人社会健康状态可划分为健康、完全失能、核心 IADLs 受限、长距离出行困难、初始 ADLs 受限 5 类潜在状态。其中，核心 IADLs 受限指的是无法独立做饭、洗衣服、外出购物，而其他 IADLs 和 ADLs 独立性较好；长距离出行困难老人无法乘坐公共交通工具出行，且有无法独自外出购物的趋势；初始 ADLs 受限状态的老人在 IADLs 项目上失能且伴随无法独立沐浴。

潜在状态发生率显示，随着年龄增加，老年人社会健康状态不断恶化。健康状态老年人占比由 2002 年的 83.28％下降至 56.44％；核心 IADLs 受限状态的老年人增长最为迅速，由 2002 年的 1.51％上升至 2014 年的 14.32％；出行困难状态占比由 11.91％上升至 12.98％；完全失能老年人由 2002 年的 0.37％上升至 2014 年的 8.89％；初始 ADLs 受限状态老年人占比 2.93％上升到 7.37％。具体见表 7-5。

这与单项外显变量统计描述一致，随着年龄增长，各项目均能独立完成的老年人数占比降低近三成，单项能够独立完成的比例均有所下降。其中，IADLs 项目中，独自洗衣服、做饭、外出购物完成度下降明显。ADLs 项目中，独自沐浴完成度下降明显。

二、老年人社会健康潜在状态转变情况

社会健康状态较稳定，相较转变至其他状态，各状态老年人保持原来状态的概率最高，且随着年龄增长和失能进程愈发不可逆。具体体现为以下三点：

（1）各潜在状态的稳定性均有所增加。其中健康状态稳定性最高，其次是长距离出行困难状态、完全失能状态，而核心 IADLs 受限状态稳定性提高最明显，初始 IADLs 受限稳定性变化不大且最低。

（2）随着时间推移，老年人社会健康潜在状态呈恶化趋势。除核心 IADLs 受限状态之外，随着时间推移其他三组老年人康复率显著下降；初始 ADLs 受限老年

人完全恶化趋势最为明显,其次是核心 IADLs 受限状态。

(3) 随着时间推移,各社会健康潜在状态转变方向越来越单一。健康状态老年人转变方向逐渐由长距离出行困难状态变换为核心 IADLs 受限状态,长距离出行困难状态和初始 ADLs 受限状态始终保持着较稳定且日趋频繁的相互转化频率,而核心 IADLs 受限状态向初始 IADLs 受限状态转变渐少,长距离出行困难状态和核心 IADLs 受限状态之间无转变。

三、老年人日常生活活动相关残疾进展模式

综合各社会健康潜在状态的项目响应概率分布、潜在状态发生率以及潜在状态之间随时间变化的转变情况,本研究试图分析我国老年人独立生活能力丧失的表现形式,以及相关的残疾进展模式。

(1) 随着年龄增长和进程发展,老年人日常生活活动相关的残疾愈发不可逆。表现为各社会健康潜在状态的稳定性增强,恶化趋势增强,且转移方面越来越单一。2002—2014 年,独立完成各项 ADLs 和 IADLs 的老年人数比例均有所下降,为各项目均能独立完成的人数占比降低近三成。

(2) 我国老年人日常生活活动相关残疾始于工具性日常生活活动项目,尤其是独自做饭、洗衣服和外出购物,相较 ADLs,中国老年人在 IADLs 领域失能更为严重。

(3) IADLs 项目中"乘坐公共交通工具出行"与其他指标异质性强,"乘坐公共交通工具出行"与其他两类 IADLs 项目领域或者"长距离出行困难"和"核心 IADLs 受限"两个典型状态是递进还是平行关系,仍需进一步研究,但本研究显示长距离出行困难是完全失能状态者和初始 ADLs 受限状态者康复的最大阻碍。

(4) 残疾一旦波及 IADLs 深层次,则很难有个别领域好转的情况发生。

(5) 无法独自沐浴是中国老年人进入 ADLs 失能的标志和关键环节。

(6) ADLs 和 IADLs 各项目领域中,残疾最晚发生的是控制大小便和进食。

四、老年人初始社会健康潜在状态的影响因素分析

下肢功能是长距离出行困难的危险因素。这与劳伦斯等人(Lawrence et al., 1996)的研究结果一致。下肢活动受限对老年人长距离出行困难具有很强的预示作用,而疾病与残疾之间的关系并不明显。

家庭人均收入水平低的老年人处于核心 IADLs 受限状态的概率高,且高收入

可以弱化性别、受教育程度低、下肢功能障碍者处于初始 ADLs 受限或完全失能状态的劣势。医保情况对于低收入水平老年人来说是抵御风险的重要保障。选择性死亡在对比不同收入组时得以体现。

婚姻状况、居住地、情绪、疾病个数始终对老年人初始社会健康潜在状态无显著影响。

五、老年人社会健康潜在状态转变的影响因素分析

性别、年龄、受教育程度、居住地、家庭人均收入、医保情况、上肢功能、认知功能对于老年人社会健康潜在状态转变均有显著影响,婚姻状况、下肢功能、情绪、疾病个数的影响不显著。

其中,年龄始终影响着老年人社会健康潜在状态转变,是健康老年人转变至初始 ADLs 受限状态的风险因素,也是初始 ADLs 受限老年人好转至长距离出行困难状态的抑制因素。

控制个体健康及功能因素后,社会经济因素影响愈加显著。受教育程度低是健康老年人转变至核心 IADLs 受限的风险因素,初始 ADLs 受限的城市老年人好转至长距离出行困难状态的概率更高。

风险及环境因素和个体健康及功能因素对状态转变的交互作用总体不突出。在控制风险及环境因素后,情绪因素对于健康状态老年人影响不再显著。

六、启示

消除老年人贫困、加强老年人社会保障制度建设,对减缓老年人失能具有重要意义。社会经济因素是老年人社会健康状态隶属以及转变的主要影响因素。一方面,收入、教育、有医保对避免健康老年人进入不健康状态以及前期康复、预防恶化有促进作用;另一方面,收入对下肢功能障碍、女性、教育水平低这些致使严重失能的风险因素有抑制作用,医保对于低收入水平老年人来说是抵御风险的重要保障。政府应加大对生活困难老年人的生活补助,完善老年人基本医疗保障体系。

尤其要关注核心 IADLs 状态和长距离出行困难状态老年人,前者占比仅次于健康状态且逐渐成为健康状态转变的首要方向,随着年龄增长,该状态老年人易深陷其中(稳定性提升最为明显),康复率下降,转变至完全失能状态的风险显著增加;后者与 IADLs 其他项目有很强的异质性,且情况复杂。在某种程度上仅长距离出行困难状态老年人康复可能性高,同时长距离出行也是完全失能状态者康复的最大阻碍。

第八章 我国老年人综合健康状态转变分析

第一节 老年人综合健康潜在状态的构建

一、变量选择

在本章老年人综合健康潜在状态分析中,选择前述衡量生理、心理、社会三个维度健康状态的所有 29 个指标变量,进行老年人综合健康状态的构建。各指标赋值情况与前面各章节进行健康潜在类别分析时一致(表 8-1)。

表 8-1 综合健康潜在状态构建的变量赋值

变 量 名 称	变 量 赋 值
手触颈根	只能用右手/只能用左手/双手都不能＝1;双手均能＝2
手触后腰	
手臂上举	
提约 5 公斤重物	有一定困难/不能＝1;能＝2
连续步行 1 公里路	
连续蹲下站起 3 次	
捡书	只能坐着捡起/不能＝1;能站着捡起＝2
从椅子上站起来	需搀扶和依靠物体能/不能＝1;无须搀扶和依靠任何物体能＝2
自转一圈不超过 10 步	能但大于 10 步/不能＝1;能且不超过 10 步＝2
视力	能,但不能分清缺口方向/看不清/失明＝1;能,且能分清缺口方向＝2
听力	能,需助听器/部分能,需要助听器/不能＝1;能,不需助听器＝2
生活满意度:您觉得生活怎么样?	很好/好＝1;一般/不好/很不好/无法回答＝2
处于愉快状态:您是不是觉得与年轻时一样快乐?	一样/经常＝1;有时/很少/从不/无法回答＝2
乐观:遇到任何事您是不是都能想得开?	很想得开/想得开＝1;一般/想不开/很想不开/无法回答＝2

续　表

变　量　名　称	变　量　赋　值
决断：您自己的事情是不是自己说了算？	总是/经常=1；有时/很少/从不/无法回答=2
焦虑：您是不是经常感到紧张和害怕？	总是/经常=1；有时/很少/从不/无法回答=2
孤独：您是不是经常觉得孤独？	总是/经常=1；有时/很少/从不/无法回答=2
无用感：您是不是觉得越老越不中用？	总是/经常=1；有时/很少/从不/无法回答=2
沐浴（包括擦洗上身和下身）	某一部位需要帮忙/两个部位以上需要帮忙=1；不需要任何帮忙=2
穿衣（包括找衣和穿衣）	能找到并穿上衣服，但自己不能穿鞋/需要他人帮助找衣或穿衣=1；自己能找到并穿上衣服，无须任何帮忙=2
如厕（包括便后洗手、解衣穿衣）	能自己料理，但需他人帮助/卧床不起，只能在床上由他人帮助使用便盆等=1；完全能独立，无须帮助=2
室内移动（包括上下床）	需要帮助/卧床不起=1；无须帮助，可用辅助设施=2
控制大小便	偶尔/有时失禁/使用导管等协助控制/不能控制=1；能控制大小便=2
吃饭	能自己吃饭，但需要一些帮助/完全由他人喂食=2；无须他人帮助=1
去邻居家串门	有一定困难/不能=1；能=2
外出购物	
做饭	
洗衣服	
乘坐公共交通工具出行	

二、多因子潜在类别模型的建立

（一）基本假设及基准模型建立

首先通过多因子潜在类别分析（Factorial Latent Class Analysis，也称分立因素分析）来研究老年人综合健康潜在状态内部潜在变量结构及指标之间的关系。目的是将个体进行多健康维度划分，提供综合健康潜在状态分类所需的更高维度的直接变量。

依据前述研究，假设老年人综合健康状态受三个潜在类别变量即"生理健康潜在变量""心理健康潜在变量""社会健康潜在变量"共同影响，且三个潜在变量之间存在相互关系，考虑到外显变量的最简化结构，并假设特定外显变量仅受到相应潜在变量的影响。

数据纳入和模型操作方式是,将三个健康维度的 29 个指标的 2002、2008、2014年三期追踪数据视为一个横截面样本纳入 Latent GOLD 5.0 软件。一方面相当于扩充样本量以模型稳健估计,另一方面消除时间对测量一致性的影响,保证个体在各测量时间上所属潜在状态类别可比。依据假设,在 Latent GOLD 5.0 中进行多因子潜在类别模型的参数限制:

(1)设置潜在类别变量数目为 3,模型中编码为潜在变量 1、潜在变量 2、潜在变量 3。

(2)将"手触颈根""手臂上举""手触后腰"等 11 个指标设置为仅受潜在变量 1影响;"生活满意度""处于愉快状态""孤独"等 7 个指标设置为仅受潜在变量 2 影响;ADLs 和 IADLs 等 11 个指标设置为仅受潜在变量 3 影响。

(3)根据前述章节关于各维度健康潜在状态划分结果,将这三个潜在变量的类别数目分别设置为 5、4、5。

(4)这三个潜在变量之间设定为相互关联。

这样通过参数限制的方式,实现本研究假设,形成具有典型对应关系的因素结果模型——限定三因子斜交潜在类别模型,作为对比分析的基准模型,并运行Latent GOLD 5.0 得出该模型的适配指标和相关参数估计结果(见表 8 - 2、表 8 - 3)。

表 8-2　单因子潜在类别模型与三因子潜在类别模型的适配指标

	BIC	AIC	G^2	df	l
3 类别单因子潜在类别模型	51 611.68	51 259.47	17 427.45	2 558	−25 569.73
4 类别单因子潜在类别模型	51 209.24	50 851.16	17 017.14	2 557	−25 364.58
5 类别单因子潜在类别模型	50 988.54	50 624.59	16 788.57	2 556	−25 250.29
6 类别单因子潜在类别模型	50 696.70	50 326.88	16 488.86	2 555	−25 100.44
7 类别单因子潜在类别模型	50 553.21	50 177.52	16 337.50	2 554	−25 024.76
8 类别单因子潜在类别模型	50 474.84	50 093.28	16 251.26	2 553	−24 981.64
9 类别单因子潜在类别模型	50 478.43	50 091.00	16 246.98	2 552	−24 979.50
模型 1：限定三因子斜交潜在类别模型	47 369.08	46 946.43	13 090.41	2 546	−23 401.21
模型 2：非限定三因子斜交潜在类别模型	46 886.78	46 123.65	12 151.63	2 488	−22 931.82
模型 3：限定三因子直交潜在类别模型	47 617.59	47 281.55	13 362.53	2 549	−23 537.27
模型 4：非限定三因子直交潜在类别模型	46 899.40	46 123.65	12 187.87	2 491	−22 949.94

表8-3　限定三因子斜交模型和非限定三因子斜交模型指标的因素负荷值与被解释量

潜在变量间关联系数

	限定三因子斜交模型				非限定三因子斜交模型			
	潜在变量1		潜在变量2		潜在变量1		潜在变量2	
	关联系数	p	关联系数	p	关联系数	p	关联系数	p
潜在变量2	0.386 8	0.000			0.017	0.29		
潜在变量3	0.276 0	0.000	0.023 3	0.041	0.200	0.000	−0.190	0.003

指标因素负荷值与被解释量

指标	限定三因子斜交模型							非限定三因子斜交模型						
	潜在变量1		潜在变量2		潜在变量3		被解释量 (R^2)	潜在变量1		潜在变量2		潜在变量3		被解释量 (R^2)
	相关系数	负荷值	相关系数	负荷值	相关系数	负荷值		相关系数	负荷值	相关系数	负荷值	相关系数	负荷值	
手触颈根	0.346 0	0.348 6	0.119	0.016 1	0.109 1	0.013 2	0.170 5	0.090 9	0.017 9	0.056	0.013 2	0.365 1	0.364 1	0.750 9
手触后腰	0.379 4	0.382 5	0.129	0.019 3	0.121 0	0.015 9	0.217 7	0.096 8	0.022 6	0.016 7	0.052 9	0.360 7	0.366 3	0.737 5
手臂上举	0.34	0.342 6	0.116 2	0.016 6	0.107 9	0.013 7	0.170 7	0.071 4	0.000 8	0.043 5	0.023 5	0.346 2	0.350 5	0.688 5
提约5公斤重物	0.674 7	0.677 4	0.249 1	0.013 1	0.195 2	0.008 5	0.520 6	0.013 9	0.104 2	0.566 7	0.644 1	0.252 5	0.396 4	0.563 7
连续蹲下站起3次	0.714 7	0.716 7	0.269 4	0.007 9	0.201 5	0.003 8	0.591 0	0.019 9	0.079	0.582 4	0.667 4	0.294 7	0.438 0	0.627 8
连续步行1公里路	0.697 1	0.700 0	0.257 0	0.013 9	0.201 8	0.008 9	0.565 9	0.015 4	0.075 9	0.594 5	0.672	0.255 7	0.399 3	0.621
从椅子上站起来	0.487 9	0.490 9	0.172 6	0.017 6	0.148 9	0.013 8	0.292 7	0.056 3	0.017 5	0.327 3	0.391 8	0.257 6	0.335 9	0.285 1
站着捡书	0.625 1	0.630 0	0.215 9	0.028 2	0.195	0.021 7	0.561 6	0.079 8	0.007 8	0.448 9	0.524 1	0.291 5	0.393 2	0.531 9
自转一圈不超过10步	0.463 5	0.466 2	0.165 0	0.015 5	0.140 5	0.012 2	0.257 0	0.086 3	0.011 1	0.285 0	0.351 0	0.281 7	0.346 5	0.261 0
视力	0.348 1	0.349 1	0.129 4	0.005 7	0.100 6	0.004 4	0.126 8	0.043 6	0.018 6	0.209 9	0.265 2	0.233 6	0.288	0.131 5
听力	0.294 8	0.296 4	0.105 2	0.009 6	0.089 3	0.007 7	0.103 6	0.057 4	0.007 2	0.171 7	0.216 0	0.192 6	0.232 4	0.103 1
生活满意度	0.133 9	0.001 4	0.343 3	0.342 8	0.008 3	0.000 0	0.119 0	0.050 1	0.003 0	0.141 0	0.088 8	0.289 2	0.272 8	0.091 4
处于愉快状态	0.123 7	0.002 1	0.324 6	0.325 4	0.007	0.000 1	0.107 1	0.011 4	0.040 9	0.063 6	0.012 8	0.256 9	0.262 7	0.068 1
乐观	0.142 7	0.005 3	0.357 3	0.355 3	0.009 6	0.000 1	0.137 7	0.004 8	0.056 7	0.051 3	0.008 3	0.294 0	0.307 0	0.090 2
决断	0.076 0	0.000 4	0.195 6	0.195 5	0.004 7	0.000 0	0.038 3	0.000 9	0.045 3	0.059 9	0.103 1	0.193 5	0.222 2	0.049 2
焦虑	0.104 2	0.011 9	0.243 5	0.238 9	0.008 6	0.000 3	0.123 5	0.032 6	0.002 6	0.023 3	0.010 1	0.172 4	0.174 9	0.031 7

续表

| | 限定三因子斜交模型 | | | | | | | 非限定三因子斜交模型 | | | | | | |
| | 潜在变量 1 | | 潜在变量 2 | | 潜在变量 3 | | | 潜在变量 1 | | 潜在变量 2 | | 潜在变量 3 | | |
	相关系数	负荷值	相关系数	负荷值	相关系数	负荷值	被解释量 (R^2)	相关系数	负荷值	相关系数	负荷值	相关系数	负荷值	被解释量 (R^2)
孤独	0.136 5	0.015 1	0.320 1	**0.314 2**	0.011 1	0.000 4	***0.202 2***	0.063 5	0.024 2	0.017 4	0.019 4	0.196 2	**0.195 1**	***0.040 9***
无用感	0.177 3	0.011 2	0.434	**0.429 7**	0.012 8	0.000 3	***0.232 9***	0.077 9	0.007 5	0.043 9	0.109 2	0.323 1	**0.342 4**	***0.119 7***
沐浴	0.165 6	0.005 1	0.015 7	0.000 1	0.582 5	**0.581 1**	0.496 9	0.375 5	**0.374 9**	0.295 4	0.285 1	0.000 1	0.020 7	0.491 7
穿衣	0.145 7	0.007 9	0.014 9	0.000 2	0.501 0	**0.498 8**	0.762 2	0.310 0	**0.31**	0.229 1	0.220 3	0.001 4	0.018 5	0.731 4
如厕	0.150 9	0.008 3	0.015 5	0.000 2	0.518 7	**0.516 4**	0.834 8	0.322 5	**0.319 7**	0.232 7	0.226 3	0.015 5	0.005 2	0.801 9
室内移动	0.137 0	0.007 7	0.014 1	0.000 2	0.470 4	**0.468 3**	0.722 6	0.286 7	**0.287 8**	0.218 9	0.209 6	0.005 9	0.023 4	0.712 9
控制大小便	0.092 9	0.004 6	0.009 4	0.000 1	0.320 9	**0.319 6**	0.265 4	0.193 8	**0.195 2**	0.166 0	0.158 9	0.011 5	0.020 2	0.288 9
吃饭	0.118 9	0.006 6	0.012 2	0.000 2	0.408 6	**0.406 8**	0.532 2	0.243 7	**0.247 0**	0.201 0	0.190 6	0.019 5	0.032 5	0.539 6
去邻居家串门	0.185 0	0.005 6	0.017 5	0.000 2	0.651 3	**0.649 8**	0.626 6	0.442 6	**0.440 0**	0.291 6	0.282 1	0.023 3	0.010 9	0.641 6
外出购物	0.212 6	0.002 3	0.018 7	0.000 1	0.762 4	**0.761 8**	0.639 8	0.548 7	**0.551 3**	0.305 5	0.289 0	0.017 6	0.037 5	0.628 3
做饭	0.216 3	0.003 0	0.019 2	0.000 1	0.773 4	**0.772 5**	0.699 5	0.550 5	**0.558 9**	0.341 5	0.318 9	0.018 0	0.069 0	0.762 4
洗衣服	0.215 2	0.002 7	0.019	0.000 1	0.770 6	**0.769 9**	0.674 8	0.545 6	**0.555 9**	0.337 2	0.312 8	0.026 8	0.078 3	0.709 9
乘坐公共交通工具出行	0.122 9	0.000 4	0.010 5	0.002 7	0.443 8	**0.443 7**	0.198 1	0.423 7	**0.426 5**	0.176 2	0.163 7	0.026 3	0.027 8	0.223 8

注：斜交限定模型下，潜在变量之间的关联性被纳入估计，指标在没有被限定的潜在变量上的负荷量也受到关联性估计的影响产生变化，故而显示不为0；加粗部分表示指标因素负荷值最高的情况，粗体加斜体部分体现被解释量发生变化的情况。

（二）各形式的三因子潜在类别模型的比较

以同样方法，设置并运行得出，单因子潜在类别模型以及其他各种形式的三因子潜在类别模型结果（表8-2、表8-3）。

对比模型适配指标（表8-2），无论是何种形式的三因子模型，其适配度均比单因子模型、斜交模型适配性较直交模型更佳。表8-3还显示，无论是限定还是非限定模型，三个潜在变量之间关联系数均达到显著水平，斜交模型关联系数更强。这表明各潜在变量之间存在有意义的关联。其中，非限定三因子斜交模型（模型2）适配指标最佳（BIC＝46 886.78，AIC＝46 123.65），与基准模型——限定三因子斜交模型比较，对比两个模型的指标负荷量和相关系数（表8-3）发现：

（1）在限定模型中，根据各指标负荷值，符合各指标被潜在变量的限定设置。可认为潜在变量1是生理健康潜在变量，潜在变量2是社会健康潜在变量，潜在变量3是心理健康潜在变量。

（2）绝大部分指标负荷量始终较为稳定，无论是限定还是未限定模型，绝大部分指标负荷量在特定潜在变量上始终较为稳定，表明指标间结构稳定，能被各自潜在变量很好地解释。

（3）限定三因子斜交模型，"手触颈跟""手触后腰""手臂上举"在潜在变量1上的负荷量以及解释度R^2（低于25%）的数值均低，这说明原先"将该三个指标仅受潜在变量1影响"的假设和参数限制不成立。而在非限定模型中，释放了限制的该三个指标的解释度提升明显，且在潜在变量3上负荷量最高。但与此同时，对比限定模型，在非限定模型中，在上肢活动指标进入后，潜在变量3对于各心理健康指标的解释力显著下降（R^2的变化情况见表8-3中斜体部分）。

（三）基准模型修正与最优潜在变量个数的确定

限定和非限定三因子模型比较结果指示，在综合健康状态构建中，"手触颈根""手触后腰""手臂上举"上肢活动指标与其他躯体功能指标异质性强。但与潜在变量3下各心理健康指标格格不入。为此，对基准模型进行修正：

（1）在三因子模型的基础上添加额外一个潜在类别变量"上肢功能潜在变量"，调整为限定四因子斜交模型。

（2）假设"手臂上举""手触颈根""手触后腰"3个外显变量仅受到"上肢功能潜在变量"的影响。

（3）"上肢功能潜在变量"被假设为有2个潜在类别"上肢功能完好"与"上肢

功能障碍"。

（4）"生理健康潜在变量"被修正为有 4 个潜在类别（"上肢活动度受限"潜在状态被排除）。

表 8-4 显示无论是何种形式的四因子模型，其适配度较三因子模型均较好。限定四因子斜交模型（模型 5）适配指标最佳（BIC＝46 354.40，AIC＝45 914.14）。

表 8-4　各类型四因子潜在类别模型的适配指标

	BIC	AIC	G^2	df	l
模型 5：限定四因子斜交潜在类别模型	46 354.40	45 914.14	12 052.12	2 543	−22 882.07
模型 6：非限定四因子斜交潜在类别模型	46 752.94	46 347.90	12 497.88	2 549	−23 104.95
模型 7：限定四因子直交潜在类别模型	46 773.40	45 822.43	11 786.41	2 456	−22 749.21
模型 8：非限定四因子直交潜在类别模型	46 760.62	46 760.62	11 820.86	2 462	−22 766.44

为进一步明确指标被四个潜在变量限定的可解释程度，对比限定和非限定的四因子斜交模型的指标负荷值和被解释量（表 8-5）发现：

无论限定还是非限定，各指标在四个潜在变量上的负荷值分布基本一致，被解释度 R^2 的差异不大。即使在非限定模型中，各指标负荷值分布均呈现明显归属趋势，表明各健康指标之间存在稳定的因素结构。只是限定模型的潜在变量负荷值更加突出和典型。各潜在变量之间的相关系数（$p < 0.05$）也较非限定时大幅增加。

又鉴于最佳的指标适配性，初步选用限定四因子斜交潜在类别模型来构建综合健康状态潜在变量结构、潜在变量间关系、诸多健康外显指标受各潜在变量的影响程度，以及个体在各潜在变量下的类别。其中，潜在变量 1 为"生理健康潜在变量"，潜在变量 2 为"社会健康潜在变量"，潜在变量 3 为"上肢功能潜在变量"，潜在变量 4 为"心理健康潜在变量"。各潜在变量分别有 4 个、5 个、2 个、4 个潜在类别。

（四）最优潜在类别数目的确定

表 8-6 是限定四因子斜交潜在类别模型的参数估计结果。"生理健康潜在变量""社会健康潜在变量""上肢功能潜在变量""心理健康潜在变量"的潜在类别数目分别设置为 4、5、2、4。观察各潜在类别下的项目响应率发现：

生理健康潜在变量的 4 个类别均典型，对比第五章研究结果，类别 1 至类别 4 分别指健康状态、高强度动作受限、下肢功能障碍、完全功能障碍。

表 8 - 5　各类型四因子潜在类别模型指标的因素负荷值与被解释量

	限定模型 斜交 生理健康潜变量 负荷量	社会健康潜变量 负荷量	上肢功能潜变量 负荷量	心理健康潜变量 负荷量	被解释量(R²)	限定模型 直交 生理健康潜变量 负荷量	社会健康潜变量 负荷量	上肢功能潜变量 负荷量	心理健康潜变量 负荷量	被解释量(R²)	非限定模型 斜交 生理健康潜变量 负荷量	社会健康潜变量 负荷量	上肢功能潜变量 负荷量	心理健康潜变量 负荷量	被解释量(R²)	非限定模型 直交 生理健康潜变量 负荷量	社会健康潜变量 负荷量	上肢功能潜变量 负荷量	心理健康潜变量 负荷量	被解释量(R²)
关联系数																				
生理健康潜在变量																				
社会健康潜在变量	0.2900***					0.00					0.0696**					0.00				
上肢功能潜在变量	0.3341***	0.0816**				0.00	0.00				0.0806	0.0997***				0.00	0.00			
心理健康潜在变量	0.3034***	0.0232**	0.1541**			0.00	0.00	0.00			0.3267***	-0.1100***	0.3186***			0.00	0.00	0.00		
手触颈根	0	0	**0.8403**	0	0.7061	0	0	0.8713	0	0.7591	0.2205	0.2724	**0.4036**	0.0791	0.7583	0.1673	0.307	0.1949	0.3289	0.7357
手触后腰	0	0	**0.8893**	0	0.7908	0	0	0.8719	0	0.7603	0.2553	0.2578	**0.4297**	0.0465	0.7761	0.1448	0.2883	0.2146	0.3622	0.7771
手臂上举	0	0	**0.8197**	0	0.6719	0	0	0.8370	0	0.7005	0.2143	0.2628	**0.4029**	0.0569	0.7011	0.1652	0.2897	0.1951	0.3134	0.6947
提约5公斤重物	**0.7261**	0.0054	0.0187	0.0074	0.5398	0.7305	0	0	0	0.5510	**0.7302**	0.0013	0.1573	0.2842	0.5586	0.3458	0.0145	0.0141	0.6032	0.5755
连续蹲下站起3次	**0.7622**	0.0115	0.0366	0.0158	0.6263	0.7638	0	0	0	0.6257	**0.7709**	0.0055	0.1564	0.2700	0.6233	0.3266	0.0391	0.0063	0.6513	0.6251
连续步行1公里路	**0.7611**	0.0069	0.0231	0.0093	0.5970	0.7584	0	0	0	0.5965	**0.7593**	0.0288	0.1384	0.2630	0.6155	0.3245	0.0010	0.0239	0.6437	0.6336
从椅子上站起来	**0.5303**	0.0065	0.0195	0.0089	0.3093	0.5075	0	0	0	0.2874	**0.5282**	0.0665	0.1288	0.0932	0.3136	0.1271	0.099	0.0178	0.4782	0.3081
站着检书	**0.6953**	0.0085	0.0225	0.0117	0.5627	0.6820	0	0	0	0.5618	**0.6857**	0.0363	0.1453	0.1360	0.5653	0.1635	0.0805	0.0109	0.6173	0.5630
自转一圈不超过10步	**0.4982**	0.0058	0.0175	0.0079	0.2701	0.4745	0	0	0	0.2470	**0.4767**	0.0233	0.1791	0.1559	0.2612	0.1510	0.0811	0.0738	0.4382	0.2689
视力	**0.3446**	0.0018	0.0054	0.0024	0.1214	0.3401	0	0	0	0.1185	**0.3562**	0.0297	0.1385	0.1782	0.1316	0.1521	0.0931	0.0405	0.3116	0.1373

续表

指标	限定模型 斜交 负荷量				被解释量(R²)	限定模型 直交 负荷量		被解释量(R²)	非限定模型 斜交 负荷量				被解释量(R²)	非限定模型 直交 负荷量				被解释量(R²)
听力	**0.3109**	0.0047	0.0148	0.0064	0.1095	**0.2914**	0	0.0925	**0.3198**	0.0188	0.0118		0.1090	0.1060	0.0639	0.0304	**0.2751**	0.1094
生活满意度	0.0010	0.0005	**0.3443**		0.119	0	0.3917	0.1538	0.0133	0.080	**0.4085**		0.1714	0.2913	0.1310	0.2656	0.0984	0.1842
处于愉快状态	0.0028	0.0016	**0.3220**		0.1041	0	0.3183	0.1023	0.0595	0.1886	**0.3737**		0.1172	0.2254	0.1199	0.1006	0.0134	0.0773
乐观	0.0068	0.0001	0.0039	**0.3534**	0.1332	0	0.3470	0.1269	0.1100	0.3057	**0.3984**		0.1657	0.3168	0.1483	0.2126	0.0032	0.1753
决断	0.0004	0.0002	**0.1889**		0.0357	0	0.1441	0.0208	0.0393	0.0664	**0.1949**		0.0480	0.1251	0.1012	0.0022	0.1440	0.0467
焦虑	0.0222	0.0003	0.0133	**0.2254**	0.1251	0	0.2346	0.1370	0.0644	0.0534	**0.2110**		0.1349	0.1064	0.1061	0.2475	0.0096	0.1183
孤独	0.0305	0.0004	0.0183	**0.3039**	0.2319	0	0.3315	0.3073	0.0269	0.3434	**0.2684**		0.1717	0.1907	0.0847	0.3207	0.0070	0.1821
无用感	0.0191	0.0002	0.0112	**0.4202**	0.2333	0	0.3985	0.1986	0.2134	0.3360	**0.3542**		0.1764	0.2781	0.1180	0.2383	0.1409	0.1795
冰浴	0.0162	**0.5787**	0.0012	0.3004	0.4972	0	0.5867	0.4937	0.1271	**0.3628**	0.1887	0.1946	0.529	0.0647	0.2835	0.3144	0.2354	0.5173
穿衣	0.0259	**0.4945**	0.0020	0.3007	0.7607	0	0.5047	0.7652	0.0541	**0.3110**	0.2228	0.1651	0.7796	0.0635	0.2474	0.2634	0.2356	0.7774
如厕	0.0271	**0.5119**	0.0021	0.3008	0.8338	0	0.5225	0.8385	0.0617	**0.3121**	0.2392	0.1629	0.8238	0.0414	0.2581	0.2707	0.2444	0.8328
室内移动	0.0252	**0.4641**	0.0019	0.3007	0.7227	0	0.4738	0.726	0.0550	**0.2980**	0.2049	0.1527	0.7417	0.0601	0.2392	0.2400	0.2236	0.759
控制大小便	0.0150	**0.3173**	0.0011	0.3004	0.2660	0	0.3234	0.2658	0.0591	**0.1976**	0.1135	0.1117	0.335	0.0552	0.1536	0.1639	0.1791	0.3528
吃饭	0.0215	**0.4030**	0.0016	0.3006	0.5307	0	0.4114	0.5325	0.0436	**0.2488**	0.1946	0.1400	0.6041	0.0468	0.2053	0.2338	0.1900	0.6068
去邻居家串门	0.0176	**0.6475**	0.0012	0.3005	0.6277	0	0.6566	0.624	0.1160	**0.4783**	0.2102	0.1260	0.6363	0.0858	0.3030	0.3298	0.3211	0.6482
外出购物	0.0069	**0.7616**	0.0004	0.3002	0.6412	0	0.7702	0.6418	0.1124	**0.6125**	0.1848	0.1127	0.6731	0.0991	0.3886	0.3441	0.3496	0.623
做饭	0.0089	**0.7716**	0.0006	0.3002	0.6988	0	0.7815	0.7012	0.1045	**0.5279**	0.2632	0.218	0.7576	0.1652	0.3587	0.3527	0.3946	0.7596
洗衣服	0.0080	**0.7693**	0.0005	0.3002	0.6748	0	0.7792	0.6778	0.0959	**0.5118**	0.2536	0.2466	0.7241	0.1699	0.3619	0.3411	0.3859	0.7082
乘坐公共交通工具出行	0.0011	**0.4421**	0.0001	0	0.1968	0	0.438	0.1927	0.074	**0.4342**	0.0859	0.0291	0.2303	0.0343	0.327	0.2190	0.2029	0.2156

注：斜交限定模型下，潜在变量之间的关联性被纳入估计，指标在没有被限定的潜在变量上的负荷量也受到关联性估计的影响产生变化，故而显示不为0；加粗部分表示指标标因素负荷最高的情况，且在限定和非限定模型中分布较一致。

表 8－6　限定四因子斜交潜在类别模型①估计的潜在类别概率和条件概率

潜在类别概率(%)	生理健康潜在变量				社会健康潜在变量					上肢功能潜在变量		心理健康潜在变量			
	类别 1	类别 2	类别 3	类别 4	类别 1	类别 2	类别 3	类别 4	类别 5	类别 1	类别 2	类别 1	类别 2	类别 3	类别 4
2002 年	79.66	17.77	2.14	0.43	88.76	0.00	8.24	2.36	0.64	96.15	3.85	33.73	0.00	62.31	3.96
2008 年	63.87	28.86	5.93	1.34	82.21	0.00	10.40	6.04	1.34	92.95	7.05	19.80	0.00	75.62	4.59
2014 年	42.03	35.44	14.94	7.59	60.38	0.00	17.59	14.43	7.59	89.75	10.25	27.34	0.00	66.33	6.33
条件概率(%)															
提约 5 公斤重物	0.030 2	0.501 8	0.970 2	0.999 1	0.209 6	0.270 4	0.349 1	0.446 0	0.556 4	0.233 9	0.613 1	0.117 3	0.183 2	0.301	0.496 4
连续蹲下站起 3 次	0.033 4	0.677 8	0.992 3	0.999 9	0.257 5	0.325 9	0.410 8	0.510 8	0.619 5	0.285	0.676 3	0.147 3	0.227 5	0.360 9	0.562 6
连续步行 1 公里路	0.013 7	0.528 1	0.989 0	0.999 9	0.205 9	0.269 8	0.351 7	0.451 7	0.564 4	0.231 5	0.622 6	0.107 9	0.178 2	0.302	0.503 6
从椅子上站起来	0.037 7	0.184 1	0.565 4	0.882 4	0.112 5	0.146 1	0.194 8	0.262 1	0.348 3	0.125 4	0.390 1	0.068 8	0.098 2	0.162 6	0.298 7
站着检书	0.008 3	0.166 7	0.827 5	0.991 4	0.102 7	0.147 2	0.211 4	0.299 3	0.409 3	0.120 0	0.463 8	0.045 6	0.083 6	0.168 7	0.345 7
自转一圈不超过 10 步	0.046 5	0.193 0	0.539 9	0.852 0	0.119 1	0.151 1	0.197 3	0.261 2	0.342 8	0.131 4	0.382 4	0.077 1	0.105 4	0.166 9	0.295 9
视力	0.136 9	0.294 6	0.523 5	0.743 0	0.204 3	0.230 8	0.267 7	0.317 2	0.378 6	0.214 6	0.408 7	0.167 5	0.193 0	0.244 6	0.343 9
听力	0.045 7	0.118 3	0.273 4	0.513 5	0.081 7	0.098 1	0.122 3	0.156 5	0.201 3	0.087 9	0.222 6	0.060 7	0.074 8	0.106 2	0.175 4
沐浴	0.040 6	0.081 7	0.155 2	0.261 1	0.000 8	0.007 6	0.069 4	**0.420 9**	**0.876 3**	0.063 8	0.115 8	0.062 4	0.061 2	0.068 0	0.088 6
穿衣	0.016 1	0.039 3	0.088 3	0.170 2	0	0	0.000 7	0.080 5	**0.914 0**	0.030 3	0.065 3	0.028 6	0.028 4	0.033 4	0.047 2
如厕	0.016 9	0.041 6	0.093 8	0.181 5	0	0	0.000 1	0.079 5	**0.984 0**	0.032 0	0.069 3	0.030 2	0.030 0	0.035 4	0.050 0
室内移动	0.013 6	0.033 8	0.076 8	0.149 6	0	0	0.000 6	0.050 6	**0.830 4**	0.026 0	0.056 8	0.024 4	0.024 4	0.028 8	0.040 9
控制大小便	0.007 9	0.018 3	0.039 5	0.074 1	0	0.000 4	0.004 7	0.050 0	**0.369 7**	0.014 2	0.029 3	0.013 5	0.013 4	0.015	0.021 5
吃饭	0.010 6	0.026 0	0.058 8	0.114 1	0	0	0.001 2	0.042 8	**0.626 5**	0.020 1	0.043 5	0.018 9	0.018 8	0.022 2	0.031 4
去邻居家串门	0.048 2	0.098 3	0.187 5	0.314 1	0.000 1	0.003 1	0.063 6	**0.595 8**	**0.969 7**	0.076 4	0.139 3	0.074 7	0.073 2	0.081 4	0.106 3

① 指生理健康潜在变量、社会健康潜在变量、上肢功能潜在变量、心理健康潜在变量，社会健康潜在变量、上肢功能潜在变量的潜在类别数目分别为 4,5,2,4，心理健康潜在变量的潜在类别数目为 4,5,2,4 的限定四因子斜交模型。

续　表

条件概率(%)

	生理健康潜在变量				社会健康潜在变量					上肢功能潜在变量		心理健康潜在变量			
	类别1	类别2	类别3	类别4	类别1	类别2	类别3	类别4	类别5	类别1	类别2	类别1	类别2	类别3	类别4
外出购物	0.0991	0.1790	0.3049	0.4630	0.0016	0.0270	**0.3277**	**0.8955**	**0.9934**	0.1417	0.2303	0.1411	0.1375	0.1482	0.1833
做饭	0.0927	0.1718	0.2986	0.4602	0.0001	0.0073	**0.2745**	**0.9513**	**0.9990**	0.1352	0.2244	0.1343	0.1309	0.1418	0.1772
洗衣服	0.0955	0.1753	0.3021	0.4625	0.0005	0.0137	**0.2997**	**0.9293**	**0.9975**	0.1382	0.2274	0.1374	0.1339	0.1448	0.1802
乘坐公共交通工具出行	0.1972	0.2527	0.3366	0.4382	0.1211	0.2410	**0.4226**	**0.6278**	**0.7954**	0.2264	0.2855	0.2264	0.2236	0.2305	0.2540
手触颈根	0.0308	0.0795	0.1986	0.4032	0.0590	0.0685	0.0833	0.1047	0.1326	0.009	**0.8259**	0.0247	0.0400	0.0778	0.1711
手触后腰	0.0277	0.0789	0.2039	0.4188	0.0574	0.0674	0.0829	0.1054	0.1347	0.0049	**0.8627**	0.0214	0.0374	0.0771	0.1751
手臂上举	0.0266	0.0719	0.1825	0.3725	0.0528	0.0617	0.0754	0.0953	0.1212	0.0064	**0.7651**	0.0210	0.0352	0.0703	0.1570
生活满意度	0.6046	0.5213	0.4672	0.4276	0.5677	0.5681	0.5646	0.5566	0.5441	0.5732	0.4705	**0.8349**	0.6827	0.4780	0.2805
快乐	0.3409	0.2686	0.2259	0.1998	0.3092	0.3100	0.3075	0.3011	0.2909	0.3140	0.2305	**0.5545**	0.3743	0.2233	0.1214
乐观	0.7588	0.6814	0.6244	0.5748	0.7238	0.7237	0.7197	0.7113	0.6988	0.7292	0.6248	**0.9552**	0.8639	0.6540	0.3602
决断	0.6006	0.5552	0.5258	0.5045	0.5805	0.5808	0.5789	0.5745	0.5678	0.5835	0.5277	**0.7278**	0.6353	0.5317	0.4253
焦虑	0.0421	0.0674	0.097	0.135	0.0546	0.0556	0.0581	0.0623	0.0681	0.0526	0.1016	0.0006	0.0056	0.0514	0.3412
孤独	0.0705	0.114	0.1652	0.2310	0.0921	0.0938	0.0980	0.1053	0.1153	0.0885	0.1732	0.0004	0.0061	0.0857	**0.5893**
无用感	0.1947	0.2825	0.3594	0.4395	0.2356	0.2368	0.2427	0.2538	0.2699	0.2293	0.3641	0.0028	0.0327	0.2885	**0.8292**

注：斜交限定模型下，潜在变量之间的关联性被纳入估计，指标在没有被限定的潜在变量上的负荷量也受到关联性估计的影响而产生变化，故而显示不为0；加粗部分表示指标因素负荷值较典型的情况。

社会健康潜在变量假设的 5 个类别中,对比第七章研究结果,类别 1、4、5 的项目响应率分布典型,可分别指健康状态、初始 ADLs 受限和完全失能。但"长距离出行困难"状态不典型,本研究猜测综合状态分析中受其他潜在变量的影响,使得"乘坐公共交通工具出行"与"外出购物""洗衣服""做饭"等 IADLs 指标的区分度下降形成类别 3。此外,类别 2 与类别 1 的项目响应率区分不明显,且前者潜在类别概率为零。故将社会健康潜在变量的潜在类别数目减少至 4。

上肢功能潜在变量设置为 2 个类别时,各类别的项目响应率典型,分别代表上肢功能完好、上肢功能障碍。

心理健康潜在变量假设的类别 1 和类别 4 较为典型,对比第六章研究结果,它们对应健康状态和孤独状态。但对比"不快乐状态",类别 2 的"处于愉快状态"指标响应率偏高,为 0.37;对比"易感状态",类别 3 的正性情绪指标响应率偏高。可能由于综合健康状态构建中,受其他潜在变量或指标影响,使原本心理健康指标的区分度受到影响。类别 2 的潜在类别概率为零。故将心理健康潜在变量的潜在类别数目减少至 3。

通过调整后,限定四因子斜交模型中,"生理健康潜在变量""社会健康潜在变量""上肢功能潜在变量""心理健康潜在变量"的潜在类别数目分别为 4、4、2、3,以期解释老年人综合健康状态潜在变量结构以及潜在变量内部结构的更优模型。

三、限定四因子斜交潜在类别模型的结果分析

调整后的最优限定四因子斜交潜在类别模型运行结果如表 8-7 和表 8-8。此时,"生理健康潜在变量""社会健康潜在变量""上肢功能潜在变量""心理健康潜在变量"的潜在类别数目分别为 4、4、2、3。

从各潜在变量之间的关联系数来看(表 8-7),生理健康潜在变量与其他潜在变量之间均高度相关($p=0.000$),关联系数由高到低分别是上肢功能潜在变量(0.33)、心理健康潜在变量(0.32)、社会健康潜在变量(0.29);心理健康潜在变量还与上肢功能潜在变量显著相关(关联系数$=0.16$,$p=0.039$);除了与生理健康潜在变量相关性显著,社会健康潜在变量与上肢功能潜在变量无显著关系,且与心理健康潜在变量的关联系数较小,仅为 0.01。

从指标负荷值和被解释量来看(表 8-7),由于潜在变量之间有关联性估计,因此各指标在不被限定的潜在变量上的负荷值有不为 0 的情况。各指标能被 4 个潜在变量所区分,从解释值上看大部分指标能够被有力解释。本研究认为老年人综合健康状态受 4 个潜在变量的综合影响,分别为"生理健康潜在变量""社会健康潜

在变量""上肢功能潜在变量""心理健康潜在变量",各指标间结构也稳定清晰。

表 8-7　限定四因子斜交潜在类别模型^①指标的因素负荷值与被解释量

	生理健康潜在变量		社会健康潜在变量		上肢功能潜在变量		心理健康潜在变量		
	关联系数	p	关联系数	p	关联系数	p	关联系数	p	
生理健康潜在变量	1								
社会健康潜在变量	0.290 7	0.000	1						
上肢功能潜在变量	0.334 1	0.000	0.078	0.38	1				
心理健康潜在变量	0.319 5	0.000	0.011 2	0.006 5	0.160 5	0.039	1		
	相关系数	负荷值	相关系数	负荷值	相关系数	负荷值	相关系数	负荷值	被解释量(R^2)
提约 5 公斤重物	0.720 7	0.729 1	0.201 8	0.008 7	0.224 5	0.018 6	0.230 9	0.001	0.539 1
连续蹲下站起 3 次	0.753 4	0.770 2	0.203 1	0.017 9	0.219 3	0.037 1	0.242 6	0.002 6	0.627 1
连续步行 1 公里路	0.754 5	0.765 0	0.209 7	0.010 8	0.231 9	0.023 0	0.241 9	0.001 3	0.596 1
从椅子上站起来	0.533 9	0.524 8	0.164 0	0.009 9	0.195 9	0.020 0	0.169 4	0.001 7	0.307 2
站着捡书	0.700 2	0.689 5	0.214 5	0.012 2	0.254 7	0.023 8	0.221 7	0.002 5	0.562 6
自转一圈不超过 10 步	0.502 2	0.494 1	0.153 8	0.008 8	0.183 5	0.018 0	0.159 4	0.001 5	0.269 2
视力	0.346 2	0.343 7	0.103 0	0.002 7	0.120 5	0.005 6	0.110 3	0.000 5	0.121 4
听力	0.314 4	0.307 5	0.097 9	0.007 4	0.118 4	0.015 3	0.099 7	0.001 1	0.108 9
沐浴	0.198 4	0.013 8	0.638 3	0.634 3	0.054 7	0.000 6	0.011 8	0.000 2	0.500 3
穿衣	0.197 6	0.026 1	0.595 9	0.588 2	0.055 9	0.000 12	0.015 5	0.000 1	0.756 4
如厕	0.204 4	0.027 2	0.616 0	0.608 0	0.057 8	0.000 12	0.016 1	0.000 4	0.814 8
室内移动	0.187 2	0.025 7	0.561 6	0.554 1	0.053	0.000 12	0.014 9	0.000 3	0.716 6
控制大小便	0.123 1	0.015	0.375 1	0.370 7	0.034 7	0.000 7	0.009 3	0.000 2	0.270 1
吃饭	0.161 3	0.021 7	0.485 1	0.478 7	0.045 7	0.000 10	0.012 8	0.000 3	0.520 2
去邻居家串门	0.222 5	0.013 3	0.722 8	0.718 9	0.061 1	0.000 5	0.012 6	0.000 2	0.630 1
外出购物	0.227 9	0.001 5	0.779 2	0.778 8	0.061 3	0	0.009 2	0	0.642 8
做饭	0.238 2	0.002 1	0.812 8	0.812 2	0.064 1	0	0.009 8	0	0.714 5
洗衣服	0.233 8	0.001 7	0.798 7	0.798 2	0.062 9	0	0.009 5	0	0.682 4
乘坐公共交通工具出行	0.119 8	0.000 9	0.409 4	0.409 1	0.032 3	0	0.004 9	0	0.168 5
手触颈根	0.280 7	0	0.065 6	0	0.840 3	0.840 3	0.134 9	0	0.706 1
手触后腰	0.297 3	0	0.069 5	0	0.889 9	0.889 9	0.142 8	0	0.791 9
手臂上举	0.273 7	0	0.063 9	0	0.819 3	0.819 3	0.131 5	0	0.671 3
生活满意度	0.114 2	0.001 2	0.003 7	0.000 1	0.056 9	0.000 7	0.361 4	0.361 9	0.130 8
快乐	0.094 7	0.004 9	0.002 2	0.000 3	0.045 9	0.003 0	0.312 6	0.314 6	0.100 5

① 指生理健康潜在变量、社会健康潜在变量、上肢功能潜在变量、心理健康潜在变量的潜在类别数目分别为 4、4、2、3 的限定四因子斜交模型。

续　表

	生理健康潜在变量		社会健康潜在变量		上肢功能潜在变量		心理健康潜在变量		
	相关系数	负荷值	相关系数	负荷值	相关系数	负荷值	相关系数	负荷值	被解释量(R^2)
乐观	0.134 2	0.005	0.005 8	0.000 3	0.069 1	0.003 0	0.403 6	0.401 5	0.165 7
决断	0.062 7	0.000 2	0.002 2	0	0.031 5	0.000 1	0.195 7	0.195 6	0.038 3
焦虑	0.106 2	0.021 3	0.008 6	0.001 4	0.060 5	0.012 8	0.262 5	0.253 6	0.121 0
孤独	0.123 4	0.020 8	0.009 1	0.001 4	0.069 0	0.012 5	0.318 0	0.309 4	0.151 0
无用感	0.152 3	0.009 3	0.007 5	0.000 5	0.079 6	0.005 6	0.446 0	0.442 2	0.208 9

　　根据各响应概率分布情况(表 8-8),对 4 个潜在变量下各潜在类别命名:

　　生理健康潜在变量包括 4 个潜在类别:健康、高强度动作受限、中度躯体功能受损、完全躯体损伤。中度躯体功能受损指高强度动作以及捡书动作无法完成率极高,无法完成"从椅子上站起来""自转一圈不超过 10 步"倾向性强,伴有中等概率的视力障碍。与第五章研究结果对比发现,高强度动作响应率更加突出,其他指标响应率均有所下降。

　　社会健康潜在变量包括 4 个潜在类别:健康、核心 IADLs 受限、初始 ADLs 受限、完全失能。核心 IADLs 受限指有中低概率(<35%)的"外出购物""做饭""洗衣服""乘坐公共交通工具出行"4 项活动受限倾向;初始 ADLs 受限指无法完成"外出购物""做饭""洗衣服",伴随着中等概率(<65%)的"无法独自去邻居家串门""乘坐公共交通工具出行""独立沐浴"的倾向。

　　上肢功能潜在变量包括 2 个潜在类别:功能完好、差。

　　心理健康潜在变量包括 3 个潜在类别:健康、易感、孤独。易感指生活满意度和愉悦程度一般,但也没有孤独、焦虑等明显的心理疾病,伴随一定的无用感(项目响应概率为 33.4%);孤独指孤独无用感突出,乐观、决断等正性情绪指标处于中低响应率,生活满意度和愉悦感很低。与第六章研究结果对比发现,在综合健康状态分析中,孤独状态下正性情绪包括满意度、快乐感响应率变低,易感状态下正性情绪的响应率变高,无用感在两个状态下的响应率变突出。

　　总体而言,当健康指标纳入综合状态潜在类别分析后,指示性、特征性强的指标对健康潜在结构的塑造作用更突出,而中间指标的区分度被削弱。较单维健康状态潜在类别分析参数结果,高难度动作受限、无用感这些指标,在综合状态潜在类别分析中的响应概率更高。

　　模型适配指标显示完成调整后的限定四因子斜交潜在类别模型(BIC=46 401.75,

AIC=45 973.23)比未进行潜在类别数目调整前的模型(BIC=46 354.40，AIC=45 914.14)的拟合优度略差，但优于其他潜在类别数目下的模型。遵循模型选择的简约性和可解释性原则，研究选取该限定四因子斜交潜在类别模型(潜在类别数目分别为 4、4、2、3)作为最优综合健康状态模型。

在不同潜在变量影响下，老年人被划分成相应状态类别，根据样本量进行估计的潜在类别发生概率显示(表 8-8)：生理和社会健康两方面的健康老年人群占绝大多数，2014 年分别为 61.56% 和 73.74%，其次是高强度动作受限(27.62%)和核心 IADLs 受限(16.04%)；心理上易感状态是老年人群的最常见的状态(58.73%)；上肢功能完好的老年人占 90% 左右。但就趋势而言，2002—2014 年，老年人各方面健康情况均有所恶化。其中生理健康恶化最为明显，其次是社会健康。

四、综合健康潜在状态的划分与命名

前述通过多因子潜在类别分析，老年人综合健康状态受 4 个潜在变量的综合影响，分别为"生理健康潜在变量""社会健康潜在变量""上肢功能潜在变量""心理健康潜在变量"。

在不同潜在变量影响下，老年人被划分成相应潜在类别。在生理健康潜在变量下，老年人群状态被划分为"健康""高强度动作受限""中度躯体功能受损""完全功能障碍"4 种类别；在社会健康潜在变量影响下，老年人群被划分为"健康""核心 IADLs 受限""初始 ADLs 受限""完全失能"4 种类别；在心理健康潜在变量影响下，老年人被划分为"健康""易感""孤独"3 种类别；按上肢功能潜在变量，老年人被划分为"上肢功能完好"和"上肢功能障碍"2 种类别。

多因子潜在类别分析的作用是，析出综合健康状态潜在变量结构、潜在变量间关系、诸多健康外显指标受各潜在变量的影响程度，以及在综合考虑所有测量时间变化、指标结构和相互关系的基础上，个体在不同潜在变量下的类别归属。实则是将老年人进行多健康维度划分，得到 4 个健康相关指标，提供综合健康潜在状态分类所需的更高维度的变量基础。

接下来，本研究试图以该 4 个潜在变量为"外显变量"，将老年人在各潜在变量下的类别归属视为对该变量的响应，基于此，再使用常规的潜在转变模型，得出老年人综合健康潜在状态。

(一)各潜在变量下潜在类别发生率

表 8-9 显示各潜在变量下潜在类别概率，是根据各测量时间点的样本量估计得

表8-8　限定四因子斜交潜在类别模型① 估计的潜在类别率和条件概率

	生理健康潜在变量				社会健康潜在变量				上肢功能潜在变量		心理健康潜在变量		
	健康	高强度动作受限	中度躯体功能受损	完全功能障碍	健康	核心IADLs受限	初始ADLs受限	完全失能	完好	差	健康	易感	孤独
潜在类别概率(%)													
2002年	79.12	18.31	2.14	0.43	89.51	7.49	2.46	0.54	96.15	3.85	47.22	51.07	1.71
2008年	63.76	28.86	5.82	1.57	82.33	10.4	5.93	1.34	92.95	7.05	31.32	66.22	2.46
2014年	41.09	35.57	15.57	6.96	60.76	16.58	15.06	7.59	89.75	10.25	35.82	60.63	3.54
总计	61.56	27.62	7.78	3.03	73.74	16.04	7.28	2.94	92.69	7.31	37.64	58.73	3.63
条件概率(%)													
提约5公斤重物	0.0296	**0.4982**	0.9700	**0.9990**	0.2177	0.3152	0.4493	0.6076	0.2340	0.6131	0.1495	0.3113	0.6218
连续蹲下站起3次	0.0320	**0.6746**	0.9924	**0.9999**	0.2662	0.3748	0.5150	0.6700	0.2850	0.6760	0.1864	0.3721	0.6846
连续行走1公里路	0.0132	**0.5238**	0.9891	**0.9999**	0.2144	0.3165	0.4552	0.6167	0.2316	0.6225	0.1422	0.3127	0.6313
从椅子上站起来	0.0373	0.1840	0.5675	**0.8843**	0.1172	0.1731	0.2630	0.388	0.1254	0.3903	0.0830	0.1687	0.3986
站着检书	0.0080	0.1651	0.8288	**0.9916**	0.1090	0.1829	0.3010	0.4607	0.1200	0.4647	0.0638	0.1769	0.4739
自转一圈不超过10步	0.0459	0.1929	0.5428	**0.8550**	0.1235	0.1768	0.2623	0.3808	0.1314	0.3829	0.0907	0.1727	0.3909
视力	0.1363	0.2947	0.5254	**0.7457**	0.2079	0.2515	0.3182	0.4073	0.2146	0.4091	0.1797	0.2487	0.4151
听力	0.0454	0.1184	0.2752	**0.5177**	0.084	0.1115	0.1569	0.2223	0.0875	0.2231	0.0675	0.1092	0.2278
沐浴	0.0393	0.0801	0.1611	0.2892	0.0044	0.0522	**0.4073**	**0.8955**	0.0638	0.1165	0.0657	0.0673	0.0924
穿衣	0.0139	0.0385	0.0966	0.2032	0.0004	0.0007	0.0799	**0.9156**	0.0301	0.0683	0.0306	0.0332	0.0507
如厕	0.0146	0.0407	0.1025	0.2160	0	0.0002	0.0826	**0.9768**	0.0318	0.0725	0.0323	0.0351	0.0538
室内移动	0.0116	0.0330	0.0843	0.1794	0	0.0006	0.0514	**0.8308**	0.0256	0.0596	0.0262	0.0286	0.0441

① 指生理健康潜在变量、社会健康潜在变量、上肢功能潜在变量、心理健康潜在变量的潜在类别数目分别为4,4,2,3的限定四因子斜交模型。

续表

条件概率(%)	生理健康潜在变量				社会健康潜在变量				上肢功能潜在变量		心理健康潜在变量		
	健康	高强度动作受限	中度躯体功能受损	完全功能障碍	健康	核心IADLs受限	初始ADLs受限	完全失能	完好	差	健康	易感	孤独
控制大小便	0.0071	0.0179	0.0428	0.0874	0.0003	0.0039	0.0465	0.3751	0.0141	0.0304	0.0144	0.0154	0.0229
吃饭	0.0091	0.0255	0.0643	0.1361	0	0.0013	0.0443	0.6231	0.0199	0.0455	0.0202	0.0220	0.0337
去邻居家串门	0.0461	0.0972	0.1957	0.3466	0.002	0.0505	0.5874	0.9744	0.0763	0.1403	0.0789	0.0804	0.1112
外出购物	0.0999	0.1754	0.3042	0.4805	0.0113	0.2702	0.9231	0.9974	0.1421	0.2258	0.1472	0.1464	0.1874
做饭	0.0922	0.1695	0.3018	0.4831	0.0037	0.2448	0.9662	0.9996	0.1354	0.2214	0.1406	0.1399	0.1820
洗衣服	0.0957	0.1724	0.3033	0.4825	0.0067	0.2585	0.9474	0.9989	0.1386	0.2236	0.1438	0.1429	0.1847
乘坐公共交通工具出行	0.2007	0.2474	0.3274	0.4395	0.1429	0.3445	0.6237	0.8393	0.2269	0.2791	0.2301	0.2296	0.2550
手触颈根	0.0309	0.0784	0.1998	0.4134	0.0609	0.0762	0.1027	0.1401	0.0091	0.8261	0.0349	0.0805	0.2302
手触后腰	0.0278	0.0778	0.2053	0.4298	0.0594	0.0755	0.1033	0.1425	0.0049	0.8635	0.0320	0.0799	0.2372
手臂上举	0.0267	0.0708	0.1835	0.3819	0.0546	0.0688	0.0934	0.1281	0.0065	0.7650	0.0305	0.0727	0.2117
生活满意度	0.6053	0.5273	0.4581	0.3897	0.5659	0.5690	0.5629	0.5485	0.5736	0.4652	0.7854	0.4503	0.1549
快乐	0.3392	0.2755	0.2241	0.1815	0.3078	0.3109	0.3067	0.2955	0.3138	0.2324	0.4932	0.2042	0.0634
乐观	0.7621	0.6852	0.6083	0.5192	0.7222	0.7242	0.7171	0.7018	0.7302	0.6113	0.9302	0.6220	0.1690
决断	0.6008	0.5591	0.5208	0.4810	0.5796	0.5812	0.5777	0.5698	0.5838	0.5240	0.6961	0.5197	0.3382
焦虑	0.0416	0.0647	0.1006	0.1597	0.0553	0.0562	0.0601	0.0663	0.0522	0.1058	0.0059	0.0644	0.4425
孤独	0.0726	0.1092	0.1610	0.2418	0.0937	0.0945	0.100	0.1091	0.0891	0.1667	0.0105	0.1162	0.6194
无用感	0.1960	0.2759	0.3608	0.4661	0.2382	0.2366	0.2448	0.2613	0.2296	0.3601	0.0273	0.3340	0.8994

出,反映潜在类别变量的分布情况。

表 8-9 2002、2008、2014 年老年人综合健康状态各潜在变量指标概况 单位：％

潜在变量	潜在类别	2002 年	2008 年	2014 年	总计
生理健康	健康	79.12	63.76	41.09	61.56
	高强度动作受限	18.31	28.86	35.57	27.62
	中度躯体功能受损	2.14	5.82	15.57	7.78
	完全功能障碍	0.43	1.57	6.96	3.03
社会健康	健康	89.51	82.33	60.76	73.74
	核心 IADLs 受限	7.49	10.4	16.58	16.04
	初始 ADLs 受限	2.46	5.93	15.06	7.28
	完全失能	0.54	1.34	7.59	2.94
上肢功能	功能完好	96.15	92.95	89.75	92.69
	功能障碍	3.85	7.05	10.25	7.31
心理健康	健康	47.22	31.32	35.82	37.64
	易感	51.07	66.22	60.63	58.73
	孤独	1.71	2.46	3.54	3.63

生理和社会维度上的健康老年人群占绝大多数，2014 年分别为 61.56％和73.74％，其次是高强度动作受限（27.62％）和核心 IADLs 受限（16.04％）；心理维度上易感是老年人群最常见的状态（58.73％）；上肢功能完好老年人占 90％左右。

但就趋势而言，随着年龄增长，老年人各方面健康情况均有所恶化。其中生理健康恶化最为明显，其次是社会健康。2002—2014 年，生理健康方面，生理健康的老年人占比由 79.12％下降至 41.09％，中度躯体功能受损的老年人由 2.14％增至 15.57％，高强度动作受限人数占比 18.31％上升至 35.57％，完全功能障碍的老年人占比由 0.43％升至6.96％；社会健康方面，健康人群占比 89.51％下降至 60.76％，核心 IADLs 受限老年人占比由 7.49％上升至 16.58％，完全失能人数占比由 0.54％升至 7.59％；上肢功能完好的老年人群占比也由 96.15％下降至 89.75％；心理健康状态分布变化相较平稳，完全健康的老年人群占比下降了 11.40％，易感人群和孤独人群占比分别增加了 9.56％和1.83％，至 2014 年，健康、易感、孤独人群占比分别为 35.82％、60.63％、3.54％。

8.1.4.2 潜在变量分类指标的赋值
与可以直接观测选项的一般外显变量不同，个体在 4 个潜在变量下的类别归属则需要通过特定分配方法。同本书第六章和第七章中，将老年人心理健康潜在状态和社会健康潜在状态作为分类因变量纳入 Logistic 回归分析时使用的莫代尔分配法一致，即个体贝叶斯后验概率最大时的潜在类别为个体所处类别，作为老年人在该潜在变量上的选项。

个体在 t 时刻，在潜在类别 s 上的后验概率公式为：

$$P(L=s \mid Y=y)=\frac{(\prod_{j=1}^{J} \prod_{r_j=1}^{2} \rho_{j, r_j, t \mid s_t}^{I(y_{j, t}=r_{j, t})}) \delta_{s_t}}{(\sum_{s_t=1}^{S} \delta_{s_t}) \prod_{j=1}^{J} \prod_{r_j=1}^{2} \rho_{j, r_j, t \mid s_t}^{I(y_{j, t}=r_{j, t})}}$$

$y=(r_{j, t}, r_{j, t}, \cdots, r_{j, t})$ 指在 t 时个体的作答模式，δ_{s_t} 指在 t 时潜在状态 s 发生率，$\rho_{j, r_j, t \mid s}$ 指在 t 时，潜在状态 s 下，指标 j 响应类别为 r 的项目响应率；$I(y_{j, t}=r_{j, t})$ 是一个指示函数。当 t 时指标 j 的响应类别为 $r_{j, t}$ 时，该指示函数等于 1，否则等于 0。t 代表 2002、2008、2014 年 3 个测量时间点。

计算生理健康潜在变量下各类别的后验概率时：s 代表"健康""高强度动作受限""中度躯体功能受损""完全功能障碍"4 个潜在类别（$S=4$）；j 代表"提约 5 公斤重物""连续步行 1 公里路""连续蹲下站起 3 次""站着捡书""从椅子上站起""自转一圈不超过 10 步""视力""听力"8 个躯体功能指标；r 表示"无法独立完成""能独立完成"2 个响应类别，模型中编码分别为"1"和"2"。

计算社会健康潜在变量下各类别的后验概率时：s 代表"健康""核心 IADLs 受限""初始 ADLs 受限""完全失能"4 个潜在类别（$S=4$）；j 表示"沐浴""穿衣""如厕""室内移动""吃饭""控制大小便""独自去邻居家串门""外出购物""做饭""洗衣服""独自乘坐公共交通出行"11 个日常生活活动能力指标；r 表示各指标的 2 个响应类别，分别为"无法独立完成"和"能独立完成"两个响应类别，模型中编码分别为"1"和"2"。

计算上肢功能潜在变量下各类别的后验概率时：s 代表"功能完好""功能障碍"2 个潜在类别（$S=2$）；j 代表"手触颈根""手触后腰""手臂上举"3 个上肢功能指标；r 代表"仅单手能/双手均不能"以及"双手均能"2 个响应模式，模型中编码分别为"1"和"2"。

计算心理健康潜在变量下各类别的后验概率时：s 代表"健康""易感""孤独"3 个潜在类别（$S=3$）；j 代表"生活满意度""处于愉快状态""乐观""决断""焦虑""孤独""无用"7 个心理健康指标；r 代表"觉得生活很好/好、总是/经常"与"觉得生活一般/差/很差、有时/偶尔/几乎不"2 个响应模式，模型中编码分别为"1"和"2"。

将 4 个潜在变量作为 4 个分类指标,分类指标赋值方法是通过最大后验概率,得出个体在 4 个潜在变量下的潜在类别归属。

生理潜在变量下归属于"健康""高强度动作受限""中度躯体功能受损""完全功能障碍"的,分别将生理健康分类指标赋值为 1、2、3、4。

社会潜在变量下归属于"健康""核心 IADLs 受限""初始 ADLs 受限""完全失能"的,分别将社会健康分类指标赋值为 1、2、3、4。

上肢功能潜在变量下归属于"功能完好""功能障碍"的,分别将上肢功能指标赋值为 1、2。

心理健康潜在变量下归属于"健康""易感""孤独"的,分别将心理健康分类指标赋值为 1、2、3。

从而得出老年人在 4 个潜在变量上的指标值,再通过对这 4 个指标的潜在类别划分,得出老年人综合健康潜在状态。

(三)基于潜在变量指标的潜在类别转变分析

接下来使用潜在转变模型,通过对上述 4 个潜在变量分类指标进行潜在类别分析,析出典型的老年人综合健康潜在状态类别。依据研究假设,老年人综合健康潜在转变模型表达式如下:

$$P(Y=y) = \sum_{s_1=1}^{S} \sum_{s_2=1}^{S} \sum_{s_3=1}^{S} \delta_{s_1} \tau_{s_2|s_1} \tau_{s_3|s_2} \prod_{t=1}^{3} \prod_{j=1}^{4} \prod_{r_{j,t}=1}^{R_j} \rho_{j,r_{j,t}|s_t}^{I(y_{j,t}=r_{j,t})}$$

其中,$y = (r_{1,1}, r_{1,2}, r_{1,3}, r_{2,1}, r_{2,2}, r_{2,3}, r_{3,1}, r_{3,2}, r_{3,3}, r_{4,1}, r_{4,2}, r_{4,3})$ 表示个体项目响应模式,$r_{1,1}$ 表示 2002 年第一个潜在变量的响应类别,共有 4 个潜在变量指标,在 2002、2008、2014 年 3 个测量时间点的数据。故 t 代表 2002、2008、2014 年;j 代表"生理健康潜在变量""社会健康潜在变量""上肢功能潜在变量""心理健康潜在变量"4 个分类指标;r 表示各潜在变量指标相应的响应类别,分别为4、4、4、2。生理健康潜在变量指标响应类别为"健康""高强度动作受限""中度躯体功能受损""完全功能障碍"的,模型中分别赋值为 1、2、3、4;社会健康潜在变量指标响应类别为"健康""核心 IADLs 受限""初始 ADLs 受限""完全失能"的,模型中分别赋值为 1、2、3、4;上肢功能潜在变量指标响应类别有"功能完好""功能障碍",模型中分别赋值为 1、2;心理健康潜在变量指标响应类别有"健康""易感""孤独"的,模型中分别赋值为 1、2、3。

δ_{s_1} 表示 2002 年综合健康潜在状态 s($s=1,\cdots,S$)的发生率,S 为潜在状态个数;$\tau_{s_2|s_1}$ 表示 2002 年综合健康潜在状态 s($s=1,\cdots,S$)的老年人在 2008 年测

量时处于潜在状态 s （$s=1,\cdots,S$）的概率，$\tau_{s_3|s_2}$ 表示 2008 年综合健康潜在状态 s （$s=1,\cdots,S$）的老年人在 2014 年测量时处于潜在状态 s （$s=1,\cdots,S$）的概率；$\rho_{j,r_{j,t}|s_t}$ 各测量时间、各综合健康潜在状态 s （$s=1,\cdots,S$）下 4 个潜在变量指标的各项目响应率；$I(y_{j,t}=r_{j,t})$ 是一个指示函数，当 t 时指标 j 的响应类别为 $r_{j,t}$ 时，该指示函数等于 1，否则等于 0。

为选择合适的潜在类别模型，明确最佳综合健康潜在状态个数，本研究率先假定老年人综合健康状态只存在 2 个潜在类别[①]，在 SAS 9.4 的 PROC LTA 中键入命令"NSTATUS 2"来设置潜在类别个数为 2，运行软件得出模型适配指标和参数，随后以同样的方法，逐步设置潜在类别个数为 3、4、5、6、7，依次运行相应模型。各模型的适配估计指标见表 8-10。

表 8-10　不同潜在类别数目下老年人综合健康潜在转变模型的适配指标

潜在类别数目	BIC	AIC	G^2	l
2	5 343.91	5 174.54	5 174.54	−11 855.64
3	4 915.56	4 695.64	4 913.64	−11 575.18
4	4 663.24	4 325.31	4 199.31	−11 368.02
5	4 690.29	4 212.91	4 034.91	−11 285.82
6	4 824.77	4 186.47	3 948.47	−11 242.60
7	4 943.31	4 122.63	3 816.63	−11 176.68

随着潜在类别数目的增多，当潜在类别为 4 时，BIC 值最小，而根据趋势判断，AIC 值最小时潜在类别数目将大于 7。各类别数目的模型统计检验均显著（$p<0.000$）。综合考虑模型的简洁性和可解读性，最终选择潜在类别数目为 4 的潜在转变模型作为老年人综合健康潜在状态划分和转变的最优拟合模型。此时模型表达式如下：

$$P(Y=y)=\sum_{s_1=1}^{4}\sum_{s_2=1}^{4}\sum_{s_3=1}^{4}\delta_{s_1}\tau_{s_2|s_1}\tau_{s_3|s_2}\prod_{t=1}^{3}\prod_{j=1}^{4}\prod_{r_{j,t}=1}^{R_j}\rho_{j,r_{j,t}|s_t}^{I(y_{j,t}=r_{j,t})}$$

（四）综合健康状态的划分及命名

运行 4 个类别综合健康状态潜在转变模型，得出各潜在变量指标的项目响应概率（见表 8-11）。

---

① 潜在类别数目为 1 指各心理健康状态外显变量之间完全独立，即不存在潜在类别变量，不符合模型假设。SAS 软件在运行探索性潜在转移模型时，要求潜在类别数目最低设置为 2。

表 8 - 11　4 个类别老年人综合健康潜在转变模型估计的项目响应概率

潜在变量指标	响应类别	状态 1	状态 2	状态 3	状态 4
生理健康	健康	0.988 9	0.240 9	0.000 0	0.619 2
	高强度动作受限	0.011 1	0.672 6	0.090 3	0.312 7
	中度躯体功能受损	0.000 0	0.078 2	0.496 4	0.058 6
	完全功能障碍	0.000 0	0.000 0	0.413 3	0.009 6
社会健康	健康	0.932 3	0.830 7	0.347 7	0.002 8
	核心 IADLs 受限	0.046 9	0.068 5	0.205 0	0.332 6
	初始 ADLs 受限	0.018 2	0.096 2	0.259 9	0.490 6
	完全失能	0.002 5	0.004 6	0.187 4	0.174 0
上肢功能	功能完好	0.972 3	0.921 0	0.619 7	0.977 8
	功能障碍	0.027 2	0.079 0	0.380 3	0.022 2
心理健康	健康	0.649 1	0.235 2	0.000 0	0.746 3
	易感	0.349 1	0.742 3	0.853 0	0.253 7
	孤独	0.001 8	0.022 5	0.147 0	0.000 0

注：小于 33％为低概率，33％—66％为中等概率，大于 66％为高概率①。

依据项目响应概率分布，将老年人综合健康潜在状态划分为 4 个类别：

健康状态：状态 1 较为典型，该状态下的老年人群的躯体能动性完好，日常生活和交往正常。生活满意度高且积极的可能性超过 50％，但也有成为易感人群即无负面情绪但也不够积极向上和快乐的倾向性（34.91％）。

轻度损伤状态：状态 2 较为典型，该状态下的老年人群无法独立完成负重、长距离行走、蹲下站起等动作（高强度动作受限响应率为 67.26％），但尚不影响其日常生活和进行交往活动，心理上无焦虑、孤独等情绪疾病，但生活满意度、快乐感与积极心态受到一定影响（"易感"的响应概率为 74.23％）。

复杂状态：状态 3 的老年人上肢功能相对较差（"功能障碍"的响应概率为 38.03％），且处于中高程度躯体功能受损（中度躯体功能受损和完全功能障碍的响应率分别为 49.64％和 41.33％），孤独感提高，快乐感和生活满意度很低，正性情绪一般。但社会健康状态倾向性多样，甚至有可能处于健康状态。这可能与特殊的

———————————

①　划分方法参见"Patterns of functional decline in very old age：an application of latent transition analysis"，学者斯劳等通过潜在转变分析对瑞典和德国两个国家的老年人样本的躯体功能状态衰退模式进行探索分析。划分目的是便于各潜在状态内涵的界定和描述。

躯体损伤部位相关,也可能是外在社会经济因素的复杂交织影响所致。

中度损伤状态:状态4的老年人群处于中低躯体功能受损状态(选择健康和高强度动作受限的可能性为61.92%和31.27%),中等概率会诱发核心IADLs受限(无法独立乘坐交通工具、洗衣、购物及做饭)甚至独立沐浴困难。心理状态上分别有74.63%和25.37%的倾向处于健康或易感状态。

综上,还可总结一些规律:

(1)生理健康状况越差,情绪越差,且伴随孤独和无用感的提高,这与多因子模型得出的"心理健康与生理健康显著相关($p=0.000$),关联系数为0.31,心理健康与上肢功能显著相关($p=0.039$),关联系数为0.16"相一致。

(2)"易感"在各综合健康潜在状态下均常见,这是我国老年人普遍的心理状态,与前述心理健康潜在变量下"易感"潜在类别概率高的结论一致。

(3)社会健康状态受复杂因素影响,除与生理健康高度相关,可能还受到外在社会经济因素的干预。多因子模型得出,社会健康状态与心理健康潜在变量或者上肢功能潜在变量无显著相关。

第二节　老年人综合健康潜在状态的分布及转变分析

一、综合健康潜在状态发生率与潜在状态分布情况

通过SAS 9.4运行4个类别综合健康状态潜在转变模型,还得出健康状态、轻度损伤状态、复杂状态、中度损伤状态在2002、2008、2014年的潜在状态发生率,表8-12反映老年人综合健康状态分布情况。

表8-12　4个类别综合健康潜在转变模型估计的潜在状态发生率和转变概率

| | 老年人综合健康潜在状态 | | | |
	健康状态	轻度损伤状态	复杂状态	中度损伤状态
潜在状态发生率(%)				
2002年	76.25	19.91	0.82	3.02
2008年	55.38	33.92	4.29	6.41
2014年	28.11	32.91	20.16	18.82

续　表

	老年人综合健康潜在状态			
	健康状态	轻度损伤状态	复杂状态	中度损伤状态
转变概率(%)		2002—2008 年		
健康状态	65.92	28.12	1.62	4.34
轻度损伤状态	25.68	61.91	12.02	0.39
复杂状态	0.00	18.50	81.51	0.00
中度损伤状态	0.00	0.00	0.00	100
转变概率(%)		2008—2014 年		
健康状态	45.12	29.69	6.76	18.43
轻度损伤状态	8.62	46.35	34.18	10.85
复杂状态	4.66	17.29	78.03	0.00
中度损伤状态	0.00	0.00	22.98	77.02

注：列表示期初状态，行表示期末状态。

随着年龄增长，我国老年人综合健康水平加速下降，尤其体现为躯体功能受损程度加剧，孤独感提高，又由于生理和社会经济因素共同影响，老年人社会健康状态也变得更加复杂。数据显示，2002 年健康状态老年人占比 76.25%，该比例随时间推移迅速降低，在 2008 年和 2014 年分别是 55.38% 和 28.11%；轻度损伤状态老年人于 2002 年占比 19.91%，该占比随着时间变化有所上升后趋于稳定，2008 年为 33.92%，2014 年为 32.91%；复杂状态老年人占比上升较明显，2002 年和 2008 年分别为 0.82% 和 4.29%，到 2014 年迅速上升至 20.16%；中度损伤状态老年人在 2002 年占比为 3.02%，2008 年提高至 6.41%，并在 2014 年快速上升至 18.82%。

二、综合健康潜在状态转变概率与潜在状态转变分析

表 8-11 还显示在两个时间间隔内，各综合健康潜在状态老年人群间的转变概率。

总体而言，综合健康状态稳定性强，维持率高；随着时间推移，健康损害愈发不易恢复且恶化趋势加重，以中高程度躯体功能受损为特征的复杂状态成为主要接收方向，转变至中度损伤状态的概率也明显上升。

期初为健康状态：轻度损伤状态始终是其主要转变方向，两个时间间隔内的转变概率分别是 28.12% 和 29.69%；随着时间推移，其向中度损伤状态的转变概率明显提高，由 4.34% 上升至 18.43%，向复杂状态转变的概率稍提高了 5.14%，而状态保持率由 65.92% 下降至 45.12%。

期初为轻度损伤状态：主要转变方向是由健康状态变成复杂状态。数据显示，两个时间间隔内，恢复至"健康状态"的概率由 25.68％下降至 8.62％，向复杂状态转变的概率由 12.02％上升至 34.18％；向中度损伤状态转变的概率则上升了 10.46％；而保持率由 61.91％下降至 46.35％。

期初为复杂状态：其稳定性很强，在两个时间间隔内，保持率分别为 81.51％和 78.03％；若发生转变，轻度损伤状态始终是其主要转变方向。随着时间推移，其向健康状态恢复概率有所增加，2008—2014 年，复杂状态老人康复率为 4.66％。

期初为中度损伤状态：稳定性最高，保持率在两个时间间隔内为 100％和 77.02％。随着时间推移向复杂状态转变概率上升明显，至 2014 年达到 22.98％。

第三节　初始综合健康潜在状态
与状态转变的影响因素分析

一、变量选择和赋值

以上划分出 4 种老年人综合健康潜在状态：健康状态、轻度损伤状态、复杂状态、中度损伤状态。本节以 2002 年老年人初始综合健康潜在状态，以及转变情况为因变量，使用多项 Logistic 回归模型，分析我国老年人综合健康潜在状态分布与转变的影响因素。

自变量赋值见表 13：

表 8－13　初始综合健康潜在状态和状态转变的影响因素分析的自变量赋值

变 量 名 称	变 量 赋 值
性别	男性＝0；女＝1
年龄	连续变量，2002 年取值范围[65，104]，均值和标准差为(72.72±6.28)；
婚姻状况	在婚，住在一起＝0；离婚/分居/丧偶/未婚/其他＝1
受教育程度	受教育年限＜1 年＝0；受教育年限≥1 年＝1
患病情况①	未患病＝0；患病＝1

---

① 疾病范围包括高血压、糖尿病、心脏病、中风等脑血管疾病、眼疾（白内障和青光眼等）、癌症、关节炎、阿尔茨海默病、帕金森病、褥疮、肺部疾病、胃肠疾病等，罹患其中任何一种疾病即被认为"患病"。

续　表

变 量 名 称	变 量 赋 值
家庭人均收入	处于最低的五等分位数者＝0;其他＝1
医保情况①	生病时医疗费用主要支付方式为医保支付＝0;
	生病时医疗费用主要支付方式为自己/家庭子女/其他方式支付＝1
	有城镇职工/居民/新农合基本医疗保险/补充医疗保险/其他医疗保险＝0;
	无任何医疗保险＝1
客观社会支持	与家人住在一起＝0;独居/住养老院＝1
主观社会支持	当身体不舒服或生病时由直系亲属照料＝0;
	当身体不舒服或生病时由其他亲属/邻居/朋友/社会服务/保姆/无人照料＝1
个体对社会支持的利用程度	如果遇到问题和困难,最先找直系亲属解决＝0
	如果遇到问题和困难,最先找其他亲属/邻居/朋友/社会工作者/无人解决＝1
现在是否吸烟	无＝0;有＝1
现在是否饮酒	否＝0;是＝1
现在是否常锻炼身体	否＝0;是＝1
参加日常活动个数②	连续变量,2002年取值范围[0,10],均值和标准差(4.36±1.59);2008年取值范围[0,9],均值和标准差(3.71±1.69)

注:老年人初始综合健康潜在状态指2002年个体所处状态,分析初始潜在状态影响因素时,自变量选取2002年时的测量数据。在分析2002—2008年转变情况时,自变量选取2002年的测量数据,在分析2008—2014年转变情况时,自变量选取2008年的测量数据。

接下来,同第六章和第七章的建模方法一致,按照简单三步法的建模方法,在进行常规的潜在转变模型估计后,以最大贝叶斯后验概率得出老年人个体在2002、2008、2014年3个测量时刻的健康状态归属的分组变量,得到2002年初始综合健康潜在状态分类因变量、构建转变分类因变量,再与协变量一起纳入Logistic回归模型中。

个体在 t 时刻,在各综合健康潜在状态 s 上的贝叶斯后验概率为:

$$P(L=s \mid Y=y) = \frac{\left(\prod_{j=1}^{4} \prod_{r_j=1}^{R_j} \rho_{j,r_j,t \mid s_t}^{I(y_{j,t}=r_{j,t})}\right)\delta_{s_t}}{\left(\sum_{s_{2002}=1}^{4} \delta_{s_t}\right)\prod_{j=1}^{4} \prod_{r_j=1}^{R_j} \rho_{j,r_j,t \mid s_t}^{I(y_{j,t}=r_{j,t})}}$$

———————————

① CLHLS问卷在不同年份上设置有差异,在2002年使用"生病时医疗费用主要支付方式"条目来衡量,在2008年和2014年使用"是否有医保"条目来衡量。

② 根据CLHLS问卷设置内容,日常活动包括个人户外活动、种花养鸟、阅读书报、饲养家禽家畜、打牌或打麻将、看电视听广播、参加有组织的社会活动、旅游等。若对于某项活动,老年人回答"不参加",那么则不计数。

$P(L=s \mid Y=y)$ 表示个体在作答模式 $y=(r_{j,t}, r_{j,t}\cdots, r_{j,t})$ 下处于潜在状态 s 的概率，δ_{s_t} 指 t 时刻潜在状态 s 发生率，$\rho_{j,r_{j,t}\mid s_t}$ 指 t 时刻潜在状态 s 下各指标 j 响应类别为 r 的项目响应率；$I(y_{j,t}=r_{j,t})$ 是一个指示函数，当响应类别为目标类别时，该指示函数等于 1，否则等于 0。

其中 t 代表 2002、2008、2014 年，s 代表"健康""轻度损伤""复杂状态""中度损伤"4 个综合健康潜在状态；j 此处代表"生理健康""社会健康""上肢功能""心理健康"4 个潜在变量；r 表示各潜在变量的响应类别，分别为 4、4、2、3。生理健康潜在变量指标响应类别为"健康""高强度动作受限""中度躯体功能受损""完全功能障碍"，模型中分别赋值为 1、2、3、4；社会健康潜在变量指标响应类别为"健康""核心 IADLs 受限""初始 ADLs 受限""完全失能"，模型中分别赋值为 1、2、3、4；上肢功能潜在变量指标响应类别有"功能完好""功能障碍"，模型中分别赋值为 1、2；心理健康潜在变量指标响应类别有"健康""易感""孤独"，模型中分别赋值为 1、2、3。

在 3 个测量时刻，当老年人在"健康状态"上的后验概率最大时，健康状态归属分组变量赋值为 1，在"轻度损伤状态""复杂状态""中度损伤状态"上的后验概率最大时，则赋值为 2、3、4。

为此，将 2002 年的健康状态归属分组变量作为初始状态影响因素分析的分类因变量（赋值情况：健康状态=1，轻度损伤状态=2，复杂状态=3，中度损伤状态=4）；针对两个转变矩阵（2002—2008 年、2008—2014 年 2 个时间间隔）以期初状态为标识的矩阵每一行，都是一个独立的多项 Logistic 回归方程，相应有 8 个独立的转变分类因变量。以 2002—2008 年转移矩阵的健康状态这一行为例，若老年人 2008 年测量时的综合健康潜在状态归属是健康状态，该行的转变分类变量则赋值为 1，2008 年时归属为轻度损伤则赋值为 2，2008 年时归属为复杂状态则赋值为 3，2008 年时归属为中度损伤状态则赋值为 4。

二、初始综合健康潜在状态影响因素 Logistic 回归分析结果

以健康状态作为参照组，通过多项 Logistic 回归模型，运行 Stata 13.1，得出老年人属于轻度损伤状态、复杂状态、中度损伤潜在状态与属于健康状态的概率在协变量影响下的变化之比，即发生比（Odds Ratio，OR）。其大于 1 表示在协变量影响下，老年人隶属于该状态的概率增大，反之则减小。

年龄、受教育程度、患病情况、锻炼和参加日常活动对老年人综合健康潜在状

态分布有显著影响(见表8–14)。每增加一岁,老年人处于轻度损伤状态以及复杂状态的风险提高(OR=1.063;OR=1.137);较高的受教育程度对于避免中低程度损伤有明显作用(OR=0.526);患病是隶属轻度损伤或复杂状态的风险因素(OR=1.632,OR=2.869)。有锻炼习惯、积极参加社会活动是老年人健康最为重要的促进因素。有锻炼习惯的老年人隶属于轻度损伤与复杂状态的风险低(OR=0.522,OR=0.166),多参加日常活动对于降低隶属于轻度损伤、复杂状态、中度损伤的风险均有显著作用(OR=0.689,OR=0.336,OR=0.872)。

表8–14 协变量影响下老年人初始综合健康潜在状态概率发生比

	健康状态	轻度损伤状态	复杂状态	中度损伤状态	p
性别(ref.=男)	Ref	1.355	1.467	0.882	>0.05
年龄	Ref	1.063**	1.137***	1.003	<0.001
婚姻情况(ref.=在婚,住在一起)	Ref	1.106	1.118	0.999	>0.05
受教育程度(ref.=受教育年限<1年)	Ref	0.684	0.778	0.526**	<0.05
居住地[ref.=城市(镇)]	Ref	0.840	1.002	0.893	>0.05
患病情况(ref.=未患病)	Ref	1.632*	2.869***	0.832	<0.001
家庭人均收入(ref.=最低的五等分位数者)	Ref	1.322	1.456	0.811	>0.05
医保情况(ref.=生病时医药费用主要支付方式非医保支付或无任何医疗保险)	Ref	0.785	0.968	0.682	>0.05
客观社会支持(ref.=与家人同住)	Ref	1.314	0.881	1.748	>0.05
主观社会支持(ref.=生病时得到直系亲属的照料)	Ref	0.802	1.065	0.760	>0.05
社会支持的自我利用程度(ref.=生病时会向直系亲属寻求帮助)	Ref	0.629	0.563	0.819	>0.05
现在是否吸烟(ref.=否)	Ref	0.916	1.136	1.052	>0.05
现在是否饮酒(ref.=否)	Ref	0.750	0.636	1.160	>0.05
现在是否常锻炼身体(ref.=否)	Ref	0.522**	0.166***	1.002	<0.001
参加的日常活动个数	Ref	0.689***	0.336***	0.872*	<0.001

注: $*p<0.05$, $**p<0.01$, $***p<0.001$。

三、综合健康潜在状态转变影响因素 Logistic 回归分析结果

老年人综合健康潜在状态转变的 Logistic 回归分析中,将保持原潜在状态(或保持原状态在内的分组)作为参照组,对于转变矩阵的每一行,预测的是,老年人由期初潜在状态转变到其他各状态的概率与参照组的变化之比,其大于 1 表示在协变量影响下,老年人发生该转变的概率增大,反之则减小。由于期初中度损伤和复

杂状态的样本数量过少,两个时间间隔内,转移矩阵该 4 行未进行 Logistic 回归分析。

性别、年龄、受教育程度、居住地、患病史、吸烟、饮酒和参加日常活动对老年人综合健康状态转变有影响(见表 8 - 15)。健康状态老年女性转变至轻度损伤状态的风险是男性的两倍多(OR=2.623);年龄的影响是持续且全方位的,每增加一岁,老年人从健康状态转变至轻度损伤状态甚至复杂状态的风险提高 5%—20%,轻度损伤状态的老年人转变至复杂状态的风险提高 5%—10%;教育对于老年人健康水平的提升越来越重要,接受过教育的健康老年人转变至轻度损伤状态以及中度损伤状态的概率比文盲老年人低近一半;相较城市老年人而言,农村健康老年人不易转变至复杂状态(OR=0.332),但随着时间推移该作用不再显著;疾病对于初始状态为健康状态的老年人影响较持续,患病使其转变至轻度损伤状态的概率平均提高 50%。

表 8 - 15　协变量影响下老年人综合健康潜在状态转变概率发生比

	时间间隔(年)	潜在状态	健康状态	轻度损伤状态	复杂状态	中度损伤状态	p
性别(ref.=男)	2002—2008	健康状态	Ref	2.623***	2.340	1.294	<0.001
		轻度损伤状态	0.441	Ref	1.948	0+	>0.05
	2008—2014	健康状态	Ref	1.249	1.004	0.951	>0.05
		轻度损伤状态	0.778	Ref	0.919	0.699	>0.05
年龄	2002—2008	健康状态	Ref	1.145***	1.188***	1.032	<0.001
		轻度损伤状态	0.975	Ref	1.086**	0+	<0.01
	2008—2014	健康状态	Ref	1.063**	1.103***	1.015	<0.001
		轻度损伤状态	1.009	Ref	1.053**	0.978	>0.05
婚姻情况(ref.=在婚,住在一起)	2002—2008	健康状态	Ref	0.797	0.398	0.719	>0.05
		轻度损伤状态	1.289	Ref	0.507	0+	>0.05
	2008—2014	健康状态	Ref	0.834	1.059	0.951	>0.05
		轻度损伤状态	1.219	Ref	0.842	0.843	>0.05
受教育程度(ref.=受教育年限<1年)	2002—2008	健康状态	Ref	0.722	0.556	0.848	>0.05
		轻度损伤状态	0.549	Ref	0.638	0+	>0.05
	2008—2014	健康状态	Ref	0.652*	0.534	0.640*	<0.05
		轻度损伤状态	0.574	Ref	0.930	0.872	>0.05

续 表

	时间间隔（年）	潜在状态	健康状态	轻度损伤状态	复杂状态	中度损伤状态	p
居住地 [ref.=城市(镇)]	2002—2008	健康状态	Ref	1.142	0.332*	1.163	＞0.05
		轻度损伤状态	2.074	Ref	1.044	0+	＞0.05
	2008—2014	健康状态	Ref	1.004	0.608	1.063	＞0.05
		轻度损伤状态	0.872	Ref	0.775	0.974	＞0.05
患病情况 (ref.=未患病)	2002—2008	健康状态	Ref	1.434**	2.749	0.806	＜0.05
		轻度损伤状态	0.992	Ref	2.611	0+	＞0.05
	2008—2014	健康状态	Ref	1.405*	1.383	0.883	＞0.05
		轻度损伤状态	0.610	Ref	0.832	0.973	＞0.05
家庭人均收入 (ref.=最低的五等分位数者)	2002—2008	健康状态	Ref	0.643*	0.769	2.028	＞0.05
		轻度损伤状态	0.584	Ref	6.483	0+	＞0.05
	2008—2014	健康状态	Ref	0.935	2.556	1.061	＞0.05
		轻度损伤状态	0.640	Ref	1.173	3.176*	＜0.05
医保情况 (ref.=生病时医药费用主要支付方式非医保支付或无任何医疗保险)	2002—2008	健康状态	Ref	1.315	0.565	0.500	＞0.05
		轻度损伤状态	1.376	Ref	0.488	0+	＞0.05
	2008—2014	健康状态	Ref	1.201	0.599	0.932	＞0.05
		轻度损伤状态	1.062	Ref	1.500	1.151	＜0.05
客观社会支持 (ref.=与家人同住)	2002—2008	健康状态	Ref	1.585	1.194	0.614	＞0.05
		轻度损伤状态	0.686	Ref	1.909	0+	＞0.05
	2008—2014	健康状态	Ref	1.564	0.909	1.279	＞0.05
		轻度损伤状态	0.439	Ref	1.492	1.257	＞0.05
主观社会支持 (ref.=生病时得到直系亲属的照料)	2002—2008	健康状态	Ref	1.240	1.364	(omitted)	＞0.05
		轻度损伤状态	1.118	Ref	3.190	0+	＞0.05
	2008—2014	健康状态	Ref	1.827	0.671	2.259	＞0.05
		轻度损伤状态	0.399	Ref	1.257	0.941	＞0.05
个体对社会支持的利用程度 (ref.=生病时会向直系亲属寻求帮助)	2002—2008	健康状态	Ref	0.835	1.883	1.103	＞0.05
		轻度损伤状态	3.296	Ref	0.302	0+	＞0.05
	2008—2014	健康状态	Ref	1.118	0.398	0.891	＞0.05
		轻度损伤状态	1.698	Ref	0.840	0.867	＞0.05

	时间间隔（年）	潜在状态	健康状态	轻度损伤状态	复杂状态	中度损伤状态	p
现在是否吸烟（ref.＝否）	2002—2008	健康状态	Ref	1.043	0.514	0.902	＞0.05
		轻度损伤状态	0.295*	Ref	0.782	0+	＞0.05
	2008—2014	健康状态	Ref	1.053	1.332	1.018	＞0.05
		轻度损伤状态	0.859	Ref	1.225	0.327	＞0.05
现在是否饮酒（ref.＝否）	2002—2008	健康状态	Ref	0.956	0.683	0.833	＞0.05
		轻度损伤状态	1.106	Ref	1.010	0+	＞0.05
	2008—2014	健康状态	Ref	0.813	0.414*	1.199	＞0.05
		轻度损伤状态	1.545	Ref	0.602	1.506	＞0.05
现在是否常锻炼身体（ref.＝否）	2002—2008	健康状态	Ref	1.038	0.919	0.821	＞0.05
		轻度损伤状态	0.958	Ref	2.458	0+	＞0.05
	2008—2014	健康状态	Ref	0.844	0.681	0.703	＞0.05
		轻度损伤状态	1.650	Ref	1.201	0.784	＞0.05
参加的日常活动个数	2002—2008	健康状态	Ref	0.912	0.831	0.936	＞0.05
		轻度损伤状态	1.344*	Ref	0.857	0+	＜0.05
	2008—2014	健康状态	Ref	0.902	0.775*	0.997	＜0.05
		轻度损伤状态	1.055	Ref	0.901	1.088	＞0.05

注：（1）"0+"表示该两状态之间未发生转变，该转变情况未纳入该转变矩阵行的 Logistic 分析中，没有估计相关参数；（2）"omitted"表示自变量某一水平上样本量过小（或为 0）而看不到系数值；（3）*p＜0.05，**p＜0.01，***p＜0.001。

收入水平对于老年人综合健康潜在状态的影响也较为持续和多样。家庭人均收入水平高的健康老年人转变至轻度损伤状态的风险低（OR＝0.643），但随着时间推移，收入高的轻度损伤老年人转变至中度损伤状态的概率也大（OR＝3.176）。在控制年龄因素的情况下，这可能跟选择性死亡有关。

有吸烟史的轻度损伤状态的老年人康复几率低（OR＝0.295），尽管该作用随着时间推移不再显著。而饮酒的作用开始显现，日常有饮酒习惯的健康老年人转变至复杂状态的概率小（OR＝0.414）；参加日常活动也是老年人健康的有利因素。其促使轻度损伤状态的老年人康复几率提高（OR＝1.344），健康状态的老年人转变至复杂状态的风险降低（OR＝0.775）。

第四节　本 章 小 结

一、我国老年人综合健康潜在状态的 4 种类型

通过潜在类别分析,我国老年人综合健康潜在状态可划分为 4 种类别:

(1) 健康状态:该状态下的老年人群躯体能动性完好,日常生活正常,处于生活满意度高且乐观积极的健康心理状态的倾向性高。

(2) 轻度损伤状态:该状态下的老年人群无法独立提重物、蹲站、长距离室外行走(1 公里),但日常生活活动如购物、做家务、吃饭、沐浴等均未受到明显影响;心理上无焦虑、孤独等情绪疾病,但生活满意度、快乐感、积极心态受到一定影响。

(3) 中度损伤状态:该状态下的老年人群处于低躯体损伤状态(健康和高强度动作受限的发生率为 50.55% 和 42.82%),但诱发乘坐公共交通出行、购物、做饭、洗衣服甚至独立沐浴困难等核心 IADLs 受限或初始 ADLs 受限的情况,处于心理健康或易感状态的概率分别为 57% 和 43%。与轻度损伤状态相比,其特点在于日常生活自理能力初步丧失。

(4) 复杂状态:该状态老年人上肢功能较差且有中高程度躯体损伤,有易感心理伴随着孤独感提高。但社会健康状态复杂多样,处于健康、核心 IADLs 受限、初始 ADLs 受限、完全失能的倾向概率分别为 34%、20%、25%、18%。这可能是跟特殊躯体损伤部位有关,也有可能是个体健康及功能因素与社会经济环境的交织影响所致。

二、我国老年人综合健康状态分布及转变情况

就综合健康潜在状态分布而言,随着年龄增长,我国老年人综合健康水平加速下降。尤其体现为躯体功能受损程度加剧,孤独感提高,又由于生理和社会经济因素共同影响,老年人社会健康状态变得复杂。具体而言:

(1) 健康状态人群占比下降最为明显,2002 年健康状态老人占比 76.25%,该比例随时间推移迅速降低,在 2008 年和 2014 年分别是 55.38% 和 28.11%。

(2) 轻度损伤状态人群占比由 2002 年的 19.91% 上升至 2014 年的 32.91%,而后趋于平稳,且成为老年人群中占比最多的状态类型。

(3) 复杂状态人群占比上升最为明显,该类人群在 2002 年和 2008 年分别占

比0.82%和4.29%,到2014年迅速升至20.16%;中度损伤状态人群占比上升情况仅次于复杂状态人群,该类人群在2002年占比为3.02%,2008年提高至6.41%,并在2014年快速上升至18.82%。

总体而言,综合健康潜在状态稳定性强,维持率最高。随着时间推移,健康损害愈发不易恢复且恶化趋势加重,以中高程度躯体功能受损为特征的复杂状态成为主要转变方向,转变至中度损伤状态的概率也明显上升。具体而言:

(1)健康状态稳定性下降明显,但主要转变方向始终是轻度损伤状态,最不容易转变至复杂状态,向中度损伤状态的概率由4.34%较大幅度提升至18.43%。

(2)轻度损伤状态稳定性下降明显,转变主要方向由健康状态变成复杂状态,向中度损伤状态转变的概率由0.39%较大幅度提升至10.85%。

(3)中度损伤状态和复杂状态稳定性很强。若发生转变,前者始终最有可能转变到轻度损伤状态。随着时间推移,其向健康状态恢复概率有所增加,2008—2014年,复杂状态老年人的康复率为4.66%。后者随着时间推移向复杂状态转变概率上升明显,至2014年达到22.98%。

三、我国老年人综合健康潜在状态分布及转变的影响因素

就综合健康潜在状态分布而言,年龄、患病、没有锻炼习惯、日常活动参加少是老年人隶属轻度损伤状态或者复杂状态的重要风险因素;积极接受教育和参加日常活动也是避免陷入中度损伤状态的有利因素。

就综合健康潜在状态转变而言,年龄的影响是持续且全方位的,每增加一岁,健康状态老年人转变至仅高强度动作受限甚至复杂状态的风险,以及轻度损伤状态的老年人转变至复杂状态的风险均有所提高;疾病对于健康状态老年人转变至轻度损伤状态的影响持续;受教育程度高和有饮酒习惯对于健康状态老年人的影响愈发明显,前者降低其进入轻度损伤或中度损伤的风险,后者则降低其转变为复杂状态的风险;多参加日常活动不仅有利于轻度损伤状态的康复,也有利于预防老年人由健康状态向复杂状态转变;性别和吸烟分别是健康状态老年人转变至轻度损伤,以及轻度损伤状态康复的风险因素,但其作用随着时间推移式微,城乡差异也不再显著。

值得注意的是,收入水平对于老年人综合健康状态的影响较为持续和多样。家庭人均收入水平高的健康状态老年人转变至轻度损伤状态的风险低,但随着时间推移,收入高的老年人从轻度损伤状态转变至中度损伤状态的概率也大,在控制

年龄因素的情况下，本研究认为这可能跟选择性死亡相关。经济状况较差的弱势老年人选择死亡的概率高于经济状况较好的较为强健的老年人，也一定程度上反映出了社会阶层流动和健康不平等观点，即社会经济地位对于极端健康状态预见性高，中间状态受多种影响而不稳定。

四、启示

积极推进健康宣传，发展老年人文体活动，发挥其主观能动性，使其养成良好健康习惯，是提升老年人健康水平、实现全民健康的最为有效且根本的长远措施。日常活动丰富的老年人综合健康状态更好，极端恶化情况更少。

随着现代医学进步以及经济水平的发展，环境因素和生理因素对老年人综合健康状态塑造越来越强。尤其体现为老年人由轻度损伤状态向复杂状态的直接转变。随着时间推移，轻度损伤状态的老年人成为占比最多人群，该类老年人无法完成提重物、蹲站及长距离行走等高强度动作，虽日常生活活动未受到明显影响，但心理上处于易感状态，且最容易转变至中高程度躯体损伤伴有孤独感提高的复杂状态。这是因为随着科技进步，功能性损伤对于失能状态的影响越来越受到社会经济因素的调节，尤其是生活环境和辅助设施建设大大提高了老年人的自理能力，改善其社会健康状态；但营养及医疗技术的进步也使得健康素质较差的老年人群得以存活，污染、压力、慢性病加剧了这部分人群的失能情况，造成综合健康状态恶化的不良局面。

我们应持续关注特殊老年人群，女性、患慢性病、高龄的老年人，城市老年人，以及教育水平低的独居老年人。健康的性别差异最为显著，慢性病的危害绵延难愈，后者不仅作用于健康恶化的初始阶段，还易造成极端情况的发生；相似地，老化对于健康的影响也是持续且难以逆转的；城市老年人若发生健康恶化，更容易走上不可逆的极端轨迹。而教育以及家庭支持对于防止特定的中低程度健康损伤有关键作用。

第九章　研究结论与展望

本章在前述各章的基础上总结主要结论,提出相应的政策建议,并思考本研究的不足以及有待研究的问题,为进一步修正或深入研究提供方向。

第一节　基本结论

一、老年人躯体功能潜在状态类型与转变

结论一:我国老年人躯体功能状态存在典型,包括完全功能障碍、健康、下肢功能障碍、高强度动作受限、上肢活动度受限5类。随着年龄增长,高强度动作受限和下肢功能障碍发生概率最高。完全功能障碍的老年人下肢力量、平衡性、步态、上肢力量和灵活性均较差,无法独立完成各躯体动作,而健康的老年人完全相反;下肢功能障碍的老年人上臂灵活性较好,但腿部功能受限的概率高且伴随视力障碍;与之相反,上肢活动度受限老年人仅上臂灵活性差,但涉及手臂力量的动作如负重,能独立完成。高强度动作受限状态的老年人仅无法完成"提约5公斤重物""行走1公里路""连续蹲站3次"等高强度动作。这与国外研究中对于老年人群躯体功能潜在类别划分结果有差异。差异原因在于对测量数据处理方法不同。斯劳(Slaug,2011)通过组态频率划分出表达障碍、视觉障碍、听觉障碍、移动障碍(平衡感差、不协调、耐力有限、俯身及跪姿困难)、上肢功能障碍(难以伸直手臂,手指交叉,上肢技能如抓握、搬运、携带丧失)躯体功能受限的5个类别,被视为潜在类别分析的5个指标,划分出3类老年人群:移动障碍持有者,该类人群移动障碍发生率高,附加功能障碍可能性小;听觉障碍进展者,该类人群听力障碍和移动障碍响应概率高,伴随较高的上肢功能障碍风险;视觉障碍进展者,该类人群指视力障碍和移动障碍响应率高,伴随较高上肢功能障碍风险(Slaug et al.,2016)。这无异于进行了降维处理,以损伤类别作为潜在类别的刻画单元,更加简洁直观。而本

研究基于各原始指标得出的潜在类别结果,能够识别功能损伤类别下各指标的差异性,以及指标本身具有的结构化特征。

结论二:各躯体功能潜在状态的形成与转变,反映出老年人躯体功能损伤存在层级分布,且一定程度上体现出躯体功能衰弱规律。

(1)老年人躯体功能衰退以行走、蹲起、持重等高强度动作受限为开端,"下肢功能障碍"是至"完全功能障碍"的中间状态。本研究的两段时间间隔内,健康状态老年人转变首要倾向均是高强度动作受限状态。随着时间推移,下肢功能障碍又逐渐成为高强度动作受限状态的主要转变方向,即继高强度动作后,捡书、自转、坐立等动作也无法完成。下肢功能障碍状态稳定性最强,但一旦发生转变,其恶化的概率及程度最为严重。这在一定程度上体现了躯体功能衰退起始于肌肉力量的衰弱,而后量变引起质变致使步态和平衡趋弱(Ferrucci,1997)。

(2)视听问题常与躯体功能下降共存,其中视力障碍衰退趋势更为明显。本研究显示老年人视力障碍发生率在高强度动作受限状态下骤升,且在下肢功能障碍、完全功能障碍状态下依次上升。国外一系列功能相关研究均表明视觉和听觉障碍常共存(Campbell,1999;Dillon et al.,2010)。这些研究还发现视听障碍会提高发生其他功能障碍的风险,如增加有平衡障碍的老年人行动移动迟缓的风险(Viljanen et al.,2012)。

(3)上肢功能障碍很少单独存在。本研究发现上臂灵活性(与"上臂力量"区分)是躯体功能的明显区分要素。潜在类别分析结果显示"手触颈根""手触后腰""手臂上举"3个动作受限构成了躯体功能状态的独立潜在类别,而该类别下的老年人"手提约5公斤重物"的完成度高。这提示潜在影响源"上臂灵活性"与"上臂力量"有较强的区分构念强度。这也解释了许多老年人可以提重物但很难将重物举过头顶的情况。相较下肢功能和视听功能,我国老年人群上肢活动度受限的人数很少且易康复;而涉及上肢力量的"持重""捡书"等动作与其他典型下肢动作一起构成典型状态,故体现为上肢功能障碍很少单独存在。而斯劳(Slaug,2016)的研究认为躯体功能衰退往往始于移动能力的丧失,从而引起携带、抓握、搬运物体的能力衰退,而抓握能力是失能的重要指征,这实则解释了上肢功能障碍很少单独存在的原因。虽本研究同样认为躯体功能下降往往伴随着视听问题,以及上肢受限的风险,但认为没有明确证据显示移动、视听和抓握能力障碍呈现前后序列式。

　　结论三：存在躯体功能状态好转的情况,尤其体现为上肢灵活性的恢复和下肢平衡性的改善。本研究显示,两个时间间隔内,上肢活动度受限状态有59.10％和33.22％的恢复健康的可能性,完全功能障碍向仅下肢功能障碍转变率分别为57.06％和51.49％;完全功能障碍向仅高强度动作受限转变率分别为35.73％和16.01％;下肢向高强度动作受限转变率分别也有10.97％和11.32％;高强度动作受限的老年人,期初年龄越低,越容易康复。2002年48.37％的65—69岁年龄组的高强度动作受限老年人在4年后康复,甚至超过保持原状态的人数,而75—79岁年龄组中的比例为20.38％;纵向来看,70—74岁年龄组的高强度动作受限老年人康复概率在2002—2008年为35.09％,而该概率在2008—2014年骤降至16％。

　　结论四：躯体健康状态分布和转变存在显著的两性差异、年龄组差异,而城乡差异不显著。

　　(1)整体分布上,男性躯体功能水平高于女性;初始状态对比上,女性老年人易处于较差的状态;从转变来看,女性老年人容易深陷中间状态,恶化风险也高且程度严重,而男性老年人最容易维持在极端状态(完全功能障碍或健康)。即便发生转变,他们的恶化程度也较低,而好转概率高。但男性好转优势会随着时间推移变小,尤其体现为中间状态(下肢功能障碍)和不稳定状态(上肢活动度受限)。这与黄枫等人(2012)的研究较为一致。可用死亡的性别选择以及健康不平衡年龄中和效应理论综合解释:首先男性处于相对生存劣势,其致死疾病发病率更高,所处环境的危险性更高,初期死亡率高,强健的男性个体幸存,因而存活的男性老年人比女性老年人具有更强的健康状况改善的趋势(Rogers,2000);更有学者认为这不仅是男女两性生理差异所致,更多的是由两性群体在家庭、社会中担负的社会角色不同造成的社会资源可得性、利用有效性等方面存在广泛差别而产生的累积性效应(魏蒙,2017),相较男性老年人,女性老年人更长寿却在生命后期处于更糟糕的健康处境。本研究显示这种不平等随时间推移在老年人生命后期有缩小或趋同趋势,即出现年龄中和效应(Kim et al.,2007)。对此,相关解释有两种:一是认为老化效应发挥了主导作用,即随着年龄增大,生物性衰老对个人健康状况预测性更强,胜过性别的影响(House et al.,1994);二是选择性死亡观点,即随着年龄增大,男性老年人和女性老年人中的弱势群体死亡,导致两性的健康不平等差异有缩小趋势(Lynch,2003)。本研究则发现,前者主要作用于高强度动作受限状态以及上肢活动度受限即处于功能衰退初期的老人,而后者可作为下肢功能障碍老人状态转变的解释。本研究数据显示,处于躯体功能下降初期阶段的老年人,无论男女,随着年龄的增长其恶化趋势均更加明显,导致老年人生命后期两性差异缩小;而下肢功能障碍的女性在第二个时间间隔内康复率和好转率反而提高。

(2)整体而言,当老年人进入75岁之后,躯体功能状态水平下滑趋势明显,而进入80岁及以上高龄后极易严重恶化。从状态分布来看,期初是年轻老龄组的老年人多为高强度动作受限;而75岁及以上老年人则易成为下肢功能障碍者;65—69岁年龄组老年人在第二个时间间隔内,健康状态占比加速下降16%;75—79岁年龄组中健康状态人数减少最显著,且呈持续趋势,完全功能障碍人数占比上升最明显;从状态转变来看,高强度动作受限老年人期初年龄越低越容易康复,但一旦步入75岁,则康复概率降低,保持原状态的优势也在进入80岁之后迅速下降,恶化成下肢障碍和完全功能障碍的风险显著提升。

(3)多组潜在转变模型的参数差异性检验显示,我国老年人躯体功能潜在状态分布与转变均不存在显著的城乡差异。这与黄枫等人(2012)的研究一致。

二、老年人心理健康潜在状态类型与转变

结论五:老年人心理健康状态存在4种类型:孤独状态、健康状态、易感状态和不快乐状态。孤独状态的老年人"决断""乐观"等正性指标反应尚可,且在"焦虑"指标上反应概率也低,体现出明显的孤独症状,且伴随着无用感、闷闷不乐、生活满意度较低等抑郁表现。该状态是孤独致郁的典型体现。有研究显示,老年人孤独感与抑郁水平高度相关(魏军,2015;Cacioppo et al.,2010)。孤独状态的老年人经常有抑郁表现(吴国婷 等,2018)。易感状态的老年人主要特征是焦虑、孤独等负性情绪少,但主观满意度和愉悦感不足。这类人群是孤独、焦虑、抑郁等心理疾病的易感人群。自身的人际关系与外界压力事件将会诱发其抑郁疾病(Zuroff,2004)。不快乐状态人群仅在"与年轻时一样快乐"这一问题上应答率明显偏低,但总体满意度评价和正性情绪高,负性情绪少。这印证了心理压力模式下拜斯尔的观点:"消极影响"和"处于愉快状态"可能并无关联,满意度和一般快乐也可能没有简单的相反关系,主观满意度高且乐观不消极不一定就感到快乐(沃林斯基,1999)。上述分类结果涵盖双因素模型下完全心理健康者、易感者(低心理疾病和低幸福感)两种类型(Keyes,2007;Keyes et al.,2008),但部分病态者(高心理

疾病症状和高幸福感)、完全病态者在本研究中不典型。这是正负性情绪相互影响和情感平衡所致,详细解释参见结论七。

结论六:我国老年人生活满意度较高,心态较积极向上,健康状态人群占绝大多数。无用感是老年人负性情绪的指征,易感状态是老年人心理不健康的最常见状态。本研究显示,除健康状态之外,易感状态占比最高,其保持率与转变率表现最为稳定,不容易发生转变且始终是其他状态较为稳定的接收来源,且向其他转变方向均衡转变,未体现很强的特别转变倾向,与其他状态依赖性不强。如退休老年人,随着生活方式与社会角色转变,其社交圈子迅速缩小,若其无法适应退休后的生活,便成为各种心理问题的易感者(方必基,2015);在易感状态下,负性情绪中无用感发生率即凸显。特殊生理性的原因加之迁移和城市化进程的迅速加剧,老年人中鳏孀人群占比较高且留守人群增多,体力不足带来脑力活动匮乏,脑功能减退使得"老而无用"和消极养老的想法滋生(刘占文,2002)。

结论七:与其他维度的健康状态而言,老年人的心理状态并不稳定。正负性情绪相互作用使得各心理状态之间的转变复杂多样。不快乐状态是其他状态和健康状态之间的过渡状态。一方面,积极态度对对抗心理疾病的帮助较明显,表现为孤独状态人群向易感状态转变概率更高且稳定。积极老化态度和生活取向的老年人感受到的孤独水平更低,还能促使其他组老年人转变为低孤独感组(Castellano, 2014)。另一方面,不良情绪、心境会影响认知判断,使满意度降低(吴振云,2003),表现为易感状态的形成以及不快乐状态向易感状态转变,这在一定程度上解释了存在情绪问题或心理疾病但不失主观幸福感或满意度的情况(高心理疾病症状和高幸福感的病态类型)存在可能性低。此外,我国老年人群中完全病态者也不典型。指标的描述性统计显示有 75.14% 和 64.60% 的中国老年人表示"总是/经常想的开"及"自己的事情总是/经常自己说了算"。积极乐观的生活态度有利于抵御消极情绪,所以心理"完全病态"的人很少。正性情绪维度的两类要素"一般快乐"和"积极态度"(乐观、决断)对综合心理状态的塑造路径不同。前者激发个体行为选择和主观能动性,使面对负性情绪时保持独立,并与之对抗,实现心理健康的重塑,后者通过作用于其他正性情感来发挥作用。不快乐心境会导致主观满意度降低,影响正性积极心态,引发健康人群向易感状态转移,"不快乐状态"也是孤独状态和健康状态的中间状态。只有消除不快乐,才能防止心理疾病的复发,提升主观幸福感,达到完全意义上的心理健康。

结论八:(1)健康的身体基础、家庭支持和社会支持、经济保障和良好居住环境、丰富的日常生活对老年人负性情绪及心理疾病情况具有重要作用。一方面,身体健康、婚姻幸福、日常生活丰富多彩、生病时能够得到亲属照料、居住环境宽松的老年人孤独抑郁等负性情绪少;另一方面,已婚、有医疗保险、社会支持主观利用程度高的老年人在抵御突发压力事件等风险时能力强,能够防止孤独抑郁等心理疾病的触发;此外,与家人一起居住的孤独患者负性情绪更易消除,甚至能够建立积极乐观心态,这与埃尔沃德(Ellwardt et al.,2013)、王希华等人(2010)的研究结果一致。(2)老年人的心境与快乐感受和个体生活行为习惯紧密相连。锻炼对于保持和提升愉悦感、降低不快乐心境对生活满意度和积极心态的负面影响,调动正性情绪更加有效。但是对于负性情绪及心理疾病的控制作用不大。数据显示,有锻炼习惯的不快乐人群更易恢复,而不易转变至易感状态,隶属不快乐状态和易感状态的概率也小。(3)女性是负性情绪的易感者,农村老年人常处于不快乐心境,年龄和教育对于老年人心理健康状态归属及转变均无显著影响。女性是易感状态的潜在人群且容易囿于其中,女性孤独患者转变至易感状态的概率更小,表明女性负性情绪不易消除,这与刘仁刚等人(2000)的研究一致。农村老年人的快乐感易不足。数据显示,城市老年人隶属于不快乐状态的概率更小,健康状态的农村老年人转变至不快乐状态的概率远大于城市老年人,且随着时间推移,城乡差异作用于全体不快乐状态的老年人。即农村不快乐状态的老年人康复概率小但转变至孤独状态和易感状态的概率均大于城市老年人。有研究认为受公共政策"城市偏好",在城市居住意味着拥有公共服务资源相对优越,从而提高主观幸福感(吴克昌 等,2018)。(4)婚姻和经济水平对于老年人心理状态归属以及转变均有影响且影响日趋显著和复杂。本研究数据显示,已婚且与配偶同居的老年人不容易不快乐,面对突发压力事件时更能避免孤独抑郁等心理疾病,但已婚及与配偶同居对于提高愉悦感和满意度帮助不大,甚至显示似乎不利于易感老年人的康复。有研究显示婚姻状况对幸福感无显著影响(许淑莲 等,1993),寡居者与已婚者的心理卫生状况并无显著差异(McCrae et al.,1993)。可以理解,在情感资源方面,家庭对老年人主观幸福感的积极作用仍然难以替代(吴克昌 等,2018)。在核心化和小型化家庭中,配偶的支持和照护显得尤为关键。但事实上,有配偶的易感老年人若夫妻关系不融洽反而不利于其心境的改善。有研究认为,若无配偶者收入有保障,子女孝顺,无配偶本身对老年人幸福感的影响可能不大(刘仁刚等,2000)。因此,婚姻质量和家庭氛围比寡居与否对老年人心理健康及幸福感有更重要的意义。同样地,本研究显示有经济保障的老年人的愉悦感和主观满意度更高、更自信,这与绝大多数研究相似(Gall et al.,1997;Revicki et al.,1990)。医疗保障能够抵御突发压力事件对于孤独、抑郁等心理疾病的触发。但与此同时,高收入的不快乐状态的老人似乎更容易转变至孤独状态。这表明对本就处于不快乐状态的老年人而言,良好的经济保障对良好心境的重塑作用不大。若寿命延长、残障期延长而生活质量未同步提升,反而会阻碍该部分老年人心境改善及主观满意度的提升,甚至使其感到孤独和无用。有研究认为,随着时间推移,医疗保险覆盖面更广意味着公共有限的医疗资源紧张和使用医疗资源间的竞争,反而易引发矛盾(吴克昌 等,2018)。这从侧面反映了社会阶层和流动理论中社会经济地位对于处于心理"中间状态"滞后效应或混淆效应。事实上,外来客观条件对主观愉悦感的重塑作用有限,更应该倚靠个体主观能动性的提升。

三、老年人社会健康潜在状态类型与转变

结论九:我国老年人社会健康状态存在 5 种类别,包括健康、完全失能、核心 IADLs 受限、长距离出行困难、初始 ADLs 受限。前两个状态为极端状态,指所有条目均能或均无法独立完成。核心 IADLs 受限指无法独立做饭、洗衣服、外出购物,而其他 IADLs 和 ADLs 独立性较好。长距离出行困难指无法乘坐公共交通出行且有无法独自购物的趋势。初始 ADLs 受限状态下,老年人无法独立完成所有 IADLs 项目且伴随独立沐浴困难。其中尤其要关注核心 IADLs 受限状态的老年人和长距离出行困难状态的老年人。前者人数占比增加最快,规模仅次于健康状态,是健康状态转变的首要方向,随着年龄增长,该状态老年人易深陷其中(稳定性提升最为明显),康复率下降而转变至完全失能状态的风险显著增加;后者与 IADLs 其他项目有很强的异质性,且情况复杂,在某种程度上,仅长距离出行困难状态的老年人康复可能性高,但同时长距离出行困难也是完全失能状态者以及初始 ADLs 受限状态者康复的最大阻碍。

结论十:社会健康状态的衰弱始于工具性日常生活能力丧失,尤其是购物、洗衣服、做饭 3 项。IADLs 项目中"乘坐公共交通工具出行"条目区别于做饭、洗衣服、购物 3 个项目。前者倾向于长线的、社会性活动,后 3 个项目均属于个体性小

范围密集活动,故各自构成典型状态模式。这两类项目领域和对应两个潜在状态的失能次序有待进一步研究,有可能并非递进而是平行关系。单就各项目发生率来看,中国老年人中 IADLs 由难到易依次是购物、洗衣服、做饭、乘坐公共交通工具、去邻居家串门。IADLs 各项目之间结构稳定有黏合性,除"乘坐公共交通工具出行"条目,失能一旦波及 IADLs 深层次,则很难有个别领域好转的情况发生。无法独立沐浴是中国老年人进入 ADLs 失能的标志和关键环节。体现为随着时间推移,无法独立沐浴的老年人增加明显。且 ADLs 失能以"无法独立沐浴"为开端。这与卡茨(Katz,1963)的研究结果一致,与何文炯(2013)的研究在"沐浴"这项指标上的结论一致。与国外认为移动是 ADLs 首要失能领域不一致,所有 ADLs 和 IADLs 代表的失能领域中,失能最晚且最难发生的领域是大小便控制,其次是进食。依据是这两项的低发生率以及完全失能状态下低响应率。

结论十一:社会健康状态最为稳定,且随着年龄增长和进程发展愈发不可逆。初始 ADLs 受限状态完全恶化趋势最为明显,其次是核心 IADLs 受限状态。除期初为核心 IADLs 受限状态的老年人之外,其他三种状态的老年人康复率显著下降;相较转变至其他状态,各状态老年人保持原来状态的概率最高。随着时间推移,各状态中均有超过一半的老年人易囿于该状态,绵延难愈。其中健康状态稳定性最高,其次是长距离出行困难状态、完全失能状态,而核心 IADLs 受限状态稳定性提高得最明显;随着时间推移,各状态老年人转变方向越来越单一,健康状态老年人转变方向由长距离出行困难状态变为核心 IADLs 受限状态,长距离出行困难状态和初始 ADLs 受限状态始终保持着持续且日益频繁的相互转变频率;核心 IADLs 受限状态和初始 ADLs 受限状态之间的转变减少,长距离出行困难状态和核心 IADLs 受限状态之间未发生转变。

结论十二:影响因素主要作用于健康状态、长距离出行困难状态及核心 IADLs 受限状态,且不同要素对于状态隶属与转变作用均不同。尽管下肢活动受限对老年人出行困难具有很强的预示作用,但其他功能因素如上肢功能、情绪以及认知对于健康状态、出行困难状态老年人的转变和康复更有意义;除了收入水平,绝大多数风险因素对于残疾初始状态归属作用不显著,但性别、年龄、受教育程度、居住地等对于老年人失能健康状态的转变均有显著影响。其中受教育程度、居住地作用愈发明显,前者主要作用于健康下滑的前期,是避免进入残疾状态的抑制因素;居住地的影响则作用于残疾中间状态的好转;性别、上肢功能障碍、受教育程度低是健康老年人进入残疾初始阶段的风险因素,前两者易促使健康老年人进入长距离出行困难状态,后者易促使健康老年人转变至核心 IADLs 受限状态。年龄是初始 ADLs 受限状态恢复至长距离出行困难状态的抑制因素。年龄大、收入低也是健康老年人转变至初始 ADLs 受限状态的风险因素。收入水平对女性老年人、教育水平不高的老年人、下肢功能障碍的老年人处于残疾状态的风险有调节作用。医保对于低收入水平老年人来说是全方位抵御风险的重要保障;"选择性死亡"体现在家庭人均收入最低的五等分位数组,年龄越大,初始 ADLs 受限和完全失能风险反而减小。但风险因素对于功能因素的调节作用不明显。控制风险因素后,仅情绪对于老年人由健康状态转变至长距离出行困难状态的影响不再显著。收入水平对认知以及上肢的调节在统计上不显著,但经济分组间体现出较大的系数差异,故有待进一步讨论和研究。

四、老年人综合健康潜在状态类型与转变

结论十三:我国老年人综合健康潜在状态包括 4 种类别:(1)健康状态:该状态下的老年人躯体功能完好,日常生活正常,生活满意度高,心态积极向上;(2)轻度损伤状态:该状态下的老年人无法独立提重物、蹲站、长距离室外行走,但日常生活活动如购物、做家务、吃饭、沐浴等均未受到明显影响。心理上无焦虑、孤独等情绪疾病,但生活满意度、快乐感、积极心态受到一定影响。(3)中度损伤状态:该状态下的老年人处于中低躯体损伤状态,易诱发乘坐公共交通出行、购物、做饭、洗衣服甚至独立沐浴困难等核心 IADLs 受限或初始 ADLs 受限的情况,处于心理健康或易感状态的概率分别有 57% 和 43%。与轻度损伤状态相比,其特点在于日常生活自理能力初步丧失。(4)复杂状态:该状态下老年人上肢功能较差,且处于中高程度躯体功能下降,生活满意度、快乐等积极情绪受到严重影响,孤独感提高。但社会健康状态倾向性复杂,日常生活未受到影响,核心 IADLs 受限、初始 ADLs 受限、完全失能的倾向性较平均。随着时间的推移,健康状态人群占比下降最为明显,2014 年为 25.98%,轻度损伤状态人群成为老年人群中占比最多的状态类型(34.12%)。中度损伤状态人群占比上升最为明显,由 2002 年 2.61% 上升为 2014 年 21.76%,复杂状态人群占比由 1.08% 上升至 18.14%。相较各维度健康状态,老年人综合健康潜在状态稳定性更强。随着时间推移,健康损害愈发不易恢复而恶化趋势加重,以中高程度躯体损伤为特征的复杂状态成为主要转变方向,转变至

中度损伤状态的概率明显上升。

结论十四：生理和社会两个维度上，健康老年人群占绝大多数，而心理上易感是老年人群的最常见状态。但就趋势而言，随着年龄增长，老年人各方面健康情况均有所恶化。其中生理健康恶化最为明显，其次是社会健康。躯体功能在老年人综合健康状态中扮演着最基础角色。躯体健康状况越差，往往情绪越差，且伴随孤独无用感的提高；心理健康还与生理健康（包括上肢功能障碍）显著相关。社会健康与生理健康显著相关，与心理健康的相关性则不显著，可能还受到外在社会经济因素的干预，尤其体现为中高程度躯体损伤但日常活动独立性尚可的复杂状态。

结论十五：年龄、受教育程度、慢性病情况、日常活动对老年人初始综合健康潜在状态以及转变均有显著影响。锻炼对初始状态的影响显著，而性别、居住在城市、吸烟是状态转变的风险因素。

就初始状态的影响因素而言，年龄越大、患慢性病、没有锻炼习惯、日常活动少的老年人成为轻度损伤状态或者复杂状态的风险更高；接受良好教育和参加日常活动是避免陷入中度损伤状态的有利因素。

就状态转变而言，年龄对于老年人综合健康潜在状态转变的影响是持续且全方位的，每增加一岁，健康状态的老年人转变至高强度动作受限甚至复杂状态的风险，以及轻度损伤状态的老年人转变至复杂状态的风险均有所提高；疾病对于初始状态为健康状态的老年人转变至高强度动作受限的影响持续；受教育程度高和有饮酒习惯对于健康老年人的影响愈发明显，前者降低至高强度动作受限或中度损伤状态的风险，后者则降低至复杂状态的风险；多参加日常活动不仅有利于高强度动作受限状态的康复，也有利于预防健康老年人向复杂状态的转变。性别和吸烟分别是健康老年人转变至高强度动作受限状态，以及高强度动作受限状态康复的风险因素，尽管其作用随着时间推移式微。同样地，城乡差异不再显著。值得注意的是，收入水平对于老年人综合健康状态转变的影响较为持续和多样。收入水平高的健康老年人转变至轻度损伤状态的风险低（OR=0.643），但随着时间推移，收入高的老年人从轻度损伤状态转变至中度损伤状态的概率也大（OR=3.176）。在控制年龄因素的情况下，本研究认为，可能是良好的经济条件和医疗服务使得健康素质较差的老年人群得以存活，进而引发其更差的失能走势，而经济地位较低的老年人群中弱势老年人去世留下更强健的老年人。这也在一定程度上反映了社会阶层流动和健康不平等,即社会经济地位对于极端健康状态预见性高,中间状态则受多种因素影响而不稳定。

结论十六:随着时间推移,老年人综合健康状态越来越是由生理性因素和社会因素共同作用的结果。一方面,随着时间推移,功能性损伤对于社会健康状态的影响愈发受到社会经济因素的调节,尤其体现为复杂状态的形成及恢复。该状态下的老年人上肢功能较差且处于中高程度躯体功能受损,生活满意度、快乐等积极情绪受到严重影响,孤独感提高。社会健康状态倾向性复杂,日常生活未受到影响,核心 IADLs 受限、初始 ADLs 受限、完全失能的倾向性较平均。此外,若发生转变,其更容易转变至轻度损伤甚至健康状态,个体社会经济条件良好,医疗服务可及,更能享受到高水平的医疗救治,对个体功能恢复有促进作用,经济的发展使老年人拥有更多提高自理能力的资源,尤其是现代社会便利的生活环境与完善的辅助设施对提升老年人自理能力至关重要(Beydoun et al.,2005)。另一方面,随着时间推移,各类健康损害状态均愈发不易恢复且恶化趋势加重,以中高程度躯体损伤为特征的复杂型综合健康状态成为主要转变方向,轻度损伤的老年人最容易直接转变至此。营养及医疗技术的进步也使得身体素质较差的老年人群存活率提高,加上环境污染加重、工作压力大、慢性病频发,造成这部分人群综合健康状态恶化速度更快的不良局面出现。

第二节 讨 论

一、选择性死亡理论:弱势群体健康状态表现的"逆转"

大量研究证实,在生理或功能领域,选择性死亡假说可以解释健康的性别差异。基于健康潜在状态转变分析,本研究发现:收入水平的选择性死亡在老年人群社会健康领域有所体现,而性别的选择性死亡可解释老年躯体功能状态转变现象。

(一)躯体功能状态及转变的性别差异

本研究显示老年人躯体功能状态分布和转变存在显著的两性差异。在存活老年人中,女性更容易处于较差状态和深陷中间状态,恶化概率大、程度高;男性则容易维持在极端状态(完全障碍或健康状态),即便发生转变,恶化程度也较低,好转概率大。这可以用选择性死亡理论解释:本处于相对生存劣势的强健男性个体幸存,因而存活的男性老年人比女性老年人具有更强的健康状况改善的趋势;也有研究认为,除固有的两性生理差异,女性维持健康的劣势还是两性群体在家庭、社会中担负的社会角色不同而造成的社会资源的可得性、利用有效性等方面存在广泛差异的累积性效应所致(魏蒙,2017)。

(二)经济收入水平的选择性死亡:低收入组老年人的残疾状态表现

本研究中,"选择性死亡"在对比不同收入水平组老年人残疾状态归属时得以体现。家庭人均收入在五分位水平以下分组中,年龄越大的老年人,初始 ADLs 受限和完全失能风险反而降低 0.34 个单位;而收入在五分位水平及以上分组中,每增加一岁,初始 ADLs 受限和完全失能风险则增加 0.05 个单位。我们有理由猜测:在经济条件有限的情况下,病残的老年人在初期死亡,身体强健的老年人幸存,该部分越长寿的也越健康,出现年长者残疾率更低的现象。

二、机体损耗:对于生理、社会、综合健康状态的持续全方位影响

机体损耗理论(Baumeister et al.,1998)是解释老化现象的重要理论之一。随着年龄增长,个体身体系统的主要细胞的损耗程度愈发严重,失能修复损伤的能力退化。这是由基因预先决定的,无法避免,这也使得人体总有一个寿命的上限。本研究显示,健康的生理和社会两个维度上,以及综合健康潜在状态隶属和转变等方方面面无不体现出老化的影响,而年龄对于心理潜在状态的隶属和转变影响不显著。

当老年人进入 75 岁之后,躯体功能状态水平下滑趋势明显,而进入 80 岁及以上年龄后,老年人健康严重恶化的现象频发。前者基于个体前后健康发展方向对比,后者则反映转变强度。从分年龄组的躯体功能潜在状态分布来看,年轻老龄组的老年人多高强度动作受限,而 75 岁及以上老年人易成为下肢功能障碍者;65—69 岁年龄组老年人在第二个时间间隔内,相较第一个测量时间间隔,健康状态占比快速下降 16%;75—79 岁年龄组老年人中健康状态人数减少最显著且呈持续趋势,完全障碍状态人群占比上升最明显;从状态转变来看,高强度动作受限老年人期初年龄越低越容易康复,但一旦步入 75 岁,康复概率降低,保持原状态的优势也在进入 80 岁之后迅速下降,恶化成下肢功能障碍和完全障碍的风险显著提升。此外,随着年龄增长,残疾进程迅速发展且愈发不可逆。本研究数据显示,随着时间

推移,相较第一个时间段内,健康、核心 IADLs 受限、或初始 ADLs 受限等任何状态的老年人好转率或康复率显著下降,维持率均有所提升,转变方向越来越单一。此外,每增加一岁,健康老年人转变至初始 ADLs 受限的风险增加(OR=1.065),而长距离出行困难状态康复概率则降低(OR=0.927)。就综合健康潜在状态而言,年龄是步入健康损害和极端状况的不利因素,也持续推动老年人健康状况的每况愈下。每增加一岁,老年人隶属轻度损伤状态或者复杂状态的风险增加(OR=1.063,OR=1.137),健康状态老年人转变至轻度损伤甚至复杂状态的风险提高5%—20%不等,轻度损伤状态的老年人转变至复杂状态的风险均提高5%—10%不等。基于自评健康的研究表明,我国老年人健康状况在各年龄段都存在变差的潜在发展趋势,其中73—76岁这个年龄段潜在发展趋势最差(高晓晖,2012)。提示73岁可能是我国老年人健康状况发展的一个重要转折点。本研究缘于年龄分组、观测时间、测量指标等因素影响,未得出一个确切的相应转折年龄,但印证了75岁这个作为区分年轻老年人和中高龄老年人的节点,有着特别的指示意义。

三、机体损耗和选择性死亡的复合作用:躯体功能状态转变性别差异的年龄中和效应

前述运用选择性死亡理论解释躯体功能状态分布和转变存在显著的两性差异:女性在维持健康上具有明显劣势,男性则容易好转。但这种差异随时间推移在老年后期有缩小或趋同趋势。尤其体现为中间状态(下肢功能障碍)和不稳定状态(上肢活动度受限)老年人身上。这种年龄中和效应(Kim et al.,2007)有以下两种理论解释:(1)随着年龄的增大,生物性衰老更能预测个人健康状况,而性别的影响程度有所下降(House et al.,1994);(2)在选择性死亡的作用下,维持健康的劣势群体即女性老年人中,更加弱势者死亡,后期剩下身体强健的幸存者(Lynch,2003)。观察不同初始状态的躯体功能潜在状态转变情况发现,第一种理论解释主要作用于高强度动作受限状态以及上肢活动度受限的老年人,而第二种可解释下肢功能障碍的老年人状态的转变。处于躯体功能下降初期阶段的老年人,无论男女,随着年龄增长其躯体功能恶化趋势均更加明显,导致老年后期两性差异缩小;而下肢功能障碍的女性在第二个时间间隔内的康复率和好转率反而提高。遂得出结论:在老年人生命周期前期,老化的作用占主导地位,而进入老年人生命周期后期,选择性死亡的影响凸显。

四、健康不平等与社会阶层和流动理论相关

健康不平等理论由来已久并已在全球范围内得到验证,即健康与社会经济地位高度相关,一般而言,社会经济地位越高的人越健康(Marmot,2004)。本研究以收入水平和医疗保障为研究指标,发现健康不平等尤其体现在老年健康的社会领域,即残疾状态,而在心理维度和综合健康状态某些方面作用失灵。

(一)调节风险因素对于社会健康状态的不利影响

收入水平的调节作用主要体现在初始社会健康潜在状态归属上：高收入可以弱化性别、受教育程度低、下肢功能障碍者隶属初始 ADLs 受限和完全失能的劣势；医保对于低收入水平老年人来说是抵御核心 IADLs 受限风险的重要保障；此外,收入越低的老年人更容易直接从健康状态转变至初始 ADLs 受限状态,但收入水平对认知功能以及上肢功能的调节作用在统计上不显著。

(二)个体经济地位优势在心理健康以及综合健康状态上的"失灵"

(1)经济保障对于良好心境重塑的"不作为",对于中间状态的"混淆"效应。

本研究显示,在心理健康维度,有经济保障的老年人愉悦感和主观满意度更高,更自信,处于易感状态的可能性低(OR=0.69),这与绝大多数研究结论一致(Gall et al.,1997；Revicki et al.,1990)。其中医疗保障能够抵御突发压力事件,避免触发孤独、抑郁等心理疾病,有医保的易感人群更能够维持在原状态。但与此同时,数据也显示高收入的不快乐老年人似乎更容易转变至孤独状态(OR=3.86)。这表明对本就不快乐老年人而言,经济条件对于良好心境的重塑作用不大。一方面,这意味着对主观愉悦感的重塑,外来客观条件的作用有限,更应该依靠个体主观能动性；另一方面,也侧面反映了社会阶层和流动理论中,社会经济地位对于处于"中间状态"(非"完全健康"和"完全病态")的"混淆"效应。即社会经济地位对生活方式和其他相关因素的滞后效应模糊了这种中间健康状态的模型的预测性。当寿命延长时,若生活质量未同步提升,则残障期延长,反而会阻碍该部分老年人心境改善及主观满意度的提升,一些老年人甚至会产生孤独和无用感；还有研究认为,医疗保险覆盖面更广则意味着公共有限的医疗资源紧张和使用竞争,反而易引发矛盾(吴克昌等,2018)。

(2)社会活动表现问题但躯体损伤程度较轻的综合状态的形成。

在老年人综合健康潜在状态中,本研究发现,随着时间推移,高收入的轻度损伤状态老年人反而更容易转变至中度损伤状态(OR=3.176)。中度损伤状态较为

特殊,是个体躯体损伤程度较轻甚至没有躯体功能受限,但存在中等程度的社会活动表现问题,尤其是 IADLs 受限明显。ICF 分类框架衍生的复合型健康状态中提到类似情况,如污名化、歧视。高收入的非健康老年人反而更容易转变至此。表明对于较高社会地位的老年人,其躯体层面的病损易被治愈,但躯体损伤对其造成的负性影响和心理障碍不易消除,使得其社会表现难同步恢复。这体现了社会经济地位对于某些重要因素的"滞后"或"混淆"效应,也启示主观能动性在非生理维度的健康领域中的重要作用。

五、教育和户籍的影响:权力和资源的作用愈发重要

教育和户籍涉及权力和资源的差异,也是社会经济地位的重要指标。随着时间推移,其对社会维度的健康作用愈发明显。

其中,教育主要作用于健康状态下滑的初期,是进入残疾状态的抑制因素。它不仅关乎初始健康状态隶属,也影响状态转变。教育是健康状态老年人转变至核心 IADLs 受限状态的抑制因素(OR=0.66),它也能够降低其转变至轻度损伤和中度损伤状态的风险(OR=0.62,OR=0.64)。与此同时,教育对综合健康状态也有影响,是避免陷入中度损伤状态的有利因素(OR=0.52)。中度损伤状态是未有严重的躯体损伤但存在中等程度的社会活动表现问题,如当个体面对污名化和被歧视时具有的社会活动表现问题。而拥有较高教育文化水平的老年人在面对非生理性的相关困境时,能够树立正确的认知和良好心态,调整自身社会表现。这也体现了个体主观能动性的作用。

户籍的影响则作用于残疾的中间状态的好转,且对心理健康状态的归属和转变作用明显。相较农村老年人,城市老年人由初始 ADLs 受限状态恢复至长距离出行困难状态的机会更高。城市老年人更加快乐也更有自信。不快乐的农村老年人康复率更低,也容易转变至孤独和易感状态。本研究显示,城市老年人隶属不快乐状态的概率低近 50%,健康农村老年人转变至易感状态的概率远高于城市老年人(OR=2.65)。且随着时间推移,不快乐的农村老年人康复概率比城市老年人康复概率低 20%左右,而转变至孤独状态(OR=1.09)和易感状态(OR=1.59)的概率均大于城市老年人。受公共政策"城市偏好"影响,居住在城市的老年人拥有更优越的公共服务资源,主观幸福感也高(吴克昌等,2018)。

六、社会支持:配偶支持的力量

社会支持的作用在心理健康领域无疑是突出的,尤其是对负性情绪的预防和

干预方面。其中客观支持和对社会支持的利用程度对心理健康潜在状态的转变作用显著,而主观支持与初始心理状态归属有关,但对老年人综合健康状态分布和转变作用不明显。

数据显示,与家人同住的孤独老年人转变至易感状态和不快乐状态的概率显著高,与家人同住的健康老年人转变至孤独状态的概率显著低。遇到困难时会向直系亲属寻求帮助的健康老年人转变至孤独状态的概率愈发明显低(OR=0.23);生病时能获得直系亲属照料的老年人隶属孤独状态的概率低近七成。这表明客观支持除了对负性情绪有预防和消除作用,还有利于建立积极乐观心态。

配偶支持是社会支持的重要方面,婚姻质量比婚姻状态更加重要。本研究数据显示,已婚且与配偶同居的老年人不容易不快乐,面对突发压力事件时更能避免孤独、抑郁等心理疾病,但已婚且与配偶同居对于提高老年人愉悦感和满意度帮助不大,甚至显示似乎已婚且与配偶同居的易感老年人不容易康复。有研究显示婚姻状况对幸福感无显著影响(许淑莲 等,1993),寡居者与在婚者的心理卫生状况差异并不显著(McCrae et al.,1993)。情感资源方面,家庭对老年人主观幸福感的积极作用仍然难以替代(吴克昌 等,2018),在核心化和小型化家庭中,配偶的支持和照护显得非常关键。但事实上,有配偶的易感老年人若夫妻关系不融洽反而不利于其心境的改善。刘仁刚等人(2000)认为,若无配偶者有收入保障,子女孝顺,那么无配偶本身对其幸福感的影响可能不显著。因此婚姻质量和家庭氛围比寡居与否对老年人心理健康更有预测意义。

七、个体主观能动性:持久保持快乐和健康的根本

在心理健康方面,老年人的心境与快乐感受和个体生活行为习惯紧密相连,而除了社会支持的利用程度,与生活方式相关的内在主观因素对于已有负性情绪及心理疾病的控制作用不大。

有锻炼习惯、日常生活丰富对于老年人保持和提升愉悦感、降低不快乐心境对生活满意度和积极心态的负性影响,调动正性情绪更加有效。数据显示,有锻炼习惯的老年人隶属于不快乐状态和易感状态的风险更低。随着时间推移,锻炼对于不快乐老年人整体有重要影响,是其恢复健康的有利因素(OR=1.31)和转变至易感状态的抑制因素(OR=0.73)。每多参加一项日常活动,老年人易感的概率就能降低10%,孤独的概率降低25%,由健康状态转变至孤独状态的概率降低近30%。特别地,适度饮酒能降低不快乐心境对生活满意度和积极心态的负面影响。适度

饮酒对于不快乐人群向易感人群转变有一定的抑制作用(OR=0.47)。

在综合健康状态方面,有锻炼习惯的老年人进入轻度损伤状态或者复杂状态的风险更低(OR=0.522,OR=0.166)。日常有饮酒习惯的健康老年人转变至复杂状态的概率低(OR=0.414),多参加日常活动对老年人综合健康状态有着全方位的有利影响。每参加日常活动个数增加一项,老年人隶属于轻度损伤、中度损伤、复杂状态的概率分别降低约 30%、60%、10%。轻度损伤状态的老年人康复率增加(OR=1.344),健康老年人向复杂状态转变的风险降低(OR=0.775)。

八、健康优势和恶化走势并存:生理性因素的基础作用和经济社会环境调节作用的交互

随着时间推移,老年人综合健康状态越来越表现为个体和经济社会环境的交互结果。一方面,功能性损伤对于社会健康状态的影响越来越受到社会经济因素的调节,尤其体现为复杂状态的形成及恢复:复杂状态下的老年人上肢功能较差且处于中高程度躯体功能障碍,生活满意度、愉悦等积极情绪受到严重影响,孤独感提高,但其社会健康状态倾向性复杂,日常生活未受到影响、核心 IADLs 受限、初始 ADLs 受限、完全失能的倾向性较平均。这可以解释为经济发展使老年人拥有更多改善自理能力的资源,尤其是现代社会便利的生活环境与完善的辅助设施,在提升老年人自理能力中发挥了至关重要的作用(Beydoun et al.,2005)。此外,复杂状态老年人更容易转变至轻度损伤甚至康复状态,这说明社会经济地位高的老年人医疗服务可及性高,这对于个体功能恢复本身有一定促进作用。另一方面,随着时间推移,健康损害状态愈发不易恢复且恶化趋势加重,总体健康情况恶化趋势加快。尤其体现以中高程度躯体损伤为特征的复杂型综合健康状态成为主要转变方向,且轻度损伤状态老年人最容易直接转变至此。魏蒙(2017)将此解释为营养及医疗技术的进步使得健康素质较差的人群得以存活,加上环境污染、工作压力、慢性病频发加剧这部分群体的失能情况,遂表现为综合健康状态恶化趋势加快的不良局面。

这说明社会经济地位高群体的自理能力优势在中高度损伤老年人群中得以显现,但对于轻度损伤的老年人而言,这反而会加速其健康的恶化走势。这说明个体和社会环境对于老年人综合健康状态的交互作用,可以基于全周期的视角来解释。年龄劣势和老化趋势,在生理层面以及病损初期发挥着主导作用;当老年人在后期深陷绵延难愈的中间状态时,社会地位差异凸显,尤其体现为健康的社会领域。但

整体而言,老年人健康趋势是每况愈下的,体现老化的不可逆。

第三节　政策建议与展望

一、政策建议

(一)从健康状态分类和转变角度出发,对老年人健康进行分重点和阶段性干预

1. 躯体功能

一是在老年人躯体功能康复治疗方面,可着重进行下肢平衡性和上肢灵活性改善。前文分析显示,我国老年人躯体健康状态存在好转情况,体现为上肢灵活性的恢复和下肢平衡性的改善,可在该方面重点投入相关康复治疗资源,提高康复率和医疗效率。

二是年轻老年人要着重肌肉力量的提升,防止失衡和步态异常,高龄老年人要着重健康状态及轻度躯体损伤状态的维持。本研究显示,当老年人进入 75 岁之后,躯体健康状态水平下滑趋势明显,尤其是平衡性和步态趋弱。进入 80 岁之后极易出现由健康状态或者仅高强度动作受限迅速恶化成完全功能障碍的现象。75岁以上老年人将成为躯体康复治疗以及相关器械辅具的主要需求人群。其中高强度动作受限的老年人,期初年龄越低,越容易康复,对于年轻老年人,要积极通过锻炼或康复活动提升肌肉力量,防止肌肉力量薄弱致使失衡和步态异常;对高龄老年人,要密切关注尚处于健康状态或躯体功能初步损伤状态的老年人是否出现迅速恶化的情况。

三是综合损伤的年龄和损伤原因来评估老年人群躯体损伤程度和康复可能性。在分析躯体损伤程度较严重的年轻老年人时,要考虑发病原因对病情发展的影响。下肢功能障碍或完全功能障碍的自然演变较为缓慢且多出现在失能后期,在老龄阶段早期,该类人群可能是由意外事故或疾病导致的程度较严重且不可逆的残疾,这类人群恶化风险高,甚至迅速进入死亡。故本研究显示 75 岁以下的下肢功能障碍状态的老年人恶化风险高,年龄越大反而有保持优势;而在第二个时间段的转变过程中,进入中高龄的该类老年人,其完全功能障碍状态多为其他状态转变而来的新患者,维持原状态概率或恢复概率高,期初年龄越轻,康复机会越大。

2. 心理健康

一是充分利用心理健康不稳定以及正负性情绪平衡的特点,注重引导和干预。

相较躯体、社会健康状态,老年人心理健康状态的稳定性弱,进行合适的引导和干预能起到较好效果,如促进其向仅不快乐或健康状态的转变。心理健康状态是正性和负性情绪之间相互作用达成情感平衡的结果,不同心理健康状态的形成及特征差异明显。关注老年人所属心理状态类别,识别某个情绪变化将带来的影响,以及该类状态的转变倾向,有利于更加有针对性且有效地预防和治疗老年人心理问题。如锻炼和社交活动对提升愉悦感、调动正性情绪有效,而家庭、经济和社会支持对于抵御突发事件风险,防止易感状态老年人群心理健康恶化更有作用。要分情况多角度考虑。譬如数据显示,房屋不是自有、无单独卧室等是不快乐老年人和孤独老年人康复和好转的积极因素。这表明对于本就不快乐或者孤独的老年人,亲密关系和紧密的空间距离比优越的居住环境更重要。

二是逐步建立统一全面的老年人心理健康评价体系,关注易感人群,避免无用感和不快乐的滋生。心理健康评价体系是识别人群心理健康状态,准确预防和干预心理疾病的重要依据。由于心理健康要素复杂,到目前为止尚未形成一个统一且全面的评估体系,单维量表和综合性量表繁多,这不利于老年人群心理健康水平的横向和纵向对比,一定程度影响了相关研究结果的价值。本研究建议可遵循双因素模型,从总体认知、正性情绪、负性情绪三方面进行全面评估。关注易感人群,尽管其没有显著的孤独、焦虑、抑郁等心理症状。识别并重视老年人无用感和不快乐心境,前者是老年人进入易感状态的标志,是负性情绪的指征,后者会产生认知偏差,降低满意度,从而影响老年人的身心和生活质量。

三是主观幸福感等积极力量的增强会从根本上提高心理疾病的干预和治疗效果。由于正负性情绪相互作用,各心理状态类型之间的转变复杂多变。积极态度对消除心理疾病的帮助较明显,表现为孤独人群向易感人群转变的概率更大且稳定;差的情绪、心境会降低老年人对生活的满意度和幸福感,表现为易感状态的形成以及不快乐状态向易感状态转变。只有调动老年人的积极情绪,使他们形成长期、稳定且乐观的生活及老化态度来作用其自身的整个心理过程,使其达到健康状态,才能防止心理疾病的复发,从而在根本上提高老年人群整体幸福度。

3. 自理能力和社会参与

一是协助沐浴是长期护理服务中需求最大的项目。研究显示,随着时间推移,无法独立沐浴的老年人数量增加最为明显。初始 ADLs 受限以"无法独立沐浴"为开端,是中国老年人进入初始 ADLs 失能状态的标志和关键环节。在众多长期护理服务项目中,协助沐浴是需求最大的项目。

二是通过辅具推广普及、环境改造、健脑活动提升老年人的自理能力。本研究显示，老年人群存在仅乘坐公共交通出行困难的社会健康状态，该状态与其他IADLs项目异质强，倾向于长线的、社会性活动，不易恢复的趋势愈发明显，成为完全失能状态康复的最大阻碍。本研究发现下肢功能障碍和受教育程度低对于出行困难有很强的预示作用，期初认知功能障碍的出行困难状态老年人康复的概率高，快乐情绪也会促使其康复，受教育程度低也会使下肢活动受限。为此，针对下肢功能或移动限制引发的出行困难，可通过辅具使用、公共交通设施改造来提供环境便利；针对认知能力或情绪问题引发的出行不便甚至社会不适应，可首先开展适宜的健脑、健心活动，改善其认知功能和心理问题，继而改善老年人社会活动能力。

三是关注轻度损伤状态人群，防止其健康状态急剧恶化。本研究显示，综合健康潜在状态中，随着时间推移，轻度损伤状态老年人数规模逐渐超过健康状态老年人，成为占比最大的类别。该状态下老年人无法独立提重物、蹲站、长距离室外行走，尽管其日常生活活动未受到明显影响，且心理上无焦虑、孤独等情绪疾病，但轻度损伤状态是易感人群且最容易转变至中高程度的躯体损伤伴有孤独感提高的复杂状态。这体现出生理性损伤对于社会健康状态的影响越来越受到社会经济因素的调节，但营养及医疗技术的进步也使得健康素质较差的人群幸存，加上环境污染、工作压力、慢病频发，导致该部分人群综合健康状态恶化走势较快，成为不容忽视的高照护强度与照护资源需求群体。

（二）关注几类特殊风险人群

1. 独居老年人

高龄化、城市化、家庭结构和居住安排的变化，使得丧偶、失独、留守老年人比重增加。该类老年人一方面失去情感支持和精神慰藉，易产生老而无用和消极养老的想法，是心理疾病的易感人群；另一方面缺少相应经济、资源支持，面临更差的健康改善条件。本研究显示已婚的易感老年人抑郁的可能性小，独居抑郁老年人康复可能性低，社会支持利用程度高有利于老年人维持健康状态。为此政府应关注独居老年人，了解其实际医疗需求和心理需求，改善其自理状态，提升其幸福感。

2. 女性老年人

本研究显示，尽管女性老年人较男性老年人具有生存优势，但其躯体健康水平往往更低，易陷入绵延难愈的状态，若发生转变则恶化风险高，也是易感状态高发人群，还容易由健康状态转变至出行困难状态。为此制定政策时，应立足老年女性人群特有的人口、社会、经济和健康特质,尊重女性老年人家庭照料者的角色,肯定其贡献,给予其更多的经济帮扶和实际帮助,降低她们的劳动强度,维护其健康,缓解其压力;也要提供场所环境并引导创造公平的社会氛围,鼓励女性老年人参加社交活动,提升自信水平。

3. 城市老年人

本研究显示,从综合健康状态来看,城市健康老年人更容易直接转变到复杂状态,该状态老年人上肢功能较差且处于中高程度躯体功能下降状态,生活满意度、愉悦等积极情绪受到严重影响,孤独感提高。但社会健康状态倾向性复杂,日常生活未受到影响、核心 IADLs 受限、初始 ADLs 受限、完全失能的倾向性较平均。出现这样的现象原因可能在于:城市的公共政策偏好和较高经济地位使得身体素质较好的城市老年人得以幸存,但社会压力、环境污染等因素也致使其躯体损伤走势更加严峻。而器具或者护理制度和服务的享用,在一定程度上又能改善其社会表现和活动参与。未来城市老年人可能依旧是长期护理服务的主要需求和使用人群。

(三) 其他措施

一是消除贫困对于改善老年人健康状态具有重要意义。本研究显示,收入水平对避免健康老年人进入不健康状态以及前期康复、预防恶化有促重要作用;较高收入可以弱化性别、受教育程度低、下肢功能障碍对处于初始 ADLs 受限和完全失能状态的劣势;低收入老年人和农村老年人因其社会地位差异及环境文化影响,易产生无用感甚至孤独、抑郁等负性情绪。为此,政府应加大对生活困难老年人的生活补助,这对提高老年人心理健康水平和社会健康水平具有重要意义。

二是注重农村基础医疗卫生设施的建设,提高医疗保障水平,促进社会公平。本研究显示,农村老年人更容易由健康状态转变至易感和抑郁状态,由初始 ADLs 受限状态恢复至长距离出行困难状态的概率低于城市老年人。就综合健康潜在状态而言,相较城市老年人,农村老年人不容易转移至复杂状态,即中高程度躯体损伤,具有较低生活满意度和正性情绪,较高孤独感但社会倾向性复杂的情况。有研究认为,这很大程度上是因为农村基本医疗卫生资源以及医保制度建设仍不完备,农村老年人医疗保健知识相对匮乏,一些农村老年人由于无法及时被救治而直接死亡(李彬 等,2009)。建议增加对农村地区医疗人员和医疗物资的配备,促进农村基本卫生服务体系与医疗保障制度的建立健全。同时加强宣传,提高农村老年人健康和医疗保健意识,提高农村卫生资源的使用率。

三是积极推进健康老龄化,实现从依靠家庭资源和卫生健康系统向社会整体联动及个体主观能动相结合的转变,是从根本上提升老年人健康水平的有效长远措施。本研究显示,家庭和社会支持以及个体自身良好生活习惯是防止躯体功能退化,提升老年人社会适应性,促进身心健康的最有效因素。这表明在依靠卫生健康系统之外,健康老龄化尚需要社会整体联动、全民参与以及个人主观行动。在政策方面,可从健全社区医疗护理保障体系、充分利用社会支持系统、塑造良好家庭关系等方面促进老年人健康:政府应鼓励子女多与父母进行沟通交流,多陪伴老年人,减轻其社会隔离感,而不仅仅是提供经济支持;重点关注和关爱空巢老年人、独身老年人,及时对其进行心理疏导和健康检查,鼓励并帮助其建立稳定的社交关系;健全社区老年人医疗保障体系。建立社区心理咨询援助站,及时识别和疏导心理问题;推进社区健康宣传,传播现代健康观念和知识,设立老年人社交场所和锻炼设施,开展适宜的社区文体活动,丰富老年人业余生活和精神世界,鼓励和引导老年人养成健康的生活方式。养老机构需重视精神慰藉,有研究发现处于养老机构的老年人心理健康水平较低,深层次的心理需求和自我实现需求未满足。故养老机构在照护服务的基础上,应注重提高老年人文化生活质量,给予其热情和尊重,使老年人适应养老模式的转变。总之,需通过转变社会老龄观念,真正提供经济有效、切实提升老年人生活质量的医疗保健、康复服务以及社会服务。

二、展望

(一)本研究的贡献和创新点

本研究采用潜在转变分析方法,深入挖掘纵向数据,构建老年人群生理、心理、社会三个维度的健康潜在状态与老年人综合健康潜在状态,并对老年人群健康状态的分布以及多时间点的变化规律予以较为全面的详细分析。

方法上,个体中心化方法弥合了患者研究与健康测量之间的隔阂。不同于以往人口健康学领域绝大多数以"指标"为对象的研究,潜在类别方法是根据个体对健康观测指标上的项目反映模式将人群分类,是个体中心化研究方法。比起单纯量化差异分类方式,潜在类别方法更有利于把握个体抽象特质,反映不同健康状态类型下人群的异质性。个体对健康观测指标上的项目反映模式体现健康状态的内涵,健康状态分类结果不再是量的差异,而是质性区别。

理论上,这种分组归类方法,在各健康成分之间建立有限的关系而有助于对老年人健康状态划分、构建及演变的理论基础进行论证、探索和发展。潜在类别分析方法析出的健康状态本质上反映出各健康指标的构念,即各健康要素之间的关联和共存表现模式,纵向的转变可释出健康衰退模式的相关信息。这些可为健康相关定义、分类框架,以及功能限制的累进式衰退、残疾领域序列式进展等理论模式提供印证和拓展。

实证上,细化不同背景人群健康状态转变规律的认识。本研究在潜在类别分析的基础上,通过多组潜在转变模型以及纳入协变量的回归混合模型,分别以初始健康状态归属和不同时间段、不同初始状态的转变为研究对象,进行背景因素研究,细化对人群健康状态分布以及转变规律的认识,以期为精准施政、有效且高效地促进健康和福祉提供有用的政策建议。

(二)本研究的不足和需要进一步探讨的问题

老年健康是一项复杂的研究课题,本研究尚存在以下问题,需要在今后的研究中进一步深化和思考:

首先,在初次使用潜在类别分析方法的情况下,本研究为降低统计分析的难度、缩小死亡等极端状态及数据缺失对潜在分类结果的影响,从一个较长的跟踪期来研究老年人的健康状态转变,在样本分析过程中删除了跟踪期不满三期、中途退出、失联、死亡等情况的样本,这可能会遗失部分老年人健康状况进展的信息,降低研究成果的代表性,未来在下一步研究中,可考虑将截尾数据纳入潜在类别转变分析中。

其次,兼顾简洁性和时间变化性,本研究选用 2002、2008、2014 年 3 个时间节点数据,对于 6 年内甚至更短时间发生多次转变的个体,计算的转变概率将会出现偏差,没有考虑逐年变化率以及更复杂的转变情况。

再者,由于数据及本人理论水平的限制,本研究遵循最基础的生理、心理、社会三方面进行分维度的健康状态分析,并尝试进行综合健康状态的构建。未来可进一步细化和厘清,如将认知作为潜在变量纳入综合健康状态构建中;各维度指标的选用直接影响潜在类型的划分个数及内涵。本研究选用尽可能多且典型的观测指标,在各状态命名上也有改进之处。尚须从区分度和医学专业性的角度出发,深入考虑外显指标的选择以及各健康状态的命名。

最后,各健康状态形成及转变的影响因素检验尚可进一步细化。由于处理后的样本量及本人研究水平的局限,考虑到回归等统计操作可实现,本研究对背景因素作了尽可能的筛选;且对于不同维度健康状态的影响因素,进行了各有侧重的初步分析,如躯体健康状态方面,主要考察性别、年龄组、城乡差异,以及经济因素对其他因素之于社会健康作用的调节。但也有可能遗漏其他重要影响因素信息,在下一步研究中,可进一步明确细化问题,更全面、科学、深入探讨不同类型因素对各维度的老年人健康状态以及综合健康状态的影响。

附　　录

附录1　2002、2008、2014 年研究样本老年人自转一圈所需步数直方图

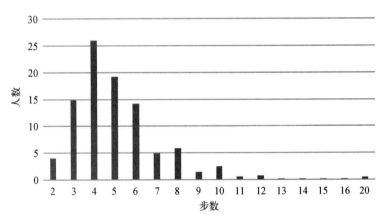

附录图 1　2002 年研究样本老年人自转一圈所需步数直方图

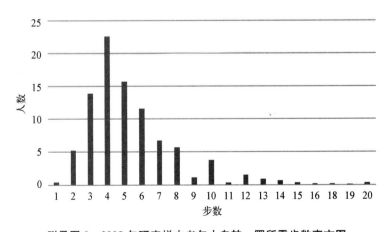

附录图 2　2008 年研究样本老年人自转一圈所需步数直方图

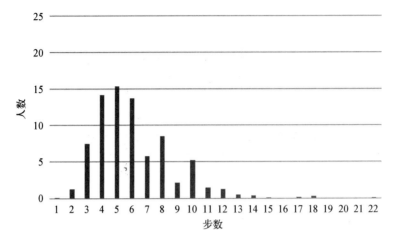

附录图 3　2014 年研究样本老年人自转一圈所需步数直方图

附录 2 本研究对老年人认知功能的测量方法

附录表 1 本研究对老年人认知功能的测量方法

项 目	条 目	计分方法
定向力 （5分）	1. 现在是什么时候,早晨、上午、中午、下午还是晚上？	答对每道题得 1 分
	2. 现在是几月份(阴历、阳历均可)？	
	3. 中秋节是什么时候？	
	4. 现在是什么季节？	
	5. 这个区或乡的名称是什么？	
记忆力 （3分）	6. 我现在说三样东西的名字：桌子、苹果、衣服,请您按顺序重复这些东西的名字： 桌子、苹果、衣服	答对一个得 1 分,全部答对得 3 分
注意力和 计算能力 （5分）	7. 如果有 20 元钱,花了 3 元,请您说出还剩多少元？ 再花 3 元,还剩多少元？ 再花 3 元,还剩多少元？ 再花 3 元,还剩多少元？ 再花 3 元,还剩多少元？	答对一个得 1 分,全部答对得 5 分
回忆能力 （3分）	8. 请重复我刚才请您重复的三样东西是什么？ 桌子、苹果、衣服	答对一个得 1 分,全部答对得 3 分
语言能力 （14分）	命名能力(2分) 9. 用手指向笔,然后再指向手表,问"这是什么"？ 笔、手表	答对一个得 1 分,全部答对得 2 分
	复述能力(1分) 10. 请您重复我下边说的这句话： 　种瓜得瓜,种豆得豆	正确,得 1 分
	阅读能力(1分) 11. 请您念一念下面这句话,并按照这句话的意思去做： 　"闭上双眼"	正确,得 1 分
	三步命令(3分) 12. 请您用右手拿这张纸,用您的双手将纸对折,放在地上。 　右手拿,对折,放在地上	执行对一个动作,得 1 分
	书写能力(1分) 13. 写下一个完整的句子(包含完整的主谓宾结构)	正确,得 1 分

续　表

项　目	条　　目	计分方法
语言能力 （14 分）	结构能力（1 分） 14. 请您画出下述图形。 　　所有边角都正确，并且中间部分是一个四边形则为完全正确 	完全正确，得 1 分
	15. 请您告诉我人能吃的东西有哪些，种数尽可能多。 　　（用一分钟时间）	若回答 5 种及以上得 5 分，5 种以下，每回答 1 种，得 1 分

附录 3　SAS 9.4 中 PROC LTA 潜在转变分析相关语句

一、潜在转变模型(以 5 类别老年人躯体功能潜在转变模型为例)

1. 项目响应概率跨时间限制①(如附录图 4 所示)

```
data physical;
  set sasuser.physical;
  run;
proc LTA data=physical;
NSTATUS 5;
NTIMES 3;
ITEMS armneck2002 armback2002 armlift2002 juzhong2002 dunzhan2002 zuozhan2002 moving2002 jianshu2002 zizhuan2002 eyesight2002 hearing2002
      armneck2008 armback2008 armlift2008 juzhong2008 dunzhan2008 zuozhan2008 moving2008 jianshu2008 zizhuan2008 eyesight2008 hearing2008
      armneck2014 armback2014 armlift2014 juzhong2014 dunzhan2014 zuozhan2014 moving2014 jianshu2014 zizhuan2014 eyesight2014 hearing2014;
CATEGORIES 2 2 2 2 2 2 2 2 2 2 ;
ID id;
MEASUREMENT TIMES;
SEED 592667;
RUN;
```

附录图 4　项目响应概率跨时间限制

2. 项目响应概率不限制(如附录图 5 所示)

```
data physical;
  set sasuser.physical;
  run;
proc LTA data=physical;
NSTATUS 5;
NTIMES 3;
ITEMS armneck2002 armback2002 armlift2002 juzhong2002 dunzhan2002 zuozhan2002 moving2002 jianshu2002 zizhuan2002 eyesight2002 hearing2002
      armneck2008 armback2008 armlift2008 juzhong2008 dunzhan2008 zuozhan2008 moving2008 jianshu2008 zizhuan2008 eyesight2008 hearing2008
      armneck2014 armback2014 armlift2014 juzhong2014 dunzhan2014 zuozhan2014 moving2014 jianshu2014 zizhuan2014 eyesight2014 hearing2014;
CATEGORIES 2 2 2 2 2 2 2 2 2 2 ;
ID id;
SEED 592667;
RUN;
```

附录图 5　项目响应概率不限制

---

① 语句中,armneck2002、armneck2008、armneck2014 分别代表"手触颈根"指标在 2002、2008、2014 年 3 个测量时间时的响应类别,取值为"1"和"2",分别代表"双手均不能/只有一只手能"和"双手均能"。类似地,armback、armlift、juzhong、dunzhan、zuozhan、moving、jianshu、zizhuan、eyesight、hearing 分别代表指标"手触后腰""手臂上举""提约 5 公斤重物""连续蹲下站起 3 次""从椅子上站起来""行走 1 公里路""站着捡书""自转一圈(≤10 步)""视力""听力"。项目响应概率的跨时间限制(约束为各测量时间相等),则通过键入"MEASURE TIMES"命令来实现。

二、分组潜在转变模型(以跨时间测量一致性假设下的 5 类别躯体功能分性别的多组潜在转移模型为例)

1. 项目响应概率性别组间限制①(如附录图 6 所示)

```
data physical;
  set sasuser.physical;
  run;
proc LTA data=physical;
NSTATUS 5;
NTIMES 3;
ITEMS armneck2002 armback2002 armlift2002 juzhong2002 dunzhan2002 zuozhan2002 moving2002 jianshu2002 zizhuan2002 eyesight2002 hearing2002
      armneck2008 armback2008 armlift2008 juzhong2008 dunzhan2008 zuozhan2008 moving2008 jianshu2008 zizhuan2008 eyesight2008 hearing2008
      armneck2014 armback2014 armlift2014 juzhong2014 dunzhan2014 zuozhan2014 moving2014 jianshu2014 zizhuan2014 eyesight2014 hearing2014;
CATEGORIES 2 2 2 2 2 2 2 2 2 2;
ID id;
GROUPS sext;
MEASUREMENT TIMES GROUPS;
SEED 592667;
RUN;
```

附录图 6　项目响应概率性别组间限制

2. 项目响应概率性别组间不限制(如附录图 7 所示)

```
data physical;
  set sasuser.physical;
  run;
proc LTA data=physical;
NSTATUS 5;
NTIMES 3;
ITEMS armneck2002 armback2002 armlift2002 juzhong2002 dunzhan2002 zuozhan2002 moving2002 jianshu2002 zizhuan2002 eyesight2002 hearing2002
      armneck2008 armback2008 armlift2008 juzhong2008 dunzhan2008 zuozhan2008 moving2008 jianshu2008 zizhuan2008 eyesight2008 hearing2008
      armneck2014 armback2014 armlift2014 juzhong2014 dunzhan2014 zuozhan2014 moving2014 jianshu2014 zizhuan2014 eyesight2014 hearing2014;
CATEGORIES 2 2 2 2 2 2 2 2 2 2;
ID id;
GROUPS sext;
MEASUREMENT TIMES;
SEED 592667;
RUN;
```

附录图 7　项目响应概率性别组间不限制

---

① sext 指性别分组,取值为"1"和"2",分别代表男性老年人组和女性老年人组;项目响应概率的性别组间限制(约束为组间相等)则通过键入"MEASURE GROUPS"命令来实现。

三、参数限制数据文件①(以 5 类别分性别多组躯体功能潜在转变模型为例)

1. 初始潜在状态发生率和转变概率均组间约束(如附录图 8 所示)

```
data physical_restr:
INPUT PARAM $ GROUP VARIABLE $13. TIME STATUS RESPCAT ESTLS1 ESTLS2 ESTLS3 ESTLS4 ESTLS5;
DATALINES;
DELTA  1  .         1  .  .  106  107  108  109  200
DELTA  2  .         1  .  .  106  107  108  109  200
TAU    1  .         1  1  .   6    7    8    9   10
TAU    1  .         1  2  .  16   17   18   19   20
TAU    1  .         1  3  .  26   27   28   29   30
TAU    1  .         1  4  .  36   37   38   39   40
TAU    1  .         1  5  .  46   47   48   49   50
TAU    1  .         2  1  .  56   57   58   59   60
TAU    1  .         2  2  .  66   67   68   69   70
TAU    1  .         2  3  .  76   77   78   79   80
TAU    1  .         2  4  .  86   87   88   89   90
TAU    1  .         2  5  .  96   97   98   99  100
TAU    2  .         1  1  .   6    7    8    9   10
TAU    2  .         1  2  .  16   17   18   19   20
TAU    2  .         1  3  .  26   27   28   29   30
TAU    2  .         1  4  .  36   37   38   39   40
TAU    2  .         1  5  .  46   47   48   49   50
TAU    2  .         2  1  .  56   57   58   59   60
TAU    2  .         2  2  .  66   67   68   69   70
TAU    2  .         2  3  .  76   77   78   79   80
TAU    2  .         2  4  .  86   87   88   89   90
TAU    2  .         2  5  .  96   97   98   99  100
```

附录图 8　初始潜在状态发生率和转变概率均组间约束

2. 初始潜在状态发生率组间约束和转变概率自由估计(如附录图 9 所示)

```
data physical_restr:
INPUT PARAM $ GROUP VARIABLE $13. TIME STATUS RESPCAT ESTLS1 ESTLS2 ESTLS3 ESTLS4 ESTLS5;
DATALINES;
DELTA  1  .         1  .  .  106  107  108  109  200
DELTA  2  .         1  .  .  106  107  108  109  200
TAU    1  .         1  1  .   1    1    1    1    1
TAU    1  .         1  2  .   1    1    1    1    1
TAU    1  .         1  3  .   1    1    1    1    1
TAU    1  .         1  4  .   1    1    1    1    1
TAU    1  .         1  5  .   1    1    1    1    1
TAU    1  .         2  1  .   1    1    1    1    1
TAU    1  .         2  2  .   1    1    1    1    1
TAU    1  .         2  3  .   1    1    1    1    1
TAU    1  .         2  4  .   1    1    1    1    1
TAU    1  .         2  5  .   1    1    1    1    1
TAU    2  .         1  1  .   6    7    8    9   10
TAU    2  .         1  2  .  16   17   18   19   20
TAU    2  .         1  3  .  26   27   28   29   30
TAU    2  .         1  4  .  36   37   38   39   40
TAU    2  .         1  5  .  46   47   48   49   50
TAU    2  .         2  1  .  56   57   58   59   60
TAU    2  .         2  2  .  66   67   68   69   70
TAU    2  .         2  3  .  76   77   78   79   80
TAU    2  .         2  4  .  86   87   88   89   90
TAU    2  .         2  5  .  96   97   98   99  100
```

附录图 9　初始潜在状态发生率和转变概率自由估计

①　SAS PROC 中参数限制的实现依靠键入相应 SAS 数据文件,该文件结构对应参数估计结果文件的结构。在参数限制文件中键入"1"表示对应参数自由估计,在参数限制文件中设置某组等价集表示参数组间相等约束。受限于篇幅大小,仅截取参数限制文件中对"初始潜在状态发生率"和"转变概率"限制的部分。

3. 初始潜在状态发生率自由估计和转变概率组间约束(如附录图 10 所示)

```
data physical_restr;
  INPUT PARAM $ GROUP VARIABLE $13. TIME STATUS RESPCAT ESTLS1 ESTLS2 ESTLS3 ESTLS4 ESTLS5;
  DATALINES;
DELTA   1   .        1    .    .    1    1    1    1    1
DELTA   2   .        1    .    .    1    1    1    1    1
TAU     1   .        1    1    .    6    7    8    9    10
TAU     1   .        1    2    .    16   17   18   19   20
TAU     1   .        1    3    .    26   27   28   29   30
TAU     1   .        1    4    .    36   37   38   39   40
TAU     1   .        1    5    .    46   47   48   49   50
TAU     1   .        2    1    .    56   57   58   59   60
TAU     1   .        2    2    .    66   67   68   69   70
TAU     1   .        2    3    .    76   77   78   79   80
TAU     1   .        2    4    .    86   87   88   89   90
TAU     1   .        2    5    .    96   97   98   99   100
TAU     2   .        1    1    .    6    7    8    9    10
TAU     2   .        1    2    .    16   17   18   19   20
TAU     2   .        1    3    .    26   27   28   29   30
TAU     2   .        1    4    .    36   37   38   39   40
TAU     2   .        1    5    .    46   47   48   49   50
TAU     2   .        2    1    .    56   57   58   59   60
TAU     2   .        2    2    .    66   67   68   69   70
TAU     2   .        2    3    .    76   77   78   79   80
TAU     2   .        2    4    .    86   87   88   89   90
TAU     2   .        2    5    .    96   97   98   99   100
```

附录图 10　初始潜在状态发生率自由估计和转变概率组间约束

附录 4　潜在状态分布和转变影响因素
分析涉及的自变量的分布情况

附录表 2　潜在状态分布和转变影响因素分析涉及的自变量的分布情况

变量名称及测量	2002 年(%)	2008 年(%)	2014 年(%)
性别(男=0,女=1)			
男性	749(47.47)	—	—
女性	829(52.53)	—	—
年龄	72.72±6.28	78.72±6.28	84.72±6.28
年龄组			
65—69 岁	599(37.96)	0	0
70—74 岁	480(30.42)	481(30.48)	0
75—79 岁	297(18.82)	505(505)	346(21.93)
80 岁及以上	117(12.80)	592(592)	1 232(78.07)
婚姻状况(已婚=0,其他=1)			
已婚	958(60.71)	782(49.56)	603(39.08)
其他(离婚/分居/丧偶/未婚)	620(39.29)	796(50.44)	940(60.92)
受教育水平(文盲=0,其他=1)			
文盲	808(51.20)	—	—
其他	770(48.80)	—	—
居住地(城市(镇)=0,其他=1)			
城市(镇)	560(35.49)	603(38.21)	923(58.49)
农村	1 018(64.51)	975(61.79)	655(41.51)
患慢性病情况(未患病=0,患病=1)			
未患病	690(43.73)	710(44.99)	460(29.15)
患病	888(56.27)	868(54.51)	1 118(60.85)
患病个数	0.86±0.95	0.97±1.01	1.31±1.25
认知功能(正常=0,失智=1)			
正常	1 013(64.20)	855(54.18)	676(42.84)
失智(轻度/中度/重度)	565(35.80)	723(45.82)	902(57.16)
上肢功能(正常=0,不正常=1)			
双手都能触颈根、触后腰、双臂能上举(正常)	1 490(94.42)	1 425(90.42)	1 318(85.92)
至少有一只手不能上举(不正常)	88(5.58)	151(9.58)	216(14.08)
下肢功能(正常=0,不正常=1)			
独自从椅子上站起来且自转一圈≤10 步(正常)	1 366(86.79)	1 250(79.42)	988(63.17)
不能/需搀扶依靠任何物体/无法在 10 步之内自转一圈(不正常)	208(13.21)	324(20.58)	576(36.83)

续　表

变量名称及测量	2002 年(%)	2008 年(%)	2014 年(%)
家庭人均收入(最低的五等分位数＝0,其他＝1)			
最低的五等分位数者	316(20.03)	342(21.67)	315(20.78)
其他	1 262(79.97)	1 236(78.22)	1 201(79.22)
医保情况(有医保＝0,无医保＝1)			
生病时医疗费用主要由医保支付/有医保	213(13.53)	281(17.91)	149(9.98)
生病时医疗费用主要不由医保支付/无医保	1 361(86.47)	1 297(82.19)	1 344(90.02)
您现在住房是以谁的名义购买或租住?			
(自己＝0,其他＝1)			
自己	797(50.51)	886(56.15)	656(41.57)
其他	781(49.49)	692(43.85)	922(58.43)
您(及配偶)现在是否有单独的卧室?(有＝0,没有＝1)			
有	1 250(79.21)	1 428(90.49)	1 434(90.87)
没有	328(20.79)	150(9.51)	144(9.13)
您和谁住在一起(与家人＝0,其他＝1)			
家人	1 387(87.90)	1 295(82.07)	1 261(81.25)
亲属/朋友/其他	177(11.22)	265(16.79)	263(16.95)
养老院	14(0.89)	18(1.14)	28(1.80)
当您身体不舒服或生病时主要是谁照顾您?			
(直系亲属＝0,其他＝1)			
直系亲属	1 511(95.75)	1 495(94.74)	1 308(88.80)
其他	67(4.25)	83(5.26)	165(11.20)
如果您有心事或想法,最先想找谁解决?			
直系亲属	1 474(93.41)	1 495(94.80)	1 425(94.56)
其他	104(6.59)	82(5.20)	82(5.44)
过去是否抽烟①(否＝0,是＝1)			
否	1 033(65.55)	—	—
是	543(34.45)	—	—
现在是否抽烟(否＝0,是＝1)			
否	1 187(75.22)	1 231(78.01)	1 271(82.09)
是	391(24.78)	347(21.99)	278(17.91)
现在是否喝酒(否＝0,是＝1)			
否	1 173(74.38)	1 264(80.10)	1 284(83.05)
是	404(25.62)	314(19.90)	262(16.95)

---

①　在追踪样本中,为避免测量重复和方便界定,"过去是否抽烟"均以 2002 年时测量数据为标准。

变量名称及测量	2002 年(%)	2008 年(%)	2014 年(%)
现在是否常锻炼身体(否＝0,是＝1)			
否	991(62.80)	934(59.19)	989(65.28)
是	587(37.2)	644(40.81)	526(34.72)
日常活动情况(个人户外活动、种花养鸟、阅读书报、饲养家禽家畜、打牌或打麻将等、看电视听广播、参加有组织的社会活动、旅游等)	4.36±1.59	3.71±1.69	3.26±2.04

注：括号中百分比数据指有效百分比。

主要参考文献

一、中文文献

[1] 安小妹,凌莉.Markov 模型在生命统计中的研究进展[J].中国卫生统计,2007,24(4)：436-439.

[2] 包蕾萍.生命历程理论的时间观探析[J].社会学研究,2005(4)：120-133.

[3] 曾毅,顾大男,凯兰德.健康期望寿命估算方法的拓展在中国高龄老人研究中的应用[J].中国人口科学,2007(6)：2-13.

[4] 曾毅,柳玉芝,萧振禹.中国高龄老人的社会经济与健康状况[J].中国人口科学,2004,(S1)：4-13.

[5] 曾毅.老年人口家庭、健康与照料需求成本研究[M].北京：科学出版社,2010.

[6] 陈璐.中国长期护理成本的财政支持和公平保障[J].财经研究,2013,39(5)：73-85.

[7] 戴卫东.从"社会性"住院看养保障建构一个健康社会学的分析[J].中国公共政策评论,2016,10(1)：79-99.

[8] 戴卫东.长期护理保险——理论、制度、改革与发展[M].杭州：经济科学出版社,2014

[9] 邓天炎,李碧荣,梁新艳等.一个健康状态转变模型的探讨[J].广西大学学报(自然科学版),2003(s2)：28-31.

[10] 丁元林,孔丹莉,倪宗瓒.多状态 Markov 模型及其在慢性病流行病学中的应用[J].中国公共卫生.2002,18(12)：1420-1422.

[11] 杜鹏,尹尚菁.中国老年人残疾与生活不能自理状况比较研究[J].残疾人研究,2011(2)：3-6.

[12] 段建华.主观幸福感概述[J].心理科学进展,1996,14(1)：46-51.

[13] 方云基,刘彩霞,方菁.基于症状自评量表的老年躯体疾病患者心理健康状况分析[J].中国全科医学,2015,18(25)：3109-3113.

[14] 高建伟.多状态 Markov 模型在轻度认知障碍向阿尔茨海默病转归研究中的应用[D].太原：山西医科大学,2011.

[15] 高明月,杨珉,况伟宏,等.简易精神状态量表得分的影响因素和正常值的筛查效度评价[J].北京大学学报(医学版),2015,47(3)：443-449.

[16] 高晓辉.基于联系数的老年人健康状态潜在发展趋势分析[J].中国卫生统计,2012,29(2)：265-266.

[17] 顾大男.老年人健康变动趋势和预测方法国际研究动态[J].中国人口科学,2005(3)：81-86.

[18] 海曼,熊俊梅,段晓明.心理健康双因素模型在教育中的应用[J].中小学心理健康教育,2013 (9):4-6.

[19] 郝晓宁,胡鞍钢.中国人口老龄化:健康不安全及应对政策[J].中国人口资源与环境,2010, 20(3):73-78.

[20] 何权瀛.大力关注和研究老年失能问题[J].中华老年多器官疾病杂志,2017(7):545-548.

[21] 何文炯,洪蕾.中国老年人失能状态转变规律研究[J].社会保障研究,2013(6):45-55.

[22] 胡安宁.教育能否让我们更健康——基于2010年中国综合社会调查的城乡比较分析[J].中 国社会科学,2014(5):116-130.

[23] 胡宏伟,李延宇,张澜.中国老年长期护理服务需求评估与预测[J].中国人口科学.2015(3): 79-89.

[24] 胡薇.累积的异质性:生命历程视角下的老年人分化[J].社会,2009,29(2):112-130.

[25] 黄枫,吴纯杰.城镇不同社会医疗保险待遇人群死亡率交叉现象研究[J].人口研究,2010, 34(1):95-105.

[26] 黄枫,吴纯杰.基于转变概率模型的老年人长期护理需求预测分析[J].经济研究,2012(S2): 118-130.

[27] 蒋承,顾大男,柳玉芝等.中国老年人照料成本研究——多状态生命表方法[J].人口研究, 2009,33(03):81-88.

[28] 焦开山.健康不平等影响因素研究[J].社会学研究,2014(5):24-46.

[29] 李彬,李泉.中国农村卫生人力资源现状及对策[J].中国公共卫生,2009,(11):1401-1402.

[30] 李强.生命的历程:重大社会事件与中国人的生命轨迹[M].杭州:浙江人民出版社,1999.

[31] 李实,杨穗.养老金收入与收入不平等对老年人健康的影响[J].中国人口科学,2011,25(3): 26-33.

[32] 李婷,张闫龙.出生队列效应下老年人健康指标的生长曲线及其城乡差异[J].人口研究, 2014,38(2):18-35.

[33] 李中秋,马文武,李梦凡.中国人口老龄化的经济效应——来自省级面板数据的证据[J].人 口与发展,2017,23(6):26-45.

[34] 林莞娟,王辉,邹振鹏.中国老年护理的选择:非正式护理抑或正式护理——基于CLHLS 和CHARLS数据的实证分析[J].上海财经大学学报,2014,16(3):54-62.

[35] 林鑫.浅谈老年期心理健康[EB/OL].(2011-06-04)[2014-05-02].http://wlzy.jky. gxnu.edu.cn/xlws/ShowArticle.asp?ArticleID=3549.

[36] 刘海娟,刘俊杰,张敏,等.河北省老年人生存质量现状及影响因素研究[J].中国全科医学, 2013,16(4):1137-1139.

[37] 刘宏,高松,王俊.养老模式对健康的影响[J].经济研究,2011(4):80-93.

[38] 刘美霞,梁忠宝.冠心病患者心理健康状况及其行为类型的分析[J].河北医药2014,36 (24):3785-3787.

[39] 刘梦姣,曾慧,王晓松,等.老年人躯体功能与认知功能的关系研究进展[J].中国全科医学, 2014,17(3):242-244.

[40] 刘平,程秀霞,闫忠芳.浅谈老年病人的心理特点及沟通方法[J].实用全科医学,2005,3(2).

[41] 刘仁刚,龚耀先.纽芬兰纪念大学幸福度量表的试用[J].中国临床心理学杂志,1999,7

(2)：107.

[42] 刘仁刚,龚耀先.老年人主观幸福感及其影响因素的研究[J].中国临床心理学杂志,2000,8(2)：73－78.

[43] 刘悦坦,王义强,刘健,等.正常人群心理健康的Keyes双因素模型分析[J].中华行为医学与脑科学杂志,2017,26(10)：950－954.

[44] 刘占文.21世纪健康养老的新理念[J].中国老年学杂志,2002,22(专刊)：6－10.

[45] 陆杰华,郭冉.从新国情到新国策：积极应对人口老龄化的战略思考[J].国家行政学院学报,2016(5)：27－34.

[46] 陆杰华,阮韵晨,张莉.健康老龄化的中国方案探讨：内涵、主要障碍及其方略[J].国家行政学院学报,2017(5)：41－48.

[47] 栾文敬,杨帆,串红丽,等.我国老年人心理健康自评及其影响因素研究[J].西北大学学报(哲学社会科学版),2012,42(3)：75－83.

[48] 梅陈玉婵,齐铱,徐玲.老年学理论与实践[M].北京：社会科学文献出版社,2004.

[49] 苗元江,余嘉元.幸福感评估技术发展[J].中国心理卫生杂志,2003(11)：786－787.

[50] 穆光宗：为什么说要将"全面健康老龄化"上升为国家战略？[EB/OL][2017－05－13]：https://www.sohu.com/a/140425733_753682.

[51] 潘美含,杨晓霞,潘卓.基于生命历程理论的养老旅游决策行为影响因素研究——以重庆市为例[J].人文地理,2017(6)：154－160.

[52] 彭荣,凌莉,何群.我国老年人健康状态转变概率的估计及应用[J].中国卫生统计,2009,26(5)：480－482.

[53] 邱皓政.潜在类别模型的原理与技术[M].北京：教育科学出版社,2008.

[54] 邱卓英.《国际功能、残疾和健康分类》研究总论[J].中国康复理论与实践,2003,9(1)：2－5.

[55] 沙莎,周蕾.城乡失能老人照料成本研究——基于多状态生命表方法[J].人口与发展,2017,23(4)：70－79.

[56] 邵也常,朱高章,施明华,等.广州市老年干部生活质量调查分析[J].中国老年学杂志,1995,15(5)：258－260.

[57] 宋晋,梁婷,黄静.社区老年人心理健康及完善方式[J].中外医学研究,2012,10(3)：69－70.

[58] 宋艳龙.竞争风险模型在阿尔茨海默病转归研究中的应用[D].太原：山西医科大学,2014.

[59] 孙景贤,曾慧,张雪晴,等.社区老年轻度认知功能障碍患者的认知损害特点[J].中国老年学,2013,33(10)：2331－2334.

[60] 汤哲.人口老龄化与老年卫生保健[M].北京：经济科学出版社,1999.

[61] 唐丹,邹君,申继亮.老年人主观幸福感的影响因素[J].中国心理卫生杂志,2006,20(3)：160－162.

[62] 唐钧,刘蔚玮.中国老龄化发展的进程和认识误区[J].北京工业大学学报(社会科学版),2018,18(4)：8－18.

[63] 汪向东,王希林,马弘.心理卫生评定量表手册[M].增订版.北京：中国心理卫生杂志社,1999.

[64] 王碧瑶,张敏强,张洁婷,等.基于转变矩阵描述的个体阶段性发展：潜在转变模型[J].心理研究,2015,8(4)：36－43.

[65] 王桂新,干一慧.中国的人口老龄化与区域经济增长[J].中国人口科学.2017(3)：32 - 44.

[66] 王竞,李晶华,孔璇,等.长春市老年人失能情况及其影响因素[J].中国老年学杂志,2017 (3)：728 - 730.

[67] 王孟成.潜在变量建模与 Mplus 应用：进阶篇[M].重庆：重庆大学出版社,2018.

[68] 王双.离退休老干部人格类型与心理健康状况[J].中国老年学杂志,2012,32(12)： 2623 - 2624.

[69] 王希华,周华发.老年人生活质量、孤独感与主观幸福感现状及相互关系[J].中国老年学杂志,2010,30(05)：676 - 677.

[70] 王鑫强,谢倩,张大均,等.心理健康双因素模型在大学生及其心理素质中的有效性研究[J].心理科学,2016,39(6)：1296 - 1301.

[71] 王璇,马琪山,豆红霞.我国老年心理健康研究的文献统计分析[J].中国老年学杂志,2013, 33(19)：4827 - 4829.

[72] 王燕,杨英.基于潜在变量转变模型的宁夏地区多囊卵巢综合征证演变规律研究[J].中国中医基础医学杂志,2016,22(11)：1504 - 1505.

[73] 韦玮,王永斌,冯学山,等.上海奉贤区农村高龄老人自评健康状况及其影响因素分析[J].中国卫生统计,2007,24(5)：507 - 510.

[74] 魏军.农村老年人的孤独感与抑郁[J].医学理论与实践,2015(15)：2104 - 2105.

[75] 魏蒙,王红漫.中国老年人失能轨迹的性别、城乡及队列差异[J].人口与发展,2017,23(5)： 74 - 98.

[76] 沃林斯基·F.D.健康社会学[M].孙牧虹等,译.北京：社会科学文献出版社,1999.

[77] 邬姜.护理干预对老年心绞痛患者心理状态的影响分析[J].内蒙古中医药,2014,33 (5)：176.

[78] 吴国婷,张敏强,倪雨菡,等.老年人孤独感及其影响因素的潜在转变分析[J].心理学报, 2018,50(9)：1061 - 1070.

[79] 吴克昌,谭影波.不同时期关怀照顾、经济来源以及医疗服务与老年人主观幸福感——基于 CLHLS2002 及 CLHLS2014 的实证研究[J].华南理工大学学报(社会科学版),2018,20 (3)：87 - 97.

[80] 吴振云,李娟,许淑莲.不同养老方式下老年人心理健康状况的比较研究[J].中国老年学杂志2003,23(11)713 - 314.

[81] 吴振云,孙长华,吴志平,等.成年期心理健康状况的比较研究——"自编心理健康问卷"的试用[J].中国心理卫生杂志,1998(5)：259 - 261.

[82] 吴振云,许淑莲,李娟.老年心理健康问卷的编制[J].中国临床心理学杂志,200210(1)： 1 - 3.

[83] 吴振云.老年心理健康的内涵、评估和研究概况[J].中国老年学杂志,2003(12)799 - 801.

[84] 吴振云.我国老年人的心理状况及其相关因素和改善措施[J].老龄化中国问题与对策,2002.

[85] 伍小兰,徐勤.高龄老人基本躯体功能状况分析[J].中国人口科学,2004(S1).

[86] 肖存利,陈博.北京市西城社区老年人焦虑与抑郁现况调查[J].中国全科医学,2014,17 (26)：3113 - 3116.

[87] 谢国秀.社会化养老机构中老年人孤独感之关系调查分析[J].社会心理科学,2013(7)：88-92.

[88] 徐勤,顾大男.中国城乡高龄老人健康及死亡状况特征的比较研究[J].中国人口科学,2001(c00)：15-19.

[89] 许淑莲,王翠华,蒋龙,等.离退休干部的生活质量与自觉幸福度及其影响因素研究[J].中国心理卫生杂志,1993,7(2)：63-66.

[90] 闫玉美.老年人的社区护理服务需求及对策[J].实用心脑肺血管病杂志,2011,19(3)：486-487.

[91] 杨静,董军,严祥,等.老年住院患者孤独感与社会支持的关系[J].心理学探新,2012,32(6)：570-573.

[92] 姚春生,何耐灵,沈琪.老年大学学员主观幸福感及有关因素分析[J].中国心理卫生杂志,1995,9(6)256-257.

[93] 岳春艳,王丹,李林英,等.老年人心理健康状况及与社会支持的相关性[J].中国组织工程研究,2006,10(18)：53-55.

[94] 张立龙,张翼.中国老年人失能时间研究[J].中国人口科学,2017a,(6)：84-104.

[95] 张立龙.居住安排对老年人孤独感的影响[J].老龄科学研究,2015,3(2)：57-64.

[96] 张立龙.中国老年人失能过程研究——基于 Verbrugge 模型的考察[J].西北人口,2017b,38(6)：64-71.

[97] 张述存.新医改背景下医疗资源整合模式研究[J].东岳论丛,2018(11)：76-82.

[98] 张文娟,李树茁,胡平.农村老年人日常生活自理能力的性别差异研究[J].人口与经济,2003(4)：75-80.

[99] 张文娟,魏蒙.中国老年人的失能水平到底有多高?——多个数据来源的比较[J].人口研究,2015,39(5)：34-47.

[100] 赵景欣,刘霞,申继亮.留守青少年的社会支持网络与其抑郁、孤独之间的关系——基于变量中心和个体中心的视角[J].心理发展与教育,2008,24(1)：36-42.

[101] 赵晓芳.健康老龄化背景下"医养结合"养老服务模式研究[J].兰州学刊,2014,(9)：129-136.

[102] 郑莉,曾旭晖.社会分层与健康不平等的性别差异：基于生命历程的纵向分析[J].社会,2016,36(6)：209-237.

[103] 郑敏芳,王馨,韩林涛,等.社区老年人对居家医疗服务需求的调查研究[J].中国全科医学,2013,16(9)：3012-3014.

[104] 仲亚琴,高月霞,王健.中国农村老年人自评健康和日常活动能力的性别差异[J].医学与哲学(A),2014(2)：37-39.

[105] 周立业,高彩虹,王晓成,等.基于潜在变量增长曲线模型的阿兹海默病健康相关生命质量动态变化研究[J].中国卫生统计,2014,31(1)：37-40.

[106] 周绪凤,马亚娜.中国农村老年人失能状况及影响因素分析[J].中国公共卫生,2017(11)：129-132.

[107] 卓雅淑.104 例老年患者心理状况的调查分析[J].现代临床护理,2013,12(1)：23-25.

二、英文文献

[1] Aldwin C M. Does age affect the stress and coping process? Implications of age differences in perceived control[J]. Journal of Gerontology, 1991, 46(4): 174 - 80.

[2] Andrew K, Joanna C, Karen D, et al. Losing the Ability in Activities of Daily Living in the Oldest Old: A Hierarchic Disability Scale from the Newcastle 85 + Study[J]. PLoS ONE, 2012, 7(2): 1 - 7.

[3] Antaramian S P, Huebner E S, Hills K J, et al. A Dual-Factor Model of Mental Health: Toward a More Comprehensive Understanding of Youth Functioning[J]. American Journal of Orthopsychiatry, 2010, 80(4): 462 - 472.

[4] Antonovsky A. Social Class, Life Expectancy and Overall Mortality[J]. The Milbank Memorial Fund Quarterly, 1967, 45(2): 31 - 73.

[5] Bassey E J, Bendall M J, Pearson M. Muscle strength in the triceps surae and objectively measured customary walking activity in men and women over 65 years of age[J]. Clinical Science, 1988, 74(1): 85 - 89.

[6] Baumeister R F, Bratslavsky E, Muraven M, et al. Ego depletion: Is the active self a limited resource? [J]. Journal of Personality and Social Psychology, 1998, 74 (5): 1252 - 1265.

[7] Beard C, Hsu K J, Rifkin L S, et al. Validation of the PHQ-9 in a psychiatric sample[J]. Journal of Affective Disorders 2016, 193: 267 - 273.

[8] Bergner M. Health Status Measures: An Overview and Guide for Selection[J]. Annual Review of Public Health. 1987(8): 191 - 210.

[9] Berkman L F, Glass T, Brisette I, et al. From social integration to health: Durkheim in the new millennium[J]. Social Science&Medicine, 2000, 51(6): 843 - 857.

[10] Beydoun M A, Popkin B M. The impact of socio-economic factors on functional status decline among community-dwelling older adults in China[J]. Social Science & Medicine, 2005, 60(9): 2045 - 2057.

[11] Bickenbach J E, Chatterji S, Badley E M, et al. Models of disablement, universalism and the international classification of impairments, disabilities and handicaps [J]. Social Science & Medicine, 1999, 48(9): 1173 - 1187.

[12] Bonsdorff M B V, Rantanen T. Progression of functional limitations in relation to physical activity: a life course approach[J]. European Review of Aging & Physical Activity, 2011, 8(1): 23 - 30.

[13] Borys S, Perlman D. Gender differences in loneliness[J]. Personality & Social Psychology Bulletin, 1985, 11(1): 63 - 74.

[14] Boult C, Kane R L, Louis T A, et al. Chronic Conditions That Lead to Functional Limitation in the Elderly[J]. Journal of Gerontology, 1994, 49 (1): M28 - M36.

[15] Boyle M H, Torrance G W, Sinclair J C, et al. Economic evaluation of neonatal intensive care of very-low-birth-weight infants[J]. New England Journal of Medicine, 1983, 308 (22): 1330.

[16] Bradburn M, Noll C E. The Structure of Psychological Well-being[M]. Chicago: Aldine, 1969.

[17] Bray B C, Lanza S T, Collins L M. Modeling Relations among Discrete Developmental Processes: A General Approach to Associative Latent Transition Analysis[J]. Structural Equation Modeling: A Multidisciplinary Journal, 2010, 17(4): 541 - 569.

[18] Brown J R, Finkelstein A. Why is the market for long-term care insurance so small? [J]. Nber Chapters, 2007, 91(10): 1967 - 1991.

[19] Cacioppo J T, Hughes M E, Waite L J, et al. Loneliness as a Specific Risk Factor for Depressive Symptoms: Cross-Sectional and Longitudinal Analyses[J]. Psychol Aging, 2006, 21(2): 140 - 151.

[20] Cacioppo J T, Hawkley L C, Thisted R A. Perceived social isolation makes me sad: 5 - year cross-lagged analyses of loneliness and depressive symptomatology in the Chicago Health, Aging, and Social Relations Study[J]. Psychology and Aging, 2010, 25(2): 453 - 463.

[21] Callahan D. The WHO definition of "health"[J]. Hastings Center Studies, 1973, 1(3): 77 - 87.

[22] Campbell A J, Busby W J, Robertson M C, et al. Disease, impairment, disability and social handicap: A community based study of people aged 70 years and over[J]. Disability & Rehabilitation, 1994, 16(2): 72 - 79.

[23] Campbell V A, Crews J E, Moriarty D G, et al. Surveillance for sensory impairment, activity limitation, and health-related quality of life among older adults — United States, 1993 - 1997[J]. MMWR. CDC surveillance summaries: Morbidity and mortality weekly report. CDC surveillance summaries/Centers for Disease Control, 1999, 48(8): 131 - 156.

[24] Carter W B, Bobbitt R A, Bergner M, et al. Validation of an interval scaling: the sickness impact profile[J]. Health Services Research, 1976, 11(4): 516 - 528.

[25] Castellano C L. The influence of social support on the emotional state and attitudes towards old age and ageing in a sample of elderly[J]. International Journal of Psychology and Psychological Therapy, 2014, 14(3): 365 - 377.

[26] Chan W S, Li S H, Fong P W. An actuarial analysis of long-term care demand in Hong Kong[J]. Geriatrics & Gerontology International, 2004, 4(s1): S143 - S145.

[27] Chodzkozajko W J, Kramer A F, Poon L W. Enhancing cognitive functioning and brain plasticity[M]. Human Kinetics, 2009.

[28] Christenson B, Johnson N. Educational Inequality in Adult Mortality: An Assessment with Death Certificate Data from Michigan[J]. Demography, 1995, 32(2): 215 - 229.

[29] Clarke P, George L K. The Role of the Built Environment in the Disablement Process[J]. American Journal of Public Health, 2005, 95(11): 1933 - 1939.

[30] Clogg C C, Rubin D B, Schenker N, et al. Multiple imputation of industry and occupation codes in census public-use samples using Bayesian Logistic Regression[J]. Journal of the American Statistical Association, 1991, 86 (413): 68 - 78.

［31］ Cohen-Mansfield J, Hazan H, Lerman Y, et al. Correlates and predictors of loneliness in older-adults: a review of quantitative results informed by qualitative insights [J]. International Psychogeriatrics, 2016, 28(4): 557 - 576.

［32］ Coia D, Glassborow R. Mental health quality and outcome measurement and improvement in Scotland[J]. Current Opinion in Psychiatry, 2009, 22(6): 643 - 647.

［33］ Collins L M, Lanza S T. latent class and latent transition analysis, With applications in the social behavioral, and health sciences[M]. Hoboken: Wiley, 2010.

［34］ Cruickshanks K J, Wiley T L, Tweed T S, et al. Prevalence of Hearing Loss in Older Adults in Beaver Dam, Wisconsin: The Epidemiology of Hearing Loss Study[J]. American Journal of Epidemiology, 1998, 148(9): 879 - 886.

［35］ Dannefer D. Aging as intracohort differentiation: Accentuation, the Matthew effect, and the life course[J]. Sociological Forum, 1987, 2(2): 211 - 236.

［36］ Danneferm D. Cumulative Advantage/Disadvantage and the Life Course: Cross-Fertilizing Age and Social Science Theory[J]. The Journals of Gerontology Series B: Psychological Sciences and Social Sciences, 2003, 58(6): S327 - S337.

［37］ Derogatis L R, Lipman R S, Covi L. SCL-90: an outpatient psychiatric rating scale — preliminary report[J]. Psychopharmacology Bulletin, 1973, 9(1): 13 - 28.

［38］ Dillon C F, Gu Q, Hoffman H J, et al. Vision, hearing, balance, and sensory impairment in Americans aged 70 years and over: United States, 1999 - 2006[J]. NCHS data brief, 2010(31): 1 - 8.

［39］ Dohrenwend B S, Dohrenwend B P. Stressful Life Events: Their Nature and Effects[J]. Contemporary Sociology, 1974, 5(1): 448 - 449.

［40］ Dolan P. Modeling valuations for EuroQol health states[J]. Medical Care, 1997, 35(11): 1095 - 1108.

［41］ Dong X Q, Chen R. Gender differences in the experience of loneliness in U. S. Chinese older adults[J]. Journal of Women & Aging, 2016: 1 - 11.

［42］ Dong, X., Chen, R. Gender differences in the experience of loneliness in U. S. Chinese older adults[J]. Journal of Women & Aging, 2017, 29(2), 115 - 125.

［43］ Ducan P. How do physiological components of balance affect mobility in elderly men? [J]. Arch Phys Med Rehabil, 1993, 74(12): 1343.

［44］ Dupre M E, Franzese A T, Parrado E A. Religious attendance and mortality: Implications for the black-white mortality crossover[J]. Demography, 2006, 43(1): 141 - 164.

［45］ Eklund K, Dowdy E, Jones C, et al. Applicability of the Dual-Factor Model of Mental Health for College Students[J]. Journal of College Student Psychotherapy, 2010, 25(1): 79 - 92.

［46］ Elder G H. Human lives in changing societies: Life course and developmental insights [J]. Developmental Science, 1996: 31 - 62.

［47］ Ellwardt L, Aartsen M, Deeg D, et al. Does loneliness mediate the relation between social support and cognitive functioning in later life? [J]. Social Science & Medicine, 2013, 98:

116 - 124.

[48] Era P K, Avlund O T, Jokela J, et al. Postural Balance and Self-Reported Functional Ability in 75-Year-Old Men and Women: A Cross-National Comparative Study[J]. Journal of the American Geriatrics Society, 1997, 45(1): 21 - 29.

[49] Ettinger W H, Fried L P, Harris T, et al. Self-Reported Causes of Physical Disability in Older People: The Cardiovascular Health Study[J]. Journal of the American Geriatrics Society, 1994, 42(10): 1035 - 1044.

[50] Everitt B S. The Cambridge dictionary of statistics[M]. Cambridge University Press, Cambridge, UK, 2006.

[51] Femia E E, Zarit S H, Johansson B. The Disablement Process in Very Late Life[J]. Journals of Gerontology, 2001, 56(1): 12 - 23.

[52] Ferrucci L, Guralnik J M, Cecchi F, et al. Constant Hierarchic Patterns of Physical Functioning Across Seven Populations in Five Countries[J]. The Gerontologist, 1998, 38 (3): 286 - 294.

[53] Ferrucci L. Departures from linearity in the relationship between measures of muscular strength and physical performance of the lower extremities: the Women's Health and Aging Study[J]. J Gerontol A Biol Sci Med Sci, 1997, 52: M275 - M285.

[54] Ferrucci L, Heikkinen E, Waters W E, et al, A. Pendulum. Health and quality of life in older Europeans[M]. Florence, Italy: Editrice Giuntina, 1995.

[55] Fillenbaum G. Screening the elderly: a brief instrumental activities of daily living measure [J]. Journal of the American Geriatrics Society, 1985, 33(10): 698 - 706.

[56] Ford B. International classification of impairments, disabilities and handicaps [M]. WHO, 1980.

[57] Fredric D, Wolinsky S R. Background, attitudinal and behavioural patterns of individuals occupying eight discrete health states[J]. Sociology of Health And Illness, 1981, 3(1): 31 - 48.

[58] Fried L P, Herdman S J, Kuhn K E, et al. Preclinical Disability: Hypotheses About the Bottom of the Iceberg[J]. Journal of Aging and Health, 1991, 3(2): 285 - 300.

[59] Fried L P, Ettinger W H, Lind B, et al. Physical disability in older adults: a physiological approach. Cardiovascular Health Study Research Group [J]. Journal of Clinical Epidemiology, 1994, 47(7): 747 - 760.

[60] Fuentes C L C. The influence of social support on the emotional state and attitudes towards old age and ageing in a sample of elderly[J]. International Journal of Psychology & Psychological Therapy, 2014, 14(3): 365 - 377.

[61] Gall T L, Evans D R, Howard J. The retirement adjustment process: changes in the well-being of male retirees across time[J]. J Gerontol B Psychol Sci Soc Sci, 1997, 52(3): 110 - 117.

[62] Gu D, Dupre M E. Assessment of Reliability of Mortality and Morbidity in the 1998 - 2002 CLHLS Waves[M]// Healthy Longevity in China. 2008.

[63] Guo W, Marshall G. ORDMKV: a computer program fitting proportional odds model for multi-state Markov process[J]. Computer Methods and Programs in Biomedicine, 1995, 46 (3): 257 - 263.

[64] Guralnik J M, Ferrucci L, Balfour J L, et al. Progressive versus Catastrophic Loss of the Ability to Walk: Implications for the Prevention of Mobility Loss[J]. Journal of the American Geriatrics Society, 2001, 49(11): 1463 - 1470.

[65] Guralnik J M, Ferrucci L, Simonsick E M, et al. Lower-Extremity Function in Persons over the Age of 70 Years as a Predictor of Subsequent Disability[J]. New England Journal of Medicine, 1995, 332(9): 556 - 562.

[66] Guralnik J M, LaCroix A Z, Abbott R D, et al. Maintaining Mobility in Late Life[J]. Journal of Aging & Physical Activity, 1993, 137: 845 - 57.

[67] Guralnik J M, Simonsick E M, Ferrucci L, et al. A Short Physical Performance Battery Assessing Lower Extremity Function: Association With Self-Reported Disability and Prediction of Mortality and Nursing Home Admission[J]. Journal of Gerontology, 1994, 49(2): M85 - M94.

[68] Guralnik J M, Simonsick E M. 1 Physical Disability in Older Americans[J]. Journal of Gerontology, 1993, 48(Special): 3 - 10.

[69] Gurin G, Veroff J, Feld S. Americans view their mental health: A nationwide interview survey[J]. 1960.

[70] Hahn D B, Payne W A, Lucas E B. Focus on Health[M]. Boston: McGraw-Hill, 2008.

[71] Hair J F, Tatham R L, Anderson R E, et al. Multivariate Data Analysis[M]. Prentice Hall, 1998.

[72] Harvey J, Rushing M W A. The Relation Between Social Class and Functional Status: A New Look at the Drift Hypothesis[J]. Journal of Health and Social Behavior, 1976, 17(3): 194 - 204.

[73] Hays R D, Dimatteo M R. A Short-Form Measure of Loneliness[J]. Journal of Personality Assessment, 1987, 51(1): 69 - 81.

[74] Hayward M D, Crimmins E M, Saito Y. Cause of Death and Active Life Expectancy in the Older Population of the United States[J]. Journal of Aging and Health, 1998, 10(2): 192 - 213.

[75] Heikkinen R L, Kauppinen M. Mental well-being: a 16-year follow-up among older residents in jyväskylä? [J]. Archives of Gerontology & Geriatrics, 2011, 52(1): 33 - 39.

[76] Holmes T H, Rahe R H. The social readjustment rating scale [J]. Journal of Psychosomatic Research, 1967(11): 213 - 18.

[77] House J S, Lepkowski J M, Kinney A M, et al. The Social Stratification of Aging and Health[J]. Journal of Health and Social Behavior, 1994, 35(3): 213 - 234.

[78] Iwarsson S, Slaug B. Housing Enabler. An Instrument for Assessing and Analysing Accessibility Problems in Housing [J]. Veten & Skapen Hb & Slaug Data Management, 2001.

［79］ Jadad A R, O'Grady L. How should health be defined? ［J］. BMJ: British Medical Journal (International Edition), 2008, 337(7683): 1363 - 1364.

［80］ Jagger C, Arthur A J, Spiers N A, et al. Patterns of Onset of Disability in Activities of Daily Living with Age［J］. Journal of the American Geriatrics Society, 2001, 49(4): 404 - 409.

［81］ Jette A M, Keysor J J. Disability models: Implications for arthritis exercise and physical activity interventions［J］. Arthritis Rheum, 2003, 49(1): 114 - 120.

［82］ Jette A M. Toward a Common Language for Function Disability and Health［J］. Physical Therapy, 2006, 86(5): 726 - 734.

［83］ Jim O, Vaupel J W. Demography. Broken limits to life expectancy［J］. Science, 2002, 296 (5570): 1029 - 1031.

［84］ Johnson N E. The Racial Crossover in Comorbidity, Disability, and Mortality［J］. Demography, 2000, 37(3): 267 - 283.

［85］ Kaplan R M, Anderson J P. A general health policy model: update and applications［J］. Health sevices reserch, 1988, 23(2): 203.

［86］ Katz S, Akpom C A. A Measure of Primary Sociobiological Functions［J］. International journal of health services: planning, administration, evaluation, 1976, 6(3): 493 - 507.

［87］ Katz S C, Ford A B, Moskowitz R W, et al. Studies of Illness in the Aged. The Index of Adl: A Standardized Measure of Biological and Psychosocial Function［J］. JAMA The Journal of the American Medical Association, 1963, 185(12): 914 - 919.

［88］ Katz S, Branch L G, Branson M H, et al. Active life expectancy［J］. New England Journal of Medicine, 1983, 309(20): 1218.

［89］ Kay R. A Markov Model for Analysing Cancer Markers and Disease States in Survival Studies［J］. Biometrics, 1986, 42(4): 855 - 865.

［90］ Kempen G, Myers A, Powell L. Hierarchical structure in ADL and IADL — analytical assumptions and applications for clinician and researchers ［J］. Journal of Clinical Epidemiology, 1995, 48(11): 1299 - 1305.

［91］ Kempen G I J M, Suurmeijer T P B M. The Development of a Hierarchical Polychotomous ADL-IADL Scale for Noninstitutionalized Elders［J］. The Gerontologist, 1990, 30(4): 497 - 502.

［92］ Keyes C L M, Marié Wissing, Potgieter J P, et al. Evaluation of the mental health continuum-short form (MHC-SF) in setswana-speaking South Africans ［J］. Clinical psychology & psychotherapy, 2008, 15(3): 181 - 192.

［93］ Keyes C L. Promoting and protecting mental health as flourishing: a complementary strategy for improving national mental health［J］. Am Psychol, 2007, 62(2): 95 - 108.

［94］ Keysor J J. Does late-life physical activity or exercise prevent or minimize disablement? A critical review of the scientific evidence ［J］. American Journal of Preventive Medicine, 2003, 25(3): 129 - 136.

［95］ Kim J, Durden E. Socioeconomic status and age trajectories of health［J］. Social Science &

Medicine，2007，65(12)：2489－2502.

[96] Kim Y J, Cho M J, Park S, et al. The 12-Item General Health Questionnaire as an Effective Mental Health Screening Tool for General Korean Adult Population [J]. Psychiatry Investigation，2013，10(4)：352－358.

[97] Kozma A, Stones M J. The Measurement of Happiness：Development of the Memorial University of Newfoundland Scale of Happiness (MUNSH)[J]. Journal of Gerontology，1980，35(6)：906－912.

[98] Kurt M, Peter W, Giuseppe P, et al. Cognitive and cognitive-motor interventions affecting physical functioning：A systematic review[J]. BMC Geriatrics，2011，11(1)：29－29.

[99] LaCroix A Z, Guralnik J M, Berkman L F, et al. Maintaining mobility in late life. II. Smoking, alcohol consumption, physical activity, and body mass index[J]. American Journal of Epidemiology，1993，137(8)：858.

[100] Lammi U K, Kivel S L, Nissinen A, et al. Predictors of disability in elderly finnish men — A longitudinal study[J]. Journal of Clinical Epidemiology，1989，42(12)：1215－1225.

[101] Land K C, Guralnik J M, Dan G B. Estimating Increment-Decrement Life Tables with Multiple Covariates from Panel Data：The Case of Active Life Expectancy [J]. Demography，1994，31(2)：297－319.

[102] Land M K C. Active life expectancy estimates for the U. S. elderly population：A multidimensional continuous-mixture model of functional change applied to completed Cohorts, 1982－1996[J]. Demography，2000，37(3)：253－265.

[103] Lanza S T, Dziak J J, Huang L, Wagner A, et al. PROC LCA & PROC LTA users' guide (Version 1. 3. 2)[M]. University Park, USA：The Methodology Center, Penn State，2015.

[104] Lawrence P S. Chronic Illness and Socio-Economic Status[J]. Public Health Reports (1896－1970)，1948，63(47)：1507.

[105] Lawrence R H, Jette A M. Disentangling the disablement process[J]. J Gerontol B Psychol Sci Soc Sci，1996，51(4)：S173.

[106] Lawton M P, Brody E M. Assessment of Older People：Self-Maintaining and Instrumental Activities of Daily Living[J]. The Gerontologist，1969，9：179－186.

[107] Lazarsefeld P F, Henry N W. Latent Structure analysis [M]. Boston：Houghton Mifflin，1968.

[108] Lin F R, Thorpe R, Gordon-Salant S, et al. Hearing Loss Prevalence and Risk Factors Among Older Adults in the United States[J]. The Journals of Gerontology Series A：Biological Sciences and Medical Sciences，2011，66A(5)：582－590.

[109] Longini I M, Clark W S, Byers R H, et al. Statistical analysis of the stages of HIV infection using a Markov model[J]. Statistics in Medicine，1989，8(7)：831－843.

[110] Lord S R. Sensori-motor function, gait patterns and falls in community-dwelling women [J]. Age & Ageing，1996，25(4)：292－299.

[111] Lowe B, Decker O, Muller S, et al. Validation and Standardization of the Generalized Anxiety Disorder Screener (GAD-7) in the General Population[J]. Medical care, 2008, 3 (3): 266 - 274.

[112] Luanaigh C O, Lawlor B A. Loneliness and the health of older people[J]. International Journal of Geriatric Psychiatry, 2008, 23(12): 1213 - 1221.

[113] Lynch J, G kaplan. Social economic position[A]. In Lisa Berkman, Ichiro Kawachi. Social Epidemiology[M]. Oxford, UK: Oxford University Press. 2000: 13 - 35.

[114] Lynch S M, Brown J S, Harmsen K G. Black-White Differences in Mortality Compression and Deceleration and the Mortality Crossover Reconsidered[J]. Research on Aging, 2003, 25(5): 456 - 483.

[115] Lynch S M. Cohort and life-course patterns in the relationship between education and health: A hierarchical approach[J]. Demography, 2003, 40(2): 309 - 331.

[116] Magidson J, Vermunt J K. Latent class factor and cluster models, biplots and related graphical displays[J]. Sociaological Methodology, 2001(31): 223 - 264.

[117] Manning W G, Newhouse J P, Ware J E. The Status of Health in Demand Estimation; or, Beyond Excellent, Good, Fair, Poor[J]. NBER Chapters, 1982: 141 - 184.

[118] Marmot M. The Status Syndrome: How social standing affects our health and longevity [J]. London: Bloomsbury, 2004.

[119] Marshall G, Garg S K, Jackson W E, et al. Factors Influencing the Onset and Progression of Diabetic Retinopathy in Subjects with Insulin-dependent Diabetes Mellitus [J]. Ophthalmology, 1993, 100(8): 1133 - 1139.

[120] Mayer K U, Schoepflin U. The State and the Life Course [J]. Annual Review of Sociology, 1989, 15(1): 187 - 209.

[121] McCutcheon A L. Basic concepts and procedures in single-and multiple — group latent class analysis[J]. Applied Latent Class Analysis, 2002: 56 - 85.

[122] McCutcheon R R, Costa P T. Psychological resilience among widowed men and women: A 10-year follow-up of a national sample[J]. Journal of Social Issues, 1993, 44(3): 129 - 142.

[123] McIntyre L M, Butterfield M I, Nanda K, et al. Validation of a trauma questionnaire in veteran women[J]. Journal of General Internal Medicine, 1999, 14(3): 186 - 189.

[124] Merton R K. The Matthew Effect in Science[J]. International Journal of Dermatology, 1968, 159(3810): 56 - 63.

[125] Miller N. Child in Primitive Society[M]. New York: Brentano's, 1928: 110 - 128, 196.

[126] Mor V, Murphy J, Masterson-Allen S, et al. Risk of Functional decline among well elders [J]. Journal of Clinical Epidemiology, 1989, 42(9): 895 - 904.

[127] Motl R W, Mcauley E. Physical Activity, Disability, and Quality of Life in Older Adults [J]. Physical Medicine and Rehabilitation Clinics of North, 2010.

[128] Muennig P, Franks P, Jia H, et al. The income-associated burden of disease in the United States[J]. Social Science & Medicine, 2005, 61(9): 2018 - 2026.

[129] Mullins L C, & Mushel M. The existence and emotional closeness of relationships with children, friends, and spouses: The effect on loneliness among older persons[J]. Research on Aging, 1992, 14(4): 448 - 470.

[130] Murdock G P. Our Primitive Contemporaries[M]. NewYork: Macmillan, 1934: 56, 170 - 172, 270, 342.

[131] Nagi S Z. An Epidemiology of Disability among Adults in the United States[J]. The Milbank Memorial Fund Quarterly. Health and Society, 1976, 54(4): 439 - 467.

[132] Nagi S. Some conceptual issues in disability and rehabilitation [J]. Sociology & Rehabilitation, 1965, 19(6): 213 - 220.

[133] Nagi, Saad Z. A Study in the Evaluation of Disability and Rehabilitation Potential[J]. American Journal of Public Health and the Nations Health, 1964, 54(9): 1568 - 1579.

[134] Nam C B, Weatherby N L, Ockay K A. Causes of death which contribute to the mortality crossover effect[J]. Social Biology, 1978, 25(4): 306 - 314, 283.

[135] Neugarten B L. Adaptation and the life cycle[J]. Counseling Psychologist, 1976, 6(1): 16 - 20.

[136] Nunnally J C. Psychometric theory[J]. American Educational Research Journal, 1978, 5 (3): 83.

[137] O'Rand, A M. The Precious and the Precocious: Understanding Cumulative Disadvantage and Cumulative Advantage Over the Life Course[J]. The Gerontologist, 1996, 36(2): 230 - 238.

[138] O'Rand A M. Stratification and the Life Course: Life Course Capital, Life Course Risks, and Social Inequality[J]. Handbook of Aging & the Social Sciences, 2006: 145 - 162.

[139] Parsons T. The Social System [J]. American Sociological Review, 1951, 56 (3): 499 - 502.

[140] Patrick D L, Chen B M M. Toward an Operational Definition of Health[J]. Journal of Health and Social Behavior, 1973, 14(1): 6 - 23.

[141] Peek C W, Coward R T, Henretta J C, et al. Differences by Race in the Decline of Health Over Time[J]. The Journals of Gerontology Series B: Psychological Sciences and Social Sciences, 1997, 52B(6): S336 - S344

[142] Peek M K, Coward R T. Gender Differences in the Risk of Developing Disability among Older Adults with Arthritis[J]. Journal of Aging and Health, 1999, 11(2): 131 - 150.

[143] Peek M K, Ottenbacher K J, Markides K S, et al. Examining the disablement process among older Mexican American adults[J]. Social Science & Medicine, 2003, 57(3): 413 - 425.

[144] Peng R, Ling L, He Q. Self-rated health status transition and long-term care need, of the oldest Chinese[J]. Health Policy, 2010, 97(2 - 3): 0 - 266.

[145] Perlman D, Gerson A C, Spinner B. Loneliness among senior citizens: An empirical report[J]. Essence, 1978, 2(4): 239 - 248.

[146] Petras H, Masyn K. General Growth Mixture Analysis with Antecedents and

Consequences of Change[A]. In R. Piquero & D. Weisbud (Eds.). Handbook of quantitative criminology[C]. New York NY: Springer, 2010: 69 - 100.

[147] Pope, Andrew M., Ed. ︱Tarlov, Alvin R., Ed. Disability in America: Toward a National Agenda for Prevention[J]. Summary and Recommendations, 1992.

[148] Rantanen T, Era P, Heikkinen E. Maximal Isometric Strength and Mobility among 75-year-old Men and Women[J]. Age and Ageing, 1994, 23(2): 132 - 137.

[149] Rantanen T, Guralnik J M, Ferrucci L, et al. Coimpairments: Strength and Balance as Predictors of Severe Walking Disability[J]. The Journals of Gerontology Series A Biological Sciences and Medical Sciences, 1999, 54(4): M172 - 6.

[150] Rejeski W J, Brawley L R, Haskell W L. Physical activity: preventing physical disablement in older adults[J]. American Journal of Preventive Medicine. 2003; 25 (3): 107 - 217.

[151] Revicki D A, Mitchell J P. Strain, Social Support, and Mental Health in Rural Elderly Individuals[J]. Journal of Gerontology, 1990, 45(6): S267 - S274.

[152] Robinson J. A Long-Term Care Status Transition Model[J]. Unpublished Paper, 2002.

[153] Rogers R G. Living and dying in the USA: behavioral, health, and social differentials of adult mortality[M]. New York: Academic Press, 2000.

[154] Rosow I, Breslau N. A Guttman Health Scale for the Aged[J]. Journal of Gerontology, 1966, 21(4): 556 - 559.

[155] Selye B H. The stress of life[J]. Quarterly Review of Biology, 1978, 47(5) (5): 366.

[156] Seymour L, Gale E. Even elders get the blues[J]. Mental Health Today, 2005: 29.

[157] Shuey K M, Willson A E. Cumulative Disadvantage and Black-White Disparities in Life-Course Health Trajectories[J]. Research on Aging, 2008, 30(2): 200 - 225.

[158] Skelton D A, Greig C A, Davies J M, et al. Strength, power and related functional ability of healthy people aged 65 - 89 years[J]. Age & Ageing, 1994, 23(5): 371 - 377.

[159] Slaug B, Schilling O, Haak M, et al. Patterns of functional decline in very old age: an application of latent transition analysis[J]. Aging Clinical and Experimental Research, 2016, 28(2): 267 - 275.

[160] Slaug B, Schilling O, Iwarsson S, et al. Defining Profiles of Functional Limitations in Groups of Older Persons: How and Why? [J]. Journal of Aging and Health, 2011, 23 (3): 578 - 604.

[161] Spector W. The hierarchical relationship between activities of daily living and instrumental activities of daily living[J]. J. Chron. Dis. 1987, 40(6): 481 - 489.

[162] Stek M L, Vinkers D J, Gussekloo J, et al. Is Depression in Old Age Fatal Only When People Feel Lonely? [J]. American Journal of Psychiatry, 2005, 162(1): 178 - 180.

[163] Stokes J, Noren J, Shindell S. Definition of terms and concepts applicable to clinical preventive medicine[J]. Journal of Community Health, 1982, 8(1): 33.

[164] Studenski S, Rigler S K. Clinical Overview of Instability in the Elderly[J]. Clinics in Geriatric Medicine, 1996, 12(4): 679 - 688.

[165] Sun P, Begaj I, Fermin I, et al. Creating health typologies with random forest clustering [C]// International Joint Conference on Neural Networks. IEEE Xplore, 2010.

[166] Syme S L, Berkman L F. Social class, susceptibility and sickness[J]. American Journal of Epidemiology, 1976, 104(1): 1.

[167] Tas U, Verhagen A P, Bierma-Zeinstra S M, et al. Prognostic factors of disability in older people: a systematic review[J]. British Journal of General Practice the Journal of the Royal College of General Practitioners, 2007, 57(537): 319 - 23.

[168] Taulbut M, Parkinson J, Calto S, et al. Scotland's Mental Health and its Context: Adults 2009[M]. Glasgow: NHS Health Scotland, 2009.

[169] Tennant R, Hiller L, Fishwick R, et al. The Warwick-Edinburgh Mental Well-being Scale (WEMWBS): development and UK validation[J]. Health and Quality of Life Outcomes, 5, 1(2007 - 11 - 27), 2007, 5(1): 63.

[170] Tilvis R S, Pitkala K H, Jolkkonen J, et al. Social networks and dementia [J]. The Lancet, 2000(7): 77 - 78.

[171] Topinková E. Aging, disability and frailty[J]. Annals of Nutrition & Metabolism, 2008, 52(1): 6 - 11.

[172] Tuna H D, Edeer A O, Malkoc M, et al. Effect of age and physical activity level on functional fitness in older adults[J]. European Review of Aging & Physical Activity, 2009, 6(2): 99 - 106.

[173] Tuna H D, Edeer A O, Malkoc M, et al. Effect of age and physical activity level on functional fitness in older adults[J]. European Review of Aging & Physical Activity, 2009, 6(2): 99.

[174] Verbrugge L M, Jette A M. The disablement process[J]. Social Science & Medicine, 1994, 38(1): 1 - 14.

[175] Verbrugge L M, Lepkowski J M, Imanaka Y. Comorbidity and its impact on disability [J]. Milbank Quarterly, 1989, 67(3/4): 450 - 484.

[176] Victor C, Grenade L, Boldy D. Measuring loneliness in later life: a comparison of differing measures[J]. Reviews in Clinical Gerontology, 2005, 15(1): 63.

[177] Victor C, Scambler S, Bond J, et al. Being alone in later life: loneliness, social isolation and living alone[J]. Reviews in Clinical Gerontology, 2000, 10(4): 407 - 417.

[178] Viljanen A, Kulmala J, Rantakokko M, et al. Fear of Falling and Coexisting Sensory Difficulties As Predictors of Mobility Decline in Older Women[J]. The Journals of Gerontology Series A: Biological Sciences and Medical Sciences, 2012, 67(11): 1230 - 1237.

[179] Vuorisalmi M. Examining self-reated health in old age: a methodological study of survey questions[J]. Tampere University Press, 2007: 22 - 24.

[180] Wagstaff A, Paci P, Van Doorslaer E. On the measurement of inequalities in health[J]. Social science & medicine, 1991, 33(5): 545 - 557.

[181] Warner W L. Black Civilization[M]. New York: Harper & Brothers, 1937: 325 - 338.

475 - 483.

[182] Weiner M F. Loneliness: The Experience of Emotional and Social Isolation [J]. Contemporary Sociology, 1975, 25(25): 39 - 41.

[183] Weiss, R S. Loneliness: The experience of emotional and social isolation[M]. Cambridge, MA, USA: MIT Press, 1973.

[184] Wolinsky F D, Zusman M E. Toward Comprehensive Health Status Measure[J]. The Sociological Quarterly, 1980b, 21(4): 16.

[185] Wolinsky F D. Assessing the Effects of the Physical, Psychological, and Social Dimensions of Health on the Use of Health Services[J]. Sociological Quarterly, 1982, 23 (2): 16.

[186] Wolinsky F D. The Sociology of Health: Principles, Professions, and Issues[M]. Boston: Little, Brown, 1980a.

[187] Wolinsky F, Johnson R. The Use of Health-Services by Older Adults[J]. J Gerontol, 1991, 46(6): 345 - 357.

[188] Woollacott M H, Tang P F. Balance Control During Walking in the Older Adult: Research and Its Implications[J]. Physical Therapy, 1997, 77(6): 646 - 660.

[189] World Health Organization. International classification of impairments, disabilities, and handicaps: a manual of classification relating to the consequencesof disease[R]. Geneva: World Health Organization, 1980.

[190] World Health Organization. International Classification of Functioning, Disability and Health: ICF[R]. Geneva, Switzerland: World Health Organization, 2001.

[191] Young A. Exercise physiology in geriatric practice [J]. Acta medica Scandinavica. Supplementum, 1986, 711: 227 - 232.

[192] Zimmer Z, Kwong J. Socioeconomic Status and Health among Older Adults in Rural and Urban China[J]. Journal of Aging and Health, 2004, 16(1): 44 - 70.

[193] Zimmer Z, Martin L G, Jones N B L. Modeling Disability Trajectories and Mortality of the Oldest-Old in China[J]. Demography, 2012, 49(1): 291 - 314.

[194] Zsembik B A, Peek M K, Peek C W. Race and Ethnic Variation in the Disablement Process[J]. Journal of Aging and Health, 2000, 12(2): 229 - 249.

[195] Zuroff D C, Mongrain M, Santor D A. Conceptualizing and measuring personality vulnerability to depression: comment on Coyne and Whiffen (1995)[J]. Psychological Bulletin, 2004, 130(3): 512 - 522.

图书在版编目（CIP）数据

中国老年人健康状态转变研究 / 方帅著. --上海 ：
上海社会科学院出版社，2024. --ISBN 978-7-5520
-4522-2

Ⅰ. R161.7

中国国家版本馆 CIP 数据核字第 2024TL1598 号

中国老年人健康状态转变研究

著　　者：方　帅
责任编辑：董汉玲
封面设计：周清华
出版发行：上海社会科学院出版社
　　　　　上海顺昌路 622 号　邮编 200025
　　　　　电话总机 021－63315947　销售热线 021－53063735
　　　　　https://cbs.sass.org.cn　E-mail: sassp@sassp.cn
排　　版：南京展望文化发展有限公司
印　　刷：浙江天地海印刷有限公司
开　　本：710 毫米×1010 毫米　1/16
印　　张：17.25
插　　页：2
字　　数：251 千
版　　次：2024 年 9 月第 1 版　　2024 年 9 月第 1 次印刷

ISBN 978－7－5520－4522－2/R·075　　　　定价：88.00 元